Manfred Eder und Hans Tilscher
Schmerzsyndrome der Wirbelsäule

# Schmerzsyndrome der Wirbelsäule

Grundlagen, Diagnostik, Therapie

Manfred Eder
Hans Tilscher

5., völlig neu bearbeitete Auflage
74 Abbildungen, 19 Tabellen

Hippokrates Verlag Stuttgart

CIP-Titelaufnahme der Deutschen Bibliothek

**Eder, Manfred:**
Schmerzsyndrome der Wirbelsäule: Grundlagen, Diagnostik, Therapie/Manfred Eder u. Hans Tilscher. - 5., neubearb. Aufl. - Stuttgart: Hippokrates Verl., 1991
ISBN 3-7773-1011-7

NE: Tilscher, Hans GT

Anschrift der Verfasser:

Univ.-Dozent Dr. med. Manfred Eder
Schönaugasse 4/I
A-8010 Graz

Prim. Univ.-Prof. Dr. med. Hans Tilscher
Abt. f. kons. Therapie und Rehabilitation
Orthopädisches Spital
Speisingerstraße 109
A-1134 Wien

1. Auflage 1978
2. Auflage 1982
3. Auflage 1985
4. Auflage 1988
(1.–4. Auflage als Band 81 der Reihe »Die Wirbelsäule in Forschung und Praxis«)
5. Auflage 1991

**Wichtiger Hinweis**

Wie jede Wissenschaft ist die Medizin ständigen Entwicklungen unterworfen. Forschung und klinische Erfahrung erweitern unsere Erkenntnisse, insbesondere was Behandlung und medikamentöse Therapie anbelangt. Soweit in diesem Werk eine Dosierung oder eine Applikation erwähnt wird, darf der Leser zwar darauf vertrauen, daß Autoren, Herausgeber und Verlag große Sorgfalt darauf verwandt haben, daß diese Angabe dem Wissenstand bei Fertigstellung des Werkes entspricht.
Für Angaben über Dosierungsanweisungen und Applikationsformen kann vom Verlag jedoch keine Gewähr übernommen werden. Jeder Benutzer ist angehalten, durch sorgfältige Prüfung der Beipackzettel der verwendeten Präparate und gegebenenfalls nach Konsultation eines Spezialisten, festzustellen, ob die dort gegebene Empfehlung für Dosierungen oder die Beachtung von Kontraindikationen gegenüber der Angabe in diesem Buch abweicht. Eine solche Prüfung ist besonders wichtig bei selten verwendeten Präparaten oder solchen, die neu auf den Markt gebracht worden sind. Jede Dosierung oder Applikation erfolgt auf eigene Gefahr des Benutzers. Autoren und Verlag appellieren an jeden Benutzer, ihm etwa auffallende Ungenauigkeiten dem Verlag mitzuteilen.
Geschützte Warennamen (Warenzeichen) werden nicht besonders kenntlich gemacht. Aus dem Fehlen eines solchen Hinweises kann also nicht geschlossen werden, daß es sich um einen freien Warennamen handele.

**ISBN 3-7773-1011-7**


Printed in Germany 1991. Satz: Fotosatz Sauter, 7322 Donzdorf.
Druck: Druckerei Kohlhammer, 7000 Stuttgart 61.

# Inhaltsverzeichnis

# Vorwort zur 5. Auflage

Die Schmerzsyndrome sind zwölf Jahre alt geworden - ein nahezu »biblisches Alter« für medizinische Literatur. Dies war auch der Grund, eine intensive Verjüngungskur ins Auge zu fassen. Während die vorausgegangenen Auflagen lediglich Adaptierungen kleineren Ausmaßes aufwiesen und Rezensionsanregungen berücksichtigten, wurde anläßlich der 5. Auflage eine völlige Neubearbeitung vorgenommen, d.h. Merksätze sowie zusätzliche Schemata und Tabellen eingefügt, das Bildmaterial revidiert und teilweise erneuert und nicht zuletzt das gesamte Layout des Buches so geändert, daß man praktisch von einem wirklich neuen Buch sprechen kann.
Die Autoren hoffen, daß das schon bisher große Interesse der Leserschaft weiter erhalten bleibt, und glauben, mit der vorliegenden Bearbeitung die Brauchbarkeit für die tägliche praktische Arbeit des Arztes weiter verbessert zu haben. Sie danken dem Verlag für die Bereitschaft zu dieser gänzlichen Umarbeitung, einschließlich Umgestaltung des Layouts und betrachten dies als weitere Bestätigung des stets bewiesenen guten Einvernehmens.

Graz, Wien — *M. Eder*
Mai 1991 — *H. Tilscher*

# Vorwort zur 1. Auflage

An die Autoren des Buches wurde im Zuge ihrer Lehrtätigkeit im Rahmen klinischer Vorlesungen und der postpromotionellen Weiterbildung immer wieder die Frage nach Büchern über Wirbelsäulenerkrankungen gerichtet, die dem Vortragsstoff entsprechen würden. Mit den Fragen verbundene Vorstellungen über weitere Qualitäten der gewünschten Unterlagen ließen erkennen, daß vornehmlich ein Buch gesucht wurde, welches bestimmte Voraussetzungen erfüllen sollte. Hinsichtlich des Umfanges wurde Beschränkung verlangt, dessen ungeachtet aber eine Vermittlung des aktuellen theoretischen Grundlagenwissens und die Darstellung wesentlicher diagnostischer und therapeutischer Einzelheiten. Der Tenor aller diesbezüglichen Wünsche war stets derselbe: Der Gesamtinhalt sollte auf die Brauchbarkeit für die tägliche Arbeit in Klinik und Praxis abgestimmt sein.
In der fast unübersehbaren Menge der zum Thema Wirbelsäule vorliegenden Literatur finden sich zwar viele und ausgezeichnete Darstellungen aller nur denkbaren Details, eine konzentrierte Abhandlung im gewünschten Sinne liegt aber offenbar nicht vor; so reifte der Entschluß, die vermutete Lücke zu füllen.
Die erhoffte praxisgerechte Orientierung der nachfolgenden Einzelheiten erwuchs aus einem langjährigen Befassen mit den Erkrankungen der Wirbelsäule sowohl bei hospitalisierten Patienten, als auch beim Krankengut der freien Praxis. Verschiedentlich weichen die getroffenen Interpretationen von gewohnten Auslegungen ab und berücksichtigen dabei vor allem Erkenntnisse der erst vor nicht allzu langer Zeit in die klinischen Sparten integrierten manuellen Medizin. Die Erweiterung in diese Richtung, sowie die Einbeziehung kinesiologischer, reflextherapeutischer und fokalpathologischer Aspekte in die Gesamtschau bewirken sicherlich ein subjektive Färbung der Materie, die nicht in allen Punkten unwidersprochen bleiben wird. Eine Diskussion darüber kann aber vielleicht als Anstoß wirken, im aufgestapelten Wissen der Vertebrologie Inventur zu halten, Überholtes auszuscheiden und neuen Gesichtspunkten einen gebührenden Platz einzuräumen.
All jenen, die in ideeller und materieller Hinsicht dazu beigetragen haben, die Unterlagen des Buches zu erstellen, gilt unser Dank.
Speziell erwähnen möchten wir in diesem Zusammenhang die durch die *Ludwig-Boltzmann*-Gesellschaft erfolgte Förderung wissenschaftlicher Programme, die hier ihren Niederschlag gefunden haben. Dank gebührt auch dem Verlag für Druck und Ausstattung des Buches.

Mai 1978 *M. Eder*
*H. Tilscher*

# 2. Einleitung

In einem Bericht über das Gesundheitswesen in Österreich im Jahre 1972, herausgegeben vom Bundesministerium für Gesundheit und Umweltschutz in Zusammenarbeit mit dem österreichischen statistischen Zentralamt (Wien 1974), zeigt eine Aufschlüsselung der Erkrankungen der österreichischen Bevölkerung nach Erkrankungsgruppen, die Krankheiten des Stütz- und Bewegungsapparates als an sechster Stelle liegend an. Vertieft man sich weiter ins gebotene Zahlenmaterial und setzt es in Relation zu medizinischen Konsequenzen, sowie sozialmedizinischer und volkswirtschaftlicher Bedeutung, ergeben sich geänderte Aspekte, welche die Krankheiten des Stütz- und Bewegungsapparates als noch gewichtigere Probleme erkennen lassen.
Die in diesem Bericht an erster Stelle liegende Grippe, ergibt z.B. bei 322763 Krankheitsfällen eines Jahres und einer durchschnittlichen Krankheitsdauer von 9 Tagen, eine Belastung mit 2,9 Millionen Krankenstandstagen. Die häufigen Magen-Darm-Erkrankungen bringen mit 202529 Krankheitsfällen und einer durchschnittlichen Dauer von 14 Tagen eine Belastung von 2,82 Millionen Krankheitstagen. Erkrankungen des Stütz- und Bewegungsapparates hingegen, die mit 358.280 Erkrankungsfällen zu Buche stehen, belasten infolge der durchschnittlich längeren Krankheitsdauer von 18,73 Tagen mit rund 6,7 Millionen Krankheitstagen die Statistik (Stand 1989).
Verfolgt man die Entwicklung der Erkrankungen des Stütz- und Bewegungsapparates weiter, so offenbart sich die ständige Zunahme dieser Erkrankungssparte deutlich. Die Zunahme der Krankenstandsfälle betrug gegenüber 1986 16%, die der Krankenstandstage 9,3%.
Diese Ziffern, die auch im Laufe der seither vergangenen Jahre keine wesentlichen Änderungen der Relation gezeigt haben, sollten zum Nachdenken Anlaß geben und zu Überlegungen in verschiedener Hinsicht anregen. Bezogen auf die Thematik des Buches wurde die nachfolgende Analyse angestellt.
Schmerzsyndrome der Wirbelsäule stehen in auffälliger Variationsbreite praktisch mit allen Erkrankungen des Stütz- und Bewegungsapparates in pathogenetischer Wechselbeziehung. Eine Differenzierung dieser Mannigfaltigkeit auf durchschaubare charakteristische Untergruppen, die Darstellung ihrer Beeinflußbarkeit und Rehabilitationsfähigkeit, somit das Herauslösen aus der Anonymität des großen »Rheumatopfes« müßten demzufolge in die Lage versetzen, nicht nur die Bilanz zu verbessern.
Die Beleuchtung der Routinetherapie von vertebragenen Schmerzsyndromen zeigt mit wenigen Ausnahmen eine gewisse Uniformität. Im Gegensatz zu verschiedenen anderen Krankheitsgruppen, die vor Behandlungsbeginn bedingtreflektorisch weitere Untersuchungsgänge auslösen, bewirken Schmerzsyndrome der Wirbelsäule fast immer eine unmittelbare Verordnung von Antirheumatika, teils als Gabe isolierter Substanzen, aber viel häufiger noch und bedenklicher in Form kortisonhaltiger Mischpräparate. Dieser Routineweg bleibt so lange entschuldbar, solange er kurz befristet und nur zur Soforthilfe eingesetzt wurde. Eine Reihe entzündlich dominierter Schmerzzustände wird sicherlich bereits darauf günstig ansprechen und so auch ex juvantibus diagnostisch verwertbar, zumal wenn zusätzliche Abklärungsmaßnahmen in dieselbe Richtung weisen. Werden solche Schritte aber nicht unternommen und kommt es zur Fortsetzung der ungezielten medikamentösen Therapie, dann besteht die Gefahr der Kaschierung gravierender Erkrankungen, zumindest aber entsteht ein beträchtlicher Zeitverlust in

Hinblick auf die stets anzustrebende Kurzhaltung von Krankhcits- und Beschwerdedauer. Darüber hinaus soll auch angemerkt werden, daß eine längerdauernde medikamentöse Therapie mit Antirheumatika in vielen Fällen mit unangenehmen Nebenwirkungen, ja sogar ernsteren Komplikationen verbunden sein kann und auch aus diesem Grunde nichtmedikamentöse Behandlungsformen bevorzugt werden müssen.
Als notwendige Konsequenz ergibt sich so die unerläßliche Forderung nach Erfüllung eines diagnostischen Minimalprogrammes auch bei scheinbar banalen Erkrankungen des Stütz- und Bewegungsapparates.

- Anamnese,
- körperliche Untersuchung mittels Inspektion,
- Palpation und Funktionsuntersuchung,
- daraus sich ableitende röntgenologische Maßnahmen
- und die kleine Labordiagnostik

gehören beinahe immer dazu.
Mit Hilfe dieses Minimalprogrammes lassen sich bereits viele gewichtige krankheitsverursachende oder begünstigende Pathomorphologien feststellen. Mißbildungen des Achsenorgans, anatomische Variationen mit Krankheitspotenz, entzündliche Erkrankungen des rheumatischen Formenkreises, sowie bakteriell bedingte spezifische oder unspezifische Abläufe sind damit erkennbar und auch ein Großteil primärer oder sekundärer neoplastischer Veränderungen wird davon erfaßt.
Nicht unerwähnt darf bleiben, daß diese Vorgangsweise selbstverständlich einen gleichzeitigen Einblick in das aktuelle Degenerationsgeschehen gewährt. An dieser Stelle muß nun bereits das im Laufe der Abhandlung immer wieder aufscheinende Statement stehen, daß degenerative Pathomorphologien, wie Osteochondrosen, Spondylosen oder Spondylarthrosen noch lange nicht Krankheiten bedeuten. Sie sind bestenfalls als mit einer bestimmten Krankheitspotenz behaftete Strukturen in Betracht zu ziehen und erlauben demzufolge als weitere Prämisse den Satz:

> Das Röntgenbild alleine ist selten imstande, eine krankheitsgerechte Wirbelsäulendiagnose zu liefern.

Diese fast provozierend wirkende Formulierung steht nicht von ungefähr. Die übliche Einschätzung von Randzacken, verschmälerten Bandscheibenräumen und arthrotischen Veränderungen ist revisionsbedürftig und ihre Deskription eher als Denkmalbefund normaler Alterungsvorgänge oder abgelaufener Störungen anzusehen, gleichrangig mit angeborenen oder erworbenen Fehlbildungen, die ebenfalls häufig diagnostisch überbewertet werden. Pathomorphologien ordnen sich im Range stets der Funktion unter. Erst die Störung der Funktion macht sie bedeutungsvoll.

> Krankheit = Fehlfunktion

Das beharrliche gedankliche und praktische Verfolgen der aufgestellten Diktionen erfordert als Ersatz für die überholte jahrzehntelang gehegte und bequeme mechanistische Betrachtungsweise von Schmerzsyndromen des Achsenorgans ein neues Leitbild. Den Zugang dazu hat eine junge Wissenschaft geboten, die als Synthese wissenschaftlicher Bemühungen überhaupt, unter dem Namen Kybernetik (*Wie-*

*ner* 1948) das Weltbild in vielen Belangen revolutioniert hat. Die Durchleuchtung von Steuerungs- und Regelvorgängen, sowie die damit verbundene Kommunikation oder Nachrichtenübermittlung ist auch, oder besser gesagt, gerade für das Verstehen biologischer Systeme unersetzbar. Das Einhalten konstanter Werte, der Ablauf programmierter Funktionen, kurz alle biologischen Reaktionen gehorchen den Gesetzen der Kybernetik, deren mathematische Grundlagen die statistische Informationstheorie liefert, die den Nachrichtengehalt einer Folge von Ja-Nein-Signalen nach ihrem Unterschied gegen zufällig verlaufende Folgen bewertet. Genauso erfolgt auch im Lebewesen Eingabe und Erfassung von Reizen in Form codierter Nachrichten, die digitalen Schaltvorgängen und Analogieprozessen entsprechen.
Ein weiterer Begriff der Kybernetik, der Regelkreis, erfordert noch erklärende Worte. Im wesentlichen ist darunter eine Rückkoppelungsschaltung (Feedback) zu verstehen, die eine Leistung oder Funktion überwacht und sich dabei codierter Signale bedient. Der menschliche Organismus ist nun, um bei der Nomenklatur der Kybernetik zu verweilen, als Zusammenschluß biologischer Regelkreise (Homöostat) zu verstehen, die so ausgelegt sind, daß erst ein Ausfall mehrerer Untersysteme das Kompensationsvermögen der Ersatzschaltungen überfordert. Der Gesamtkomplex ist weiterhin über die Schlüsselpunkte, Materie und Energie zu interpretieren, welche die abgehandelte Steuerung erst ermöglichen. Dabei sind für Materie in medizinischer Hinsicht anatomische Formationen und für Energie Stoffwechselvorgänge im weitesten Sinne einzusetzen.
In die einfachere Sprache der Mediziner übertragen besagt all dies, daß auch Krankheiten nur beim gleichzeitigen Versagen mehrerer Regulationsvorgänge mit Erschöpfung der Kompensationsfähigkeit und/oder mit Verbrauch der Energiereserven auftreten können.
Diagnostische und therapeutische Konsequenzen haben sich darüber hinaus stets an den Relationen von Materie, Steuerung und Energie zu orientieren.
Eine angebrachte Einengung der Ausführungen in Blickrichtung auf die menschliche Wirbelsäule macht es notwendig, weiter zu simplifizieren und ein Grundmodell zu schaffen, welches Eingang zur praktischen Medizin gewährt. Wir besitzen es in Form des Bewegungssegmentes *(Junghanns)* oder des Arthrons und verstehen darunter die Summe aller regulationsaktiven Strukturen, die bei Bewegungsvorgängen zwischen zwei Wirbeln tangiert werden (Diskus, Wirbelgelenk, Ligamente, autochthone Muskulatur, neurale und vaskuläre Formationen u. a.). Konsequenterweise müssen jedoch auch die segmentalen zugehörigen peripheren Strukturen, die mit den vorerwähnten kybernetisch verbunden sind, in die Gesamtschau des Denkmodells impliziert werden. Spätestens jetzt wird die eingangs postulierte Behauptung klar, daß Schmerzsyndrome der Wirbelsäule in ihrer großen Variationsbreite vom subklinischen Vorlauf bis zur refraktären Schmerzphase bei allen Erkrankungen des Stütz- und Bewegungsapparates pathogenetisch und auch therapeutisch bedeutungsvoll sind.
Die engen Feedback-Beziehungen der angeführten Strukturen des Bewegungssegmentes und der zugehörigen segmentalen Peripherie begründen ferner die Tatsache, daß von praktisch all diesen Strukturen Krankheitswertigkeit ausgehen kann. Eine sich so ergebende verwirrende Vielzahl von diagnostischen und therapeutischen Ansatzpunkten reduziert sich im praktischen Gebrauch auf einige dominierende Faktoren und cum grano salis umfaßt die folgende Reihung die wichtigsten und häufigsten pathogenetisch führenden Strukturen, wobei die Reihung ihren Stellenwert widerspiegelt:

- Das Wirbelbogengelenk,
- ligamentäre und muskuläre Strukturen,

- die Bandscheibe,
- neurale und vaskuläre Formationen,
- das Bindegewebe.

Bei diesen Überlegungspunkten angelangt, hat der weitgefaßte Begriff rheumatischer Erkrankungen schon einiges an Transparenz gewonnen. Alleine das Denken in Strukturen schafft festen Boden unter den Füßen und bedarf zu seiner endgültigen Konsolidierung nur noch der Beifügung des Aktualitätsprinzips. Das heißt mit anderen Worten: Ein anliegendes Krankheitsbild ist nicht nur nach strukturbewußten Aspekten zu sortieren, dies alleine würde ja wiederum eine Rückkehr in Richtung Überbewertung von Pathomorphologien anregen, sondern muß vielmehr auf die resultierenden aktuellen Funktionsstörungen und die aktuelle Krankheitsphase ausgerichtet werden.

Diese absichtlich sehr allgemein gehaltene Formulierung beweist bei der Anwendung im medizinischen Alltag der Erkrankungen des Achsenorgans ihre Brauchbarkeit.

Auf die Schmerzsyndrome der Wirbelsäule bezogen läßt diese Grundeinstellung eine gemeinsame klinische Basis erkennen, deren Teilkomponenten in variierter Größenordnung stets vorhanden sind. Es sind dies:

- Der Schmerz in seinen verschiedenen Intensitätsgraden und Äußerungsmöglichkeiten, wobei letztere häufig Mischungen aus den vier Grundarten darstellen. Radikuläre Schmerzen, referred pain, pseudoradikuläre Schmerzen und vegetative Schmerzformen lassen Rückschlüsse auf die Auslöser zu.
- Der segmentgebundene Spasmus der tiefen autochthonen Muskulatur.
- Die vegetative Reizbeantwortung. Sie bewirkt die segmentäre Turgorvariabilität des Bindegewebes, erkennbar am klinischen Phänomen der *Kibler*schen Hautfalte *(Abb. 1)* oder der Gewebsverquellung beim diagnostischen Strich der Bindegewebsmassage *(Abb. 2)*. Weitere faßbare, vegetativ begründete Aussagen liefert die Piloarrektion und das sudorisekretorische Verhalten der Haut. Ebenfalls mitlaufende Gefäßreaktionen bleiben häufig im subklinischen Bereich und sind darüber hinaus nicht segmentspezifisch sondern eher quadrantenorientiert ausgerichtet.
- Der Gelenkfaktor, der seine Pathogenität in zwei Hauptformen äußert, einmal als segmentale Hypomobilität bzw. Blockierung aus manualmedizinischer Sicht und zum anderen in konträrer Überbeweglichkeit, bzw. Hypermobilität, die ebenfalls bei der pathogenen Reizbildung Betrachtung verdient.

Hinzuzufügen wäre an dieser Stelle eine Erklärung für die Vorliebe der Autoren, die menschliche Wirbelsäule als Achsenorgan zu bezeichnen. Definiert man Organ als Zusammenschluß differenter Strukturen zu einer Funktionsgemeinschaft, so trifft das auch auf die Wirbelsäule zu, außerdem ist der Oberbegriff Funktionsgemeinschaft bzw. deren Störungen genau das, was im folgenden laufend analysiert werden wird und als Denkmodell einer kybernetischen Pathologie unersetzbar bleibt.

Während die eingangs erwähnten gebräuchlichen Untersuchungsmethoden, die von der Anamnese über die normale körperliche Untersuchung bis zur Labor- und Röntgendiagnostik reichen, imstande sind, pathomorphologische Gesichtspunkte abklären zu helfen, bedarf die immer wieder apostrophierte Funktionsstörung des Achsenorgans zu ihrer Erfassung zusätzlicher Maßnahmen. Einen Schlüssel dazu bietet die Manuelle Medizin. Diese konnte sich von einer Außenseitermethode durch den Einbau neurophysiologischer Erkenntnisse und durch beharrliches Forschen, aber auch durch ihre guten Ergebnisse hinsichtlich der Diagnostik und der Therapie, zu einem voll in die Schulmedizin integrierten interdisziplinären klinischen Teilgebiet entwickeln.

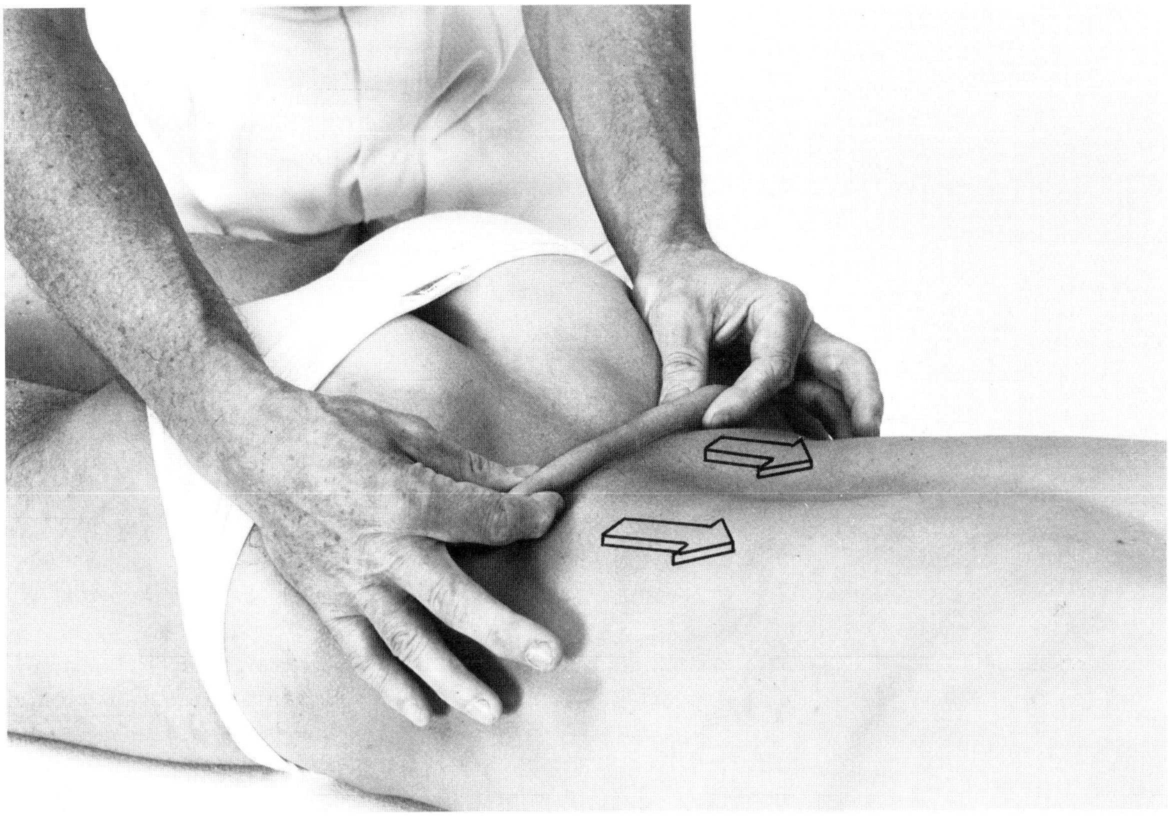

Abb. 1 *Kibler*sche Hautfalte: Eine abgehobene Rückenhautfalte wird von kaudal nach kranial gerollt und orientiert so über den segmental-variablen Quellungszustand des Bindegewebes.

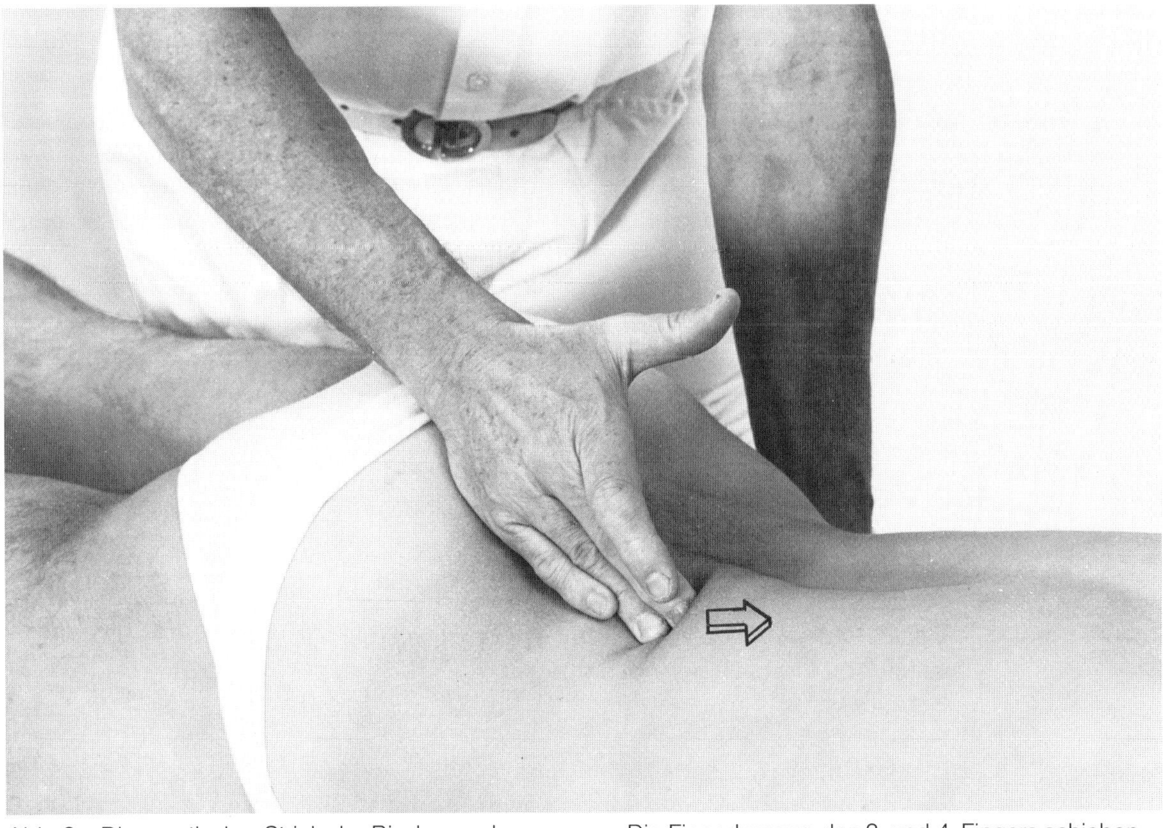

Abb. 2 Diagnostischer Strich der Bindegewebsmassage: Die Fingerkuppen des 3. und 4. Fingers schieben von kaudal nach kranial eine kleine Hautfalte vor sich her und ertasten solchermaßen segmentäre und zonengebundene Qualitätsveränderungen des Bindegewebes.

Die Manuelle Medizin hat mit der ihr eigenen Funktionsuntersuchung der Wirbelsäule, des weiteren mit kinesiologischen Abklärungen des normalen und pathologischen Muskelspieles, sowie mit Anregungen zur Weiterentwicklung der funktionellen Radiologie des Achsenorganes entscheidend dazu beigetragen, daß es möglich wurde, Schmerzsyndrome der Wirbelsäule über die beschriebenen Aspekte hinaus struktur- und aktualitätsbedacht zu diagnostizieren und zu behandeln.

> Die manualmedizinische Diagnostik schließt eine Lücke im orthopädischen Untersuchungsprogramm.

Die erwähnte manualmedizinische Funktionsprüfung läßt noch die Frage nach dem Untersuchungsziel der Methode offen. Die Beantwortung bietet dann allerdings gleichzeitig die Gelegenheit, vorherrschende Fehlmeinungen und unhaltbare Interpretationen zu korrigieren und das Untersuchungsziel mit dem Blockierungsbegriff, der im Zuge der Themenentwicklung immer wieder zutage treten wird, in einer Weise zu erklären, die sich nahtlos in die schon abgehandelte Grundlagenmaterie einfügen läßt.
Um mit der Korrektur zu beginnen: Es ist immer wieder angezeigt klar herauszustellen, daß unter einer Blockierung niemals eine Subluxation verstanden werden darf.
Die von nicht-ärztlichen Chiropraktoren ins Leben gerufene Subluxationstheorie und ihre primitivmechanistische Darstellung der Krankheitsauslösung ist unhaltbar, genauso wie die damit eng verknüpfte therapiebezogene Betrachtungsweise des Einrenkens oder Reponierens. Subluxation und ihre Folgen bleiben als Begriffe der Traumatologie vorbehalten und haben im Arbeitsgebiet der Manuellen Medizin heutiger Diktion keinen Platz.
Des weiteren ist es meistens unangebracht, die Blockierung mit einer fixierten Gelenkendstellung in Verbindung zu bringen, oder darunter generell einen totalen Bewegungsausfall des Gelenkes zu verstehen. Am besten läßt sich der Zustand als Störung des Gelenkspieles (joint play nach *Menell*) interpretieren, das im Rahmen des normalen Bewegungsraumes bei passiver Prüfung der Beweglichkeit erkennbar wird.
Eine Umstellung erfordert allerdings die gedankliche Aufschlüsselung des Bewegungsraumes, in dem nicht nur die gelenkspezifischen Hauptbewegungsmuster, wie etwa das Beugen und Strecken eines Scharniergelenkes (voluntary room), sondern auch alle nur passiv erreichbaren und teilweisen minimalen Bewegungsausschläge wie Extension, Rotation oder Parallelverschiebung der Gelenkflächen (unvoluntary room) inkludiert werden.

> **Normale Gelenkfunktion =**
> - freie Beweglichkeit
> - ungestörtes Gelenkspiel (joint play)
>
> **Ungestörtes joint play =**
> - federnd-elastisches Endgefühl
> - freies translatorisches Gleiten
> - traktorische Beweglichkeit
>
> Blockierung = fehlendes joint play
> Instabilität = pathologisch übersteigertes joint play

Die Blockierung, ein daher am besten als Störung des Gleitvorganges von Gelenkflächen betrachtbarer Zustand, ist durch viele Störarten verursachbar. Neben statisch-dynamischen sind auch extraartikuläre Faktoren, wie muskuläre Dysbalance, Tendinopathien, reflektorisch-segmentale Einflüsse, sowie Traumen und entzündlichen Gelenkreaktionen in die Überlegung einzubeziehen. Folgerichtig ist der pathogenetische Effekt der Blockierung nicht grobmechanistisch darzustellen, sondern wiederum nur informationstheoretisch, und zwar als Einspeisung pathologischer Afferenzmuster in die segmentale Ordnung.
Kehrt man an den Ausgangspunkt der Einleitung zurück und ruft sich ins Gedächtnis, daß die Gesamtzahl der erwähnten vielen Millionen Krankenstandstage nicht nur auf die Häufigkeit der Erkrankungen des Stütz- und Bewegungsapparates bezogen werden muß, sondern daß vor allem auch die lange Krankheitsdauer als verantwortlich zu betrachten ist, so ergibt sich daraus, daß hier durch prophylaktische, therapeutische und rehabilitatorische Schritte ein Weg zur Verbesserung dringend erforderlich scheint.
Auf der Suche nach Möglichkeiten der Beeinflussung kristallisieren sich differente Faktoren heraus, die Mitschuld an der Entstehung von Schmerzsyndromen der Wirbelsäule tragen. Zwei Hauptgruppen sind zu erkennen. Einmal sind es Störfaktoren, die beeinflußbar sind und zum anderen ist es eine kleine, aber gewichtige Gruppe, die man als gegeben zur Kenntnis nehmen muß, die sich aber unserer Beeinflussung entzieht. *Tabelle 1* gibt dazu einen initialen Überblick.

Tab. 1 **WS-Störfaktoren**

| Unbeeinflußbar sind: | Beeinflußbar sind: |
|---|---|
| Die Konstitution | Schmerzen |
| Angeborene oder irreversible | Funktionsstörungen der Gelenke und Muskeln |
| Veränderungen | Statik und Haltung |
| Atmosphärilien | Die ligamentäre Insuffizienz |
| Der Faktor M | Die Entzündung |
| | Das Fokalgeschehen |
| | Stoffwechselfaktoren (Hyperurikämie etc.) |
| | Das Körpergewicht |
| | Die Psyche |
| | Der Arbeitsritus (Arbeitsplatz, Fehlstereotypien) |
| | Der Schlafritus (Bett, Schlafzeit, Schlafdauer) |
| | Die Bewegungsarmut |
| | Der Sport |
| | Das Auto (Sitze, Federung, Belüftung etc.) |
| | Die Bekleidung (Schuhmode, Mieder etc.) |

Einige Punkte dieser Liste erscheinen a priori klar, andere werden im Laufe der weiteren Abhandlungen in speziellen Kapiteln zur Sprache kommen.
An dieser Stelle herauszuheben und näher zu erläutern bleibt der unbeeinflußbare »Faktor M«, der kurz und bündig für »Risikofaktor Mensch« steht und damit alle individuellen, charakterlichen und geistigen Fähigkeiten oder Unfähigkeiten einschließt. Gesund bleiben und gesund werden sind auch an das intellektuelle Niveau des einzelnen gebunden. So ist es mehr als eine satirische Spielerei, wenn man versucht, den »Faktor M« durch eine Zahl auszudrücken.
Als gebräuchlicher Parameter für die geistige Potenz des Menschen steht der IQ oder Intelligenzquotient mit einem wünschenswerten Normalwert von über 100. Dividiert man nun den getesteten IQ eines Patienten durch 100, so erhält man

## 3.1 Pseudoradikuläre Syndrome

Ein nicht unwesentlicher Teil der in diesem Buch dargestellten Symptomatik ist pseudoradikulärer Natur, und so soll an dieser Stelle stellvertretend für die gesamte Wirbelsäule der Begriff eingehender aufgeschlüsselt werden.
Für viele vertebragene Schmerzbilder sind Erklärungsversuche über die Begriffe des radikulären Schmerzes oder der Neuralgie, wie sie vielfach noch heute im Vordergrund durchschnittlicher Interpretationen stehen, eigentlich unbefriedigend. Dies hat man bereits vor über fünfzig Jahren erkannt und einschlägige Forschungen gestartet. So injizierte *Kellgren* hypertone Kochsalzlösung in die Ligamenta interspinalia und produzierte damit nicht nur einen regionären Schmerz, sondern auch weit peripher reichende Ausstrahlungen, die sich nicht an Nervenbahnen und Segmentregeln hielten. *Taillard* ging einen Schritt weiter, anästhesierte zuerst regionäre Wurzeln und reizte erst dann Kapseln zugehöriger Wirbelgelenke mit dem Ergebnis lumboischialgiformer Irradiationen. Eine weitere Beobachtung geht auf *Cloward* zurück, der bei Diskographien unter Wurzelblockaden Schulter-Arm-Schmerzen notierte. Alle diese Angaben weisen übereinstimmend darauf hin, daß neben der neuralen bzw. radikulären Schmerzleitung weitere Schmerzausstrahlungsmechanismen bestehen müßten. Um diese besser verstehen zu können und gleichzeitig die zentrale Stellung der Wirbelsäule herauszustreichen, müssen weitere Einzelheiten der Reizausbreitungsmöglichkeiten in funktioneller Hinsicht wie auch aus dem strukturellen Bereich angeführt werden. Als gedankliche Brücke zwischen Achsenorgan und Schmerzmechanismen ist das *Junghanns*sche Bewegungssegment geeignet, das nur insofern einer ideologischen Erweiterung bedarf, als über die bekannten Bausteine Diskus, Wirbelgelenke und Ligamente hinaus auch die segmentalen Funktionspartner wie Muskulatur, Bindegewebe, Vegetativum etc. miteinbezogen gehören. Die Gesamtheit dieser regulationsverbundenen Einzelelemente kann unter dem Begriff »Vertebron« als Modell für weitere neurophysiologische Abläufe dienen. Reflexmechanismen zwischen den segmentalen Strukturpartnern betreffen nun nicht nur so bekannte Reaktionen wie Viszerokutanprojektionen, Viszeroviszeralreflexe oder das vertebroviszerale Reflexgeschehen, sondern erfassen praktisch alle regulationsaktiven segmentalen Strukturen. Die biokybernetische Verschaltung, die jedes Einzelelement vom anderen abhängig macht, geht aber über die primär erwähnte horizontale Reizausbreitung weit hinaus. Die segmentüberschreitende Ausbreitungstendenz vegetativer Signale, die Reizleitung über angespeiste Axonreflexe und nicht zuletzt die unter dem Divergenzprinzip funktionierende zentripetale Erregungsvermittlung bedingen eine vertikale Mitverschaltung. In den Gesamtkomplex greifen des weiteren periphere, aber auch zentrale Signale des Gammasystems ein, die ihrerseits mit psychischen Reaktionen verbunden sein können. Psychosomatische Projektionen mit pseudosegmentalen Manifestationen finden damit eine Erklärungsmöglichkeit.
Die Gesamtheit der vorgestellten Regulationsverbindungen kann als horizontal und vertikal vermaschtes Regelkreissystem verstanden und unter dem im Kapitel der Brustwirbelsäulenregion vorgestellten Sammelbegriff des segmental reflektorischen Komplexes (SRK) verwendet werden. Integriert man nun in das vorgestellte Basismodell »Vertebron-segmental-reflektorischer-Komplex« Entstehung und Verarbeitung von Schmerzmechanismen, dann wird von vornherein klar, daß Schmerzbilder komplexe Geschehen darstellen, die einer großen Variabilität unterliegen. Im thematischen Zusammenhang soll im folgenden näher auf die Entwicklung pseudoradikulärer Syndrome eingegangen werden.

## Ätiopathogenese

Aus den eingangs angeführten Beobachtungen sowie weiteren grundlegenden Arbeiten von *Brügger* et al., vor allem der Schweizer Schule, ergeben sich unter Einbeziehung der vorgeschlagenen Denkmodelle und kybernetischer Interpretation, daß der Schmerzgestaltung pseudoradikulärer Syndrome andere Pathomechanismen zugrunde liegen müssen, als jener radikulärer. Der Name pseudoradikulär im Zusammenhang gebraucht, meint daher nichts anderes, als eine Schmerzäußerung, die in etwa den radikulären Ausbreitungsweg imitiert ohne ihm voll zu entsprechen. Tatsächlich zeigt sich auch bei genauer Gegenüberstellung pseudoradikulärer und radikulärer Schmerzformen, daß alle gravierenden Kriterien der radikulären Schmerzgestaltung fehlen.

Pseudoradikuläre Sensationen bedienen sich des muskulären Systems zur Schmerzausbreitung, wobei die kybernetische Programmierung von Bewegungsabläufen, Muskelkettenfunktionen und die meist plurisegmentale Versorgung der einzelnen Muskelgruppen die immer systematisiert ablaufende Entwicklung erschwert durchschaubar machen. Im einzelnen eskalieren die Pathomechanismen über das Gesetz der reziproken Innervation, demzufolge auf jede Muskelkontraktion in den zugehörigen Antagonisten eine Entspannung eintritt. Dauerreize jedoch, wie sie aus Hypo- oder Hypermobilitäten der Gelenke, aus Überlastungszuständen am Bandapparat oder übrigen bewegungsbestimmenden Strukturpartnern des Vertebrons resultieren, führen zu einer Aufschaukelung dieser muskulären Grundregulierung unter Entgleisung des Gammasystems und letztlich mitverbundener peripherer vegetativer Vorgänge. Schließlich ergibt sich aus der primären funktionellen Startphase beim Andauern des Reizgeschehens ein Weg, der vom Hartspann bis zum geweblichen Umbau in Form der Myotendinose, ja sogar der Kalzifizierung führt und die ursprünglich propriozeptiv ablaufenden Regulationen nozizeptiv umfunktioniert.

Über die schon aufgezeigten Ausbreitungsmechanismen kann es im Laufe der Zeit bei fehlenden oder ungenügenden therapeutischen Konsequenzen zur Generalisation der pseudoradikulären Schmerzen unter dem Bilde der Panalgesie kommen. Zahlreiche, unter dem Sammelbegriff »Weichteilrheumatismus« zusammengefaßte Symptome sind auf diese Pathogenese zurückzuführen. Der geschilderte pseudoradikulärc Symptomcnaufbau ist darübcr hinaus dcshalb so bcdcutungsvoll, weil er, wie bereits angeklungen, alle pathischen Abläufe im Vertebron in allerdings variabler Intensität begleitet.

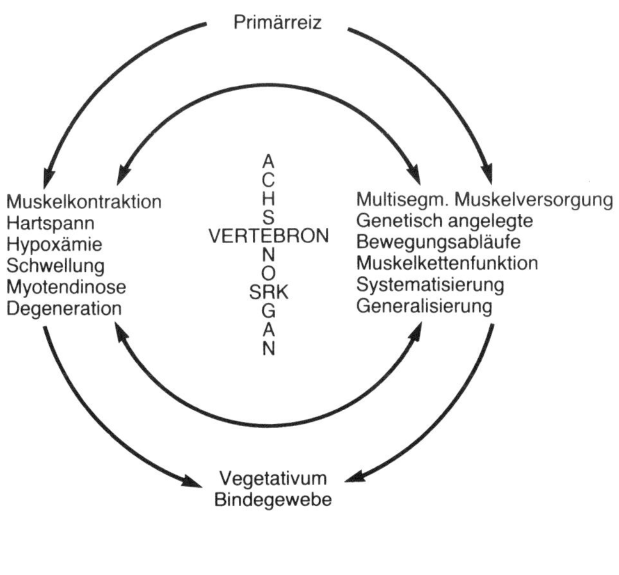


Abb. 3 Schematische Darstellung pseudoradikulärer Pathomechnismen

## Symptomatik und Diagnose

Im Bereich der Lenden-Becken-Hüftregion neigen vor allem Funktionsstörungen der Wirbelbogengelenke, der Iliosakralgelenke und der Hüftgelenke sowie ligamentäre und muskuläre Reizzustände zur Entwicklung pseudoradikulärer Schmerzbilder. Aber auch bei diskogenen Läsionen mit primär radikulären Schmerzen entwickelt sich bei längerer Krankheitsdauer über die beschriebene segmentalreflektorische Vernetzung eine begleitende pseudoradikuläre Symptomatik, die therapeutische Berücksichtigung finden muß.
Die Thorakalregion baut im Zuge funktionsgestörter Wirbel- und Rippenwirbelgelenke sowie bei Irritationen sternokostaler Junktionen gleichfalls pseudoradikuläre Schmerzen auf. Die sogenannte Interkostalneuralgie z.B. ist in den meisten Fällen pseudoradikulärer Genese, somit keine echte Neuralgie, sondern Nozireaktion der interkostalen Muskulatur auf segmentale Reize.
Ein nicht unwesentlicher Anteil auch der zervikalen Symptomatik ist pseudoradikulärer Natur. Die Zervikalregion weist aber in bezug auf Verflechtungstendenzen zwischen arthromuskulären Symptomen und Irritationszeichen weiterer segmentaler Strukturpartner eine deutliche Affinität zum Vegetativum auf. Darüber hinaus wird die Durchschaubarkeit der Symptomatik infolge der funktionellen Einbindung der Schultergürtelmechanik einerseits und den Konnexen der Kopfgelenke zu intrakraniellen Regulationsmechanismen anderseits erheblich erschwert.
Überwiegend pseudoradikulär ausgerichtet erscheinen die schon von *Brügger* angeführten akromioklavikulären Irritationen. Die daraus resultierenden Muskelkettensymptome betreffen die Nackenmuskulatur und den Sternocleidomastoideus mit entsprechenden Schmerzsensationen ins Hinterhaupt, aber auch Trapezius, Serratus anterior sowie den Bizeps und die distale Extensorengruppe unter dem Bilde eines Schulter-Arm-Syndroms. Die segmentale Verschaltung einerseits und die arthromuskuläre Ausbreitungstendenz andererseits, beides Mechanismen, die nicht im Einbahnbetrieb verstanden werden dürfen, bedingen sowohl begleitende Wirbelgelenkblockierungen als auch Störungen der Ellbogenregion und des Handgelenkbereiches. Nach den ausgeführten theoretischen Details erscheint es verständlich, daß ähnliche Pathomechanismen aber auch von diesen peripheren Gelenken ihren primären Ausgangspunkt nehmen können. Eine genaue Funktionsuntersuchung der gesamten in Frage kommenden arthromuskulären Strukturen einschließlich der vertebralen Bezugsregion und die subtile Schmerzpalpation liefern die notwendigen diagnostischen Kriterien.
Da man aber meistens begleitende vertebrale Funktionsstörungen findet, ist eine genaue Abgrenzung zur primär-vertebragenen Störung gar nicht so einfach und auch nicht immer durchführbar.

## Therapie

Die Behandlung pseudoradikulärer Schmerzbilder muß primär an der pathogenetisch führenden Struktur ansetzen. In Akutfällen wird man immer zuerst den Reizabbau im Auge behalten (Ruhe, NSAR, therapeutische Lokalanästhesie), bei Chronizität hingegen kann durch Reizsetzung die festgefahrene Situation aktiviert und kontinuierlich abgebaut werden (Manuelle Therapie, Bäder, Packungen, Gymnastik, etc.)
Um Rezidiven vorzubeugen, ist es erforderlich, die auslösenden Faktoren zu orten und möglichst auszuschließen. Haltungs- und Arbeitsanalysen, Abbau der Fehlstereotypien und Beseitigung fokaler Störstellen sind die wichtigsten Punkte.

# 4. Schmerzsyndrome der Lenden-Becken-Hüftregion (LBH-Region)

Die Zusammenfassung der drei Regionen zu einem Beschreibungsgebiet erfolgt auf Grund ihrer funktionellen Zusammengehörigkeit. Jede Trennung dieser Abschnitte würde Lücken im Gesamtbild hinterlassen und den diagnostischen Überblick erschweren, der im Bereiche der Wirbelsäulennosologie generell gesehen vielfach schwerer erzielbar ist als in manchen anderen medizinischen Teilgebieten.
Die Zusammengehörigkeit muß auch bei den einzelnen zur Untersuchung dieses Abschnittes notwendigen diagnostischen Maßnahmen berücksichtigt werden. Während charakteristische Einzelphänomene von Lumbalsyndromen und deren Differentialdiagnose in den zuständigen Kapiteln zur Sprache kommen, erscheint es angebracht, das Gebiet der radiologischen Diagnostik vorzuziehen und gleichzeitig Erweiterungen zu fordern.

## 4.1 Röntgendiagnostik der LBH-Region

Lumbalgien und ischialgiforme Schmerzbilder sind nicht nur vertebragen bedingt. Erkrankungen der unteren Extremitäten täuschen ähnliche Beschwerden vor. Es sei in diesem Zusammenhang an die Koxarthrose, an Kniegelenkbeschwerden, Folgezustände nach Morbus Perthes und anderes erinnert. Gleiche Überlegungen treffen auf neoplastische Prozesse zu. Speziell das Becken stellt einen bevorzugten Absiedelungsort knochengängiger Tumoren dar.
Die genannten Fakten und die Einbeziehung funktioneller Gesichtspunkte verlangen daher eine Ausweitung der röntgendiagnostischen Verfahren.
Die routinemäßig übliche Aufnahmetechnik verstößt schon in der Formatwahl des Röntgenbildes gegen die geforderte Gesamtübersicht der LBH-Region. Das gebräuchliche Format 18 mal 40 cm für die a.-p.-Aufnahme zeigt zum Beispiel vielfach bereits die Iliosakralgelenke unvollständig und Hüftgelenke, Symphyse und Beckenkämme fehlen vollständig, obwohl sie wichtige diagnostische Bezugspunkte darstellen. Der seitliche Strahlengang bietet normalerweise weniger Grund zur Beanstandung.
Zu fordern ist, wie sich unschwer aus dem oben Gesagten ergibt, bei der a.-p.-Aufnahme ein Mindestformat von 30 mal 40 cm und eine Einstellung, welche Hüftgelenke, Symphyse, Scheitelpunkte der Beckenkämme, Iliosakralgelenke und Lendenwirbelsäule zeigt, was bei nicht allzu dicken Patienten durch eine Einstellung im Hochformat erreichbar wird *(Abb. 4)*.
Ein weiterer Gesichtspunkt steht zur Diskussion: Aufnahmen »im Stehen«, oder »liegend« wie gewohnt. Unserer Meinung nach kann es kein dogmatisches nur »im Stehen« geben, wie es häufig von den Puristen der Chirotherapie geäußert wird. Ein »sowohl als auch« ist sicherlich der vernünftigere Weg und den entsprechenden Wegweiser hat die anfallende Situation zu stellen. Gilt es vordringlich, pathomorphologische Veränderungen mit größtmöglicher Sicherheit zu erkennen, muß der üblichen Aufnahmetechnik »im Liegen« der Vorzug gegeben werden. Ist hingegen eine statisch-funktionelle Betrachtungsweise angebracht, etwa um eine echte Beinlängendifferenz zu verifizieren, soll eine Aufnahmetechnik »im Stehen« gewählt werden. Um dazu vergleichbare und reproduzierbare Ergebnisse

zu erhalten, empfiehlt sich eine Ganzaufnahme der Wirbelsäule, die allerdings eine zusätzliche apparative Voraussetzung benötigt oder ein genormtes Verfahren der LBH-Darstellung *(Gutmann)* unter Einblendung eines Kopf- und Basislotes. Da die Technik dieses Untersuchungsganges zu wenig allgemein bekannt ist, soll sie hier in Kürze beschrieben werden.
Der Patient steht für das a.-p.-Bild genau in Kassettenmitte. Dies ist durch eine entsprechende Bodenmarkierung erreichbar. Die Beine müssen gleichmäßig belastet und die Knie gestreckt gehalten werden. An der Oberseite der Kassette befindet sich ein verschiebbares schattengebendes Lot, das nach Kranialverschieben der Kassette genau auf die Hinterhauptmitte einzustellen ist. Im Anschluß daran wird die Kassette ohne Seitenverschiebung wieder zur LBH-Region abgesenkt, und zwar so, daß Zentralstrahl und Kassettenmitte auf Nabelhöhe adjustiert sind. Am fertigen Röntgenbild entspricht dann die Bildmitte dem Basislot und der eingeblendete Drahtschatten dem Kopflot. Im Normalfalle müssen sich beide decken (Kopflot in Bildmitte).
Bei der Aufnahme im seitlichen Strahlengang steht der Patient quer auf der Fußbodenmarkierung, welche der Kassettenmitte entspricht, die Knöchel eine Fingerbreite dahinter. Das Kopflot soll auf den Meatus acusticus externus eingestellt sein. Nach Kassettenabsenkung ist die Ausrichtung des Zentralstrahles vorzunehmen und dabei eine Einstellung auf den lumbosakralen Übergang aus projektionstechnischen Gründen am günstigsten. Um Verprojizierungen gering zu halten, empfiehlt es sich, sowohl bei der a.-p.-, als auch bei der seitlichen Aufnahme den Röhrenabstand so groß wie möglich zu halten (2 Meter und mehr, je nach Leistungsfähigkeit des Gerätes).
Welche Erkenntnisse sind nun aus den so gewonnenen Röntgenbildern abzuleiten und wie ist des weiteren ihre pathogenetische Wertigkeit einzuschätzen? Zu diesen Fragen wurden vor allem von *Gutmann, Sollmann, Tilscher* et al. wichtige Beiträge erarbeitet. Das Resümee dieser Bemühungen soll nun, soweit es für die praktische medizinische Arbeit von Bedeutung ist, kurz vorgestellt werden. Dazu zuerst einige einleitende Sätze zum Begriffe der Statik, Dynamik und Haltung.

Was ist Haltung?

- Der individuelle Kompromiß zwischen Statik und Dynamik, an dem wir den einzelnen typisieren und erkennen.
- Pausenlos gehemmtes Fallen *(Nietzsche).*

Was ist Normalhaltung ?

- Die auf die Vertikale bezogene Lage des Körpers, die mit der geringsten eben erforderlichen Muskelarbeit aufrecht erhalten werden kann.
- Wenn die Schwerpunkte aller massenbildenden Teile in einer Lotlinie liegen (Protub. occ. ext. – Mitte zwischen beiden Füßen – Meatus ac. ext. – *Chopart*sches Gelenk.

Die Statik des aufrecht stehenden Menschen ist ökonomisch, wenn die Schwerpunkte aller massenbildenden Teile in einer Lotrechten liegen, welche den Schwerpunkt des Kopfes mit der Mitte der Unterstützungsfläche verbindet, die durch die gleichmäßig belasteten Füße dargestellt wird. In der a.-p.-Ansicht läuft die Lotlinie von der Mitte des Hinterhauptes zum Auftreffpunkt genau in der

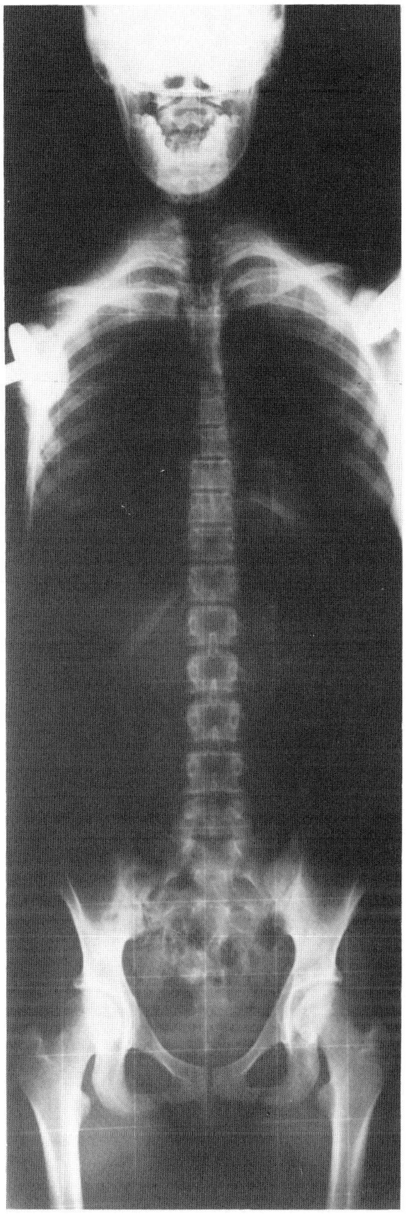

Abb. 4 Ganzaufnahmen der Wirbelsäule ergeben eine optimale Übersicht über die statischen Gegebenheiten des Achsenorgans.

Mitte zwischen beiden Füßen. Seitlich gesehen lauten die markanten Lotpunkte: Porus acusticus externus, C7, L1, *Chopart*sches Gelenk.
Ein Abweichen des Körpers von diesem Normalverhalten ist mit vermehrter Belastung des Bewegungsapparates speziell der arthro-muskulo-ligamentären Strukturen des Achsenorgans verbunden und als potentieller Störfaktor zu werten. Festzuhalten ist ferner, daß die so geschaffene Definition der Statik nur als Basismodell anzusehen ist, welches zur Abrundung des Bildes der Dynamik bedarf. Physiologischerweise sind Gehen und Stehen mit ständigem Wechsel von Stand- und Spielbein gekoppelt, und der sich aufrecht bewegende Mensch sucht sicherlich das Pendeln um eine ökonomische Statik und die damit verbundene Haltung so abzuwikkeln, daß dazu nur der minimal notwendige Energieaufwand herangezogen wird. Da Dokumentation und Bewertung der dynamisch variierten Statik Schwierigkeiten bereiten, ist man genötigt, auf das Basismodell zurückzugreifen, aber auch damit in der Lage, krankheitsfördernde Faktoren bestimmten Abweichungen von

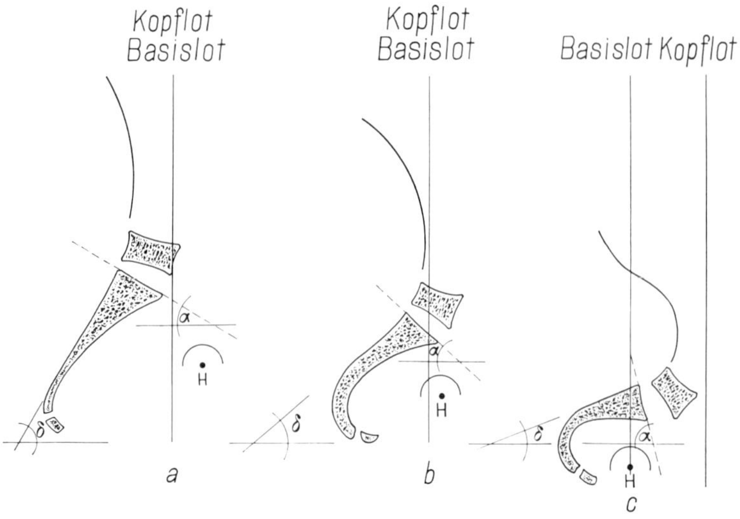


Abb. 5 Beckentypen nach *Gutmann* — hohes Assimilationsbecken — Normalbecken — Horizontal- oder Überlastungsbecken

der Norm zuordnen zu können. Für die LBH-Region bringt die Analyse verschiedener Einstellwinkel in Relation zu Beckenachsen und Lotverhalten eine Differenzierung in drei Grundtypen. Diese Beckentypen nach *Gutmann* korrelieren jeweils mit pathogenetischen Tendenzen und müssen deshalb beachtet werden. Beim Normalbecken liegt die Bandscheibe L4/L5 in Höhe der Beckenkämme. L5 hat eine Übergangsform, ist trapezförmig und dorsal niedriger, die Querfortsätze sind kräftig ausgebildet und die dorsale Sakrumkante ist wie die Deckplatte von S 1 um ca. 40 Grad gegen die Horizontale geneigt. Treten bei diesem Beckentyp Störungen auf, handelt es sich meist um einfache Blockierungen der Iliosakralgelenke oder des Abschnittes L5. Diskusprolapse bei diesem Beckentyp bevorzugen das Segment L4/L5 *(Abb. 5b).*
Das hohe Assimilationsbecken zeigt das Promontorium hoch zwischen den Beckenkämmen stehend, das Kreuzbein ist steil aufgerichtet, die Iliosakralgelenke sind sagittal eingestellt. Dieser Beckentyp weist krankheitsanfällige ligamentäre Strukturen auf (siehe Kapitel ligamentäre Insuffizienz), begünstigt den Verschleiß der präsakralen Bandscheibe und zeigt häufig Wurzelkompressionssyndrome von S1 *(Abb. 5a).*
Betrachtungen des dritten Beckentyps, des horizontalen oder Überlastungsbeckens *(Gutmann)* zeigen praktisch die Konträrsituation zum vorerwähnten. Das Promontorium liegt tief im Becken, der Winkel zwischen dorsaler Sakrumkante und der Horizontalen ist gering (15 Grad bis 30 Grad) und bei der Seitenaufnahme projizieren sich Kopf und Promontoriumlot vor die Hüftgelenkquerachse. Das Überlastungsbecken hat eine pathogenetische Tendenz zu iliosakralen und lumbalen Gelenkblockierungen sowie zu interspinösen Irritationsphänomenen (Morbus *Baastrup*). Eine Korrelation besteht sicherlich auch zum Koxarthrosegeschehen, wobei die Frage offen bleibt, ob sich die Koxarthrose wirklich auf Basis dieses Beckentyps entwickelt oder ob die Ausbildung eines Überlastungsbeckens aus der Koxarthrose selbst resultiert, die in Folge der gestörten Dynamik des Hüftgelenkes und der entgleisten muskulären Synkinese die Voraussetzungen dafür erbringen könnte *(Abb. 5c).*
Einen weiteren pathogenetisch wichtigen Faktor stellt die Höhendifferenz der Beckenkämme dar, die meist durch eine echte Beinlängendifferenz entsteht. Diskutiert wird ferner eine reflektorisch-muskulär bedingte Verwringung des Beckenringes mit virtueller Beinlängendifferenz.

*Landsiedl, Tilscher* et al. haben zum Beckenproblem anhand von Untersuchungen an 50 Patienten, die wegen Lumbalsyndromen stationär behandelt wurden, interessante Zusammenhänge aufdecken können, von denen jene erwähnt werden sollen, deren Signifikanz mathematisch zu bestätigen war.

- Der Beckenschiefstand impliziert ein höheres Ausmaß asymmetrischer Beschwerden ($p < 0{,}05$).
- Erhöhtes Abweichen des Kopflotes ist bei Patienten mit asymmetrischen Schmerzen häufiger ($p < 0{,}012$).
- Bei Patienten mit neurologischen Ausfallserscheinungen neigt das Kopflot im a.-p.- Bild signifikant häufiger von der Norm ab ($p < 0{,}05$).
- Der Lumbosakralwinkel ist bei Patienten mit neurologischen Ausfällen im Durchschnitt deutlich größer ($p < 0{,}05$).

Die beiden letzten Werte müssen als Ausdruck eines Haltungsprovisoriums *(Gutmann)* angesehen werden.

Neurologische Ausfallserscheinungen bei hohem Assimilationsbecken haben eine hochsignifikant verkürzte Anamnesendauer (Akuität von $p < 0{,}01$). Mit dieser Tatsache verbunden ist bei Patienten mit hohen Assimilationsbecken auch eine Häufung der Notwendigkeit zu Bandscheibenoperationen. Infolge des relativ geringen diesbezüglichen Patientengutes ergab die Errechnung der Signifikanz nur den Grenzwert von $p = 0{,}072$.

Die Synthese der gewonnenen Einzelergebnisse beantwortet auch die Frage nach der Zweckmäßigkeit einer erweiterten Röntgendiagnostik der LBH-Region. Sie versetzt in die Lage, mit relativ geringem Aufwand lumbale Schmerzsyndrome über die Morphologie hinaus diagnostisch vorzusortieren und gestattet des weiteren auch prognostische Rückschlüsse. Dies rechtfertigt die vielleicht etwas breiter als beabsichtigt ausgeführte Vorstellung der Materie.

Die erweiterte, über die Standardverfahren hinausgehende Röntgendiagnostik vertebragener Krankheiten hat darüber hinaus in den letzten Jahren noch im Entwicklungsfluß befindliche Methoden integriert, die es in absehbarer Zeit erlauben werden, invasive Techniken fast vollständig zu ersetzen. So hat die unter der Bezeichnung »Computertomographie« (CT) bekanntgewordene Methode bereits einen Reifezustand erreicht, der es ermöglicht, auch kleine Defekte darzustellen *(Abb. 6).*

Die hohe Auflösungsfähigkeit der neuen Geräte erlaubt meistens die Prolapslokalisierung. Die Computertomographie ersetzt die Myelographie bereits weitgehend.

In unklaren Fällen eröffnet sich die Möglichkeit der Kombination von Computertomographie und Myelographie.

Des weiteren bietet eine revolutionäre Neuentwicklung auf dem Gebiet der bildgebenden diagnostischen Verfahren, die sogenannte Kernspintomographie, die Möglichkeit, ohne Röntgenbelastung Strukturdetails in bisher nicht gekannter Feinheit auch im Bereiche des Achsenorgans darzustellen. Es handelt sich dabei um ein Schichtbildverfahren, das aus Kernresonanzmessungen, die durch rasterartiges punktförmiges Abtasten eines Körperquerschnitts resultieren, gewonnen wird. Es werden dabei Hochfrequenzwellen gemessen, die aufgrund der magnetischen Kernresonanz (nuclear magnetic resonance = NMR) von angeregten Kernspins bei ihrer Rückkehr in die Ausgangslage abgegeben werden.

Diese neue bildgebende Technik bewährt sich im Rahmen der Wirbelsäulendiagnostik ganz besonders im Zervikalbereich. Für die lumbalen Abschnitte bevorzugen eine Reihe von Untersuchern nach wie vor die Computertomographie, die insbesondere bei Postdiskotomiebeschwerden gute Abklärungsergebnisse zeitigt. Die als Ergänzung zur körperlichen Untersuchung vorgenommenen bildgeben-

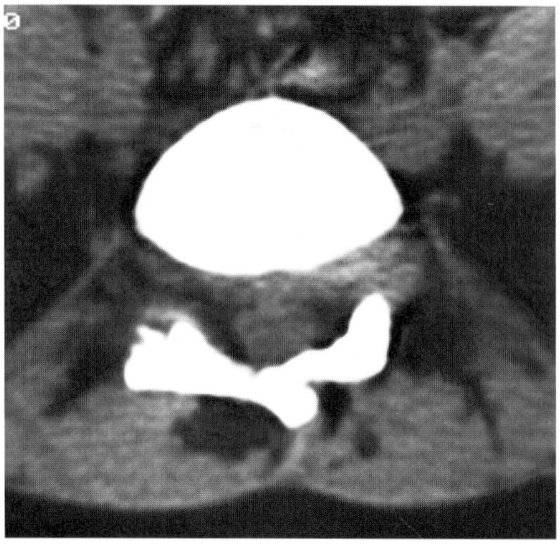

Abb. 6 Computertomogramm (CT). Großer lateraler Diskusprolaps links, im Abschnitt L4/L5.

den Verfahren helfen vor allem abzuklären, ob das bestehende Beschwerdebild auf eine gestörte oder zerstörte Funktion zurückgeführt werden muß.
Für die Lumbalregion resultieren daraus Überlegungen, die in *Tabelle 2* aufgezeigt werden.

Tab. 2 **Beurteilung lumbaler Beschwerden**

| Lumbalgie Lumboischialgie | |
|---|---|
| *Gestörte* Funktion | *Zerstörte* Funktion – |
| Wirbelbogengelenke:<br>Blockierung/Instabilität | Pathomorphologische Veränderungen durch: |
| Iliosakralgelenk:<br>Blockierung/Instabilität | Entzündungen:<br>Bechterew |
| Ligamente:<br>Ligamentäre Insuffizienz<br>Interspinosussyndrom | Destruktionen:<br>Tumor/Metastasen |
| Muskulatur:<br>Hartspann/Insertionstendinopathien | Schwere degenerative Veränderungen:<br>Osteochondrose, »Spondylarthrose« |
| Bandscheibe:<br>Radikuläre Symptomatik | |

## 4.2 Skoliosierungen und Skoliosen

Seitausbiegungen der Wirbelsäule sind ungemein häufig. So fand *Sollmann* bei seiner Untersuchung von 1000 Ganzaufnahmen der Wirbelsäule im a.-p.-Strahlengang nur 28 Personen mit gerader Wirbelsäule. Bei der Einteilung der Skoliosen folgen wir *Chapchal* und *Weigant* und unterscheiden

- strukturelle Skoliosen (osteopathische, neuropathische, myopathische und idiopathische Skoliosen),
- funktionelle oder Haltungsskoliosen.

Zur Orientierung über die ersteren muß auf die reichlich vorhandene orthopädische Literatur verwiesen werden.

Die im Zusammenhang zu besprechende statische Skoliose oder besser ausgedrückt funktionelle Skoliosierung jedoch erfordert Interesse. Ihre Schilderung im Rahmen der LBH-Region ist, obwohl sie die Gesamtwirbelsäule tangiert, berechtigt, da von der Schiefstellung des Beckens ein Großteil der funktionellen Skoliosierungen ausgeht. Dabei ist ein wichtiger Faktor in der Schrägstellung des Kreuzbeines gegeben, das als Basis der Wirbelsäule angesehen werden kann. Ergänzend hervorzuheben ist ferner, daß eine Skoliosierung und Rotation zur tieferstehenden Beckenseite bei Beckenschiefstand physiologisch ist und deren Fehlen als pathologisch gewertet werden muß *(Biedermann, Edinger, Illi)*. Ob sich eine vorliegende Skoliosierung im Zustand der Kompensation oder der Dekompensation befindet, wird danach beurteilt, ob das Kopflot, wie es soll, C 7, L 5 und die mittlere Fußbasis verbindet. Eine häufige Begründung finden Skoliosierungen in einem durch echte Beinlängendifferenzen entstandenen Beckenschiefstand.

| Cave (!) alleinige Röntgendiagnostik |
| --- |

Ein weiterer ätiologischer Faktor ist die noch später zu beschreibende Beckenverwringung, sowie das schmerzreflektorisch angelegte Haltungsprovisorium. Während erstere eine kompensierte Skoliosierung bedingt, zeigt das Haltungsprovisorium ein deutliches Abweichen des Kopflotes vom Basislot.

**Symptomatik und Diagnose**

Einzelheiten dazu bleiben den entsprechenden Kapiteln vorbehalten. An dieser Stelle interessiert nur die durch echte Beinlängendifferenz entstandene Skoliosierung, die behandelt werden muß, um eine damit einhergehende Belastung arthromuskulo-ligamentärer Strukturen der Wirbelsäule abzubauen.

Uncharakteristische Kreuzschmerzen pseudoradikulärer Art, begleitende Iliosakralgelenkblockierungen und ein chronischer Verlauf zeichnen diese Krankheitsbilder aus.

Die Diagnose stützt sich auf die Feststellungen des Beckenschiefstandes bei echter Beinlängendifferenz, wozu unbedingt auch die angeführte Röntgenanalyse heranzuziehen ist. Die objektive Untersuchung am stehenden Patienten läßt bereits bei der Inspektion des Rückens die Asymmetrie und das Ausladen des Beckens zum längeren Bein hin erkennen. Die Palpation der Beckenkämme schafft weitere Klarheiten, wobei es empfehlenswert erscheint, als Untersucher zu sitzen, um mit den Augen auf Beckenkammhöhe die Beurteilung vorzunehmen *(Abb. 7)*. Fehlbeurteilungen sind so leichter vermeidbar. Eine zusätzliche Hilfe bietet die Verwendung einer Beckenwaage, die nach dem Prinzip der handwerklichen Wasserwaagen arbeitet.

Zu warnen ist davor, nur auf Grund vorliegender Röntgenbilder Beinlängendifferenzen und Skoliosierungen zu diagnostizieren. Fehlprojektionen bei ungenauer Einstellung der Röntgenröhre, häufiger aber eine nicht bis zur Aufnahme beachtete korrekte Beinstellung des Patienten (beide Kniegelenke durchgestreckt!) führen zu Artefakten, d.h. täuschen eine Beinverkürzung vor und bedingen bei fehlender körperlicher Untersuchung unnötige bzw. schädigende Schuherhöhungen.

Die Skoliosierung selbst läßt sich am anteflektierten Patienten besser erkennen, da sich in der Vorbeugehaltung die Konvexseite der Skoliose durch eine verstärkt mitlaufende Rotation der Wirbel und das Dorsalwandern der Querfortsätze vorwölbt.

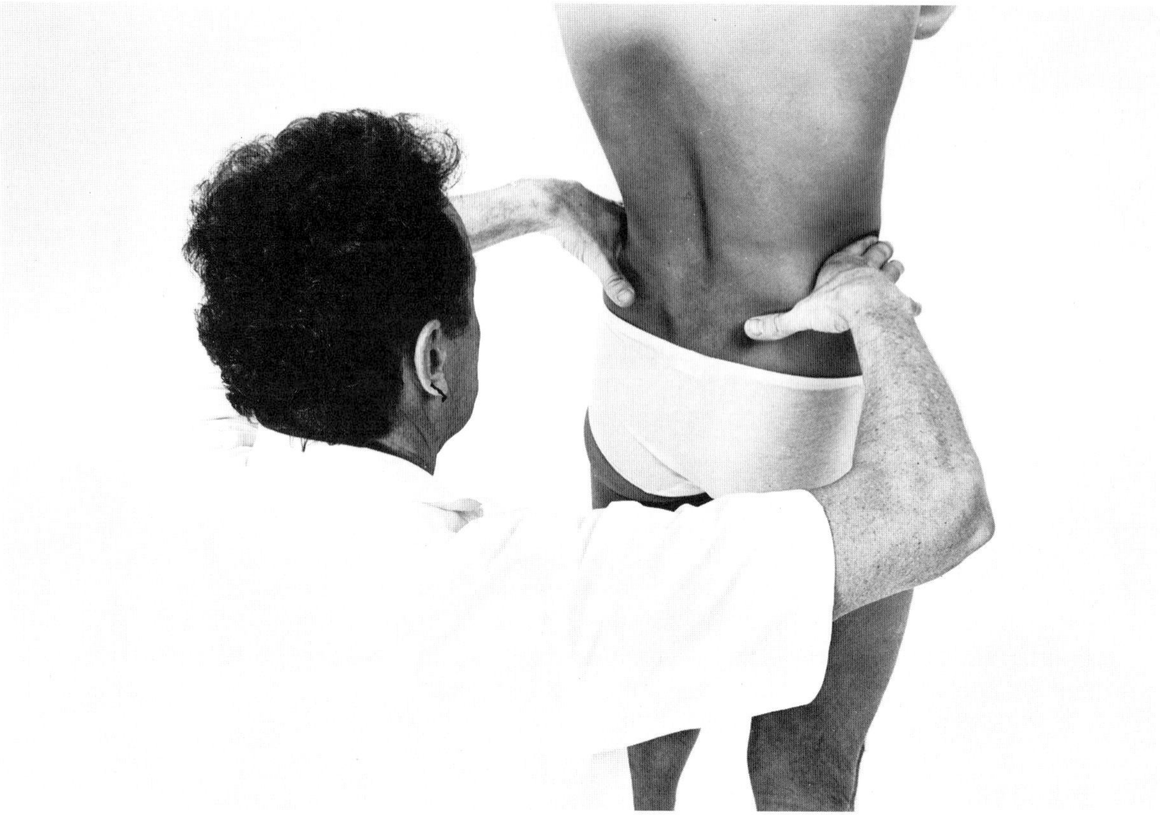

Abb. 7 Untersuchung der Symmetrieverhältnisse des Beckens (Höhendifferenz der Beckenkämme?). Der Untersucher sitzt, die Daumen liegen rechts und links auf der Spina iliaca post. sup., die Innenkanten der Zeigefinger auf den Beckenkämmen.

## Therapie

Bei begleitenden stärkeren Schmerzzuständen wird eine initiale Infiltrationstherapie mit einem Lokalanästheticum in die verspannten paravertebralen Muskelmassen und an die überlasteten ligamentären Triggerpunkte, sowie eine allenfalls notwendige chirotherapeutische Manipulation blockierter Iliosakralgelenke eingesetzt werden müssen. Die entscheidende Entstörung bleibt der Korrektur des Bekkenschiefstandes über den Ausgleich der Beinlängendifferenz vorbehalten. Es ist günstiger, dazu nicht nur eine Absatzerhöhung anzuordnen, sondern das Verstärken der ganzen Sohlenfläche zu verlangen. Prognostische Schlüsse in dieser Hinsicht erlaubt der bereits in die Untersuchung einzubeziehende probatorische Ausgleich der Beinlängendifferenz. Dazu verwendet man Brettchen verschiedener Stärke oder aushilfsweise ein passendes Buch. Das kürzere Bein wird unterlegt und der resultierende Effekt beobachtet. Harmonisiert sich das Rückenbild zu seiner normalen ästhetischen Form, kann mit größter Wahrscheinlichkeit eine günstige Auswirkung angenommen und die Prognose dementsprechend gestellt werden *(Lewit).*
Skoliosen, die auf angeborene oder erworbene Fehlbildungen zurückzuführen sind, sowie muskulär bedingte oder schmerzreflektorisch ausgelöste Verkrümmungen lassen eine entsprechende Harmonisierung vermissen.

## 4.3 Angeborene und erworbene Fehlbildungen

Eine Fehlbildung rechtfertigt nicht sofort die Annahme, sie sei entscheidend an der Entstehung eines vertebragenen Schmerzsyndroms beteiligt.
Dieser Satz wurde bewußt an den Anfang des Kapitels gestellt und wiederholt die bereits in der Einleitung getroffene Feststellung und Warnung vor der Überbewertung röntgenologisch zur Darstellung kommender Pathomorphologien. Ihre Erfassung ist dessen ungeachtet notwendig, da mit einer Reihe von Fehlbildungen der Wirbelsäule therapeutische Kontraindikationen verbunden sind.
Im LBH-Bereich häufige Fehlbildungen finden sich vor allem im lumbosakralen Übergang.
Lumbalisationen des ersten Sakralsegmentes oder Sakralisationen von L 5, partiell oder in toto ausgebildet, sowie Spaltbildungen im Wirbelbogen (Spina bifida) trifft man sehr häufig, Spondylolysen und Spondylolisthesen sind hier ebenfalls nicht selten zu finden. Ihre Krankheitswertigkeit wird im Kapitel über die ligamentäre Insuffizienz näher besprochen werden. Vielfach sind Spondylolisthesen mit Zeichen allgemeiner oder regionärer Hypermobilität verbunden und die begleitenden Schmerzsyndrome auf die ligamentäre Irritation zu beziehen. Die gelegentlich empfohlene operative Verblockung muß sehr genau überlegt werden und sollte nie am Anfang des Therapieprogrammes rangieren. Wie man von Untersuchungen *(Sollmann)* an Patienten mit Blockwirbelbildungen weiß, kommt es meist in den kranial des Blocks gelegenen Segmenten zu einer Überkompensierung der Motilität, mit einer echten segmentalen Instabilität und zur Auslösung hartnäckiger pseudoradikulärer Schmerzen. Das gilt gleichermaßen für angeborene wie erworbene Blockwirbelbildungen und daher auch vollinhaltlich für iatrogene.
Erworbene Fehlbildungen mit pathogenetischer Bedeutung werden hauptsächlich von entzündlichen Wirbelsäulenerkrankungen angelegt, die als nächster Punkt geschildert werden.

## 4.4 Entzündliche Erkrankungen der LBH-Region

### 4.4.1 Morbus Bechterew

Die Einordnung der *Bechterew*schen Krankheit in das Kapitel der Lendenwirbelsäulensyndrome erklärt sich aus der häufigsten Primärmanifestation der Erkrankung. Sie liegt im Bereiche der Iliosakralgelenke, der kleinen Gelenke der Lendenwirbelsäule und der entsprechenden ligamentären und muskulotendinösen Strukturen.

#### Ätiopathogenese

Die Spondylarthritis ankylopoetica, wie der Morbus *Bechterew* auch genannt wird, führt, und dies ist schon aus der Krankheitsbezeichnung zu entnehmen, zu einer progredienten Ankylosierung und Versteifung des Achsenorgans. Die Erkrankung wird dem entzündlich-rheumatischen Formenkreis zugeordnet. Beziehungen zur cP werden von verschiedenen Autoren angenommen. Dagegen sprechen vor allem die unterschiedlichen serologischen Befunde. ASL-Titer und Latextest sind beim Morbus *Bechterew* fast immer negativ und gelegentliche positive Resultate sind in etwa in einem gleich hohen Prozentsatz wie bei Gesunden zu finden.

Während bis vor kurzer Zeit Bechterew-spezifische Laborteste nicht zur Verfügung standen, hat sich inzwischen ein Wandel ergeben. Die Weiterentwicklung der Immundiagnostik rheumatischer Erkrankungen brachte über die Einbeziehung der Bestimmung der Histokompatibilität oder HL-A-Antigene (»human leucocyte allo-antigene«) auch eine labormäßige Erfassung der *Bechterew*schen Krankheit mit sich, als sich herausstellte, daß das HL-A-Antigen B 27 in 90 bis 96% der Erkrankungsfälle vorhanden ist, während die Durchschnittsbevölkerung nur in 4 bis 8% dieses Antigen aufweist. Die HL-A-Antigene tragen ferner auch zur Differentialdiagnose weiterer entzündlicher Erkrankungen der Iliosakralgelenke bei, da sie im verschieden hohen Prozentsatz und teilweise mit den Untergruppen B 13 und B 17 diese begleiten.

*Müller* macht folgende Angaben über die Häufigkeit der HL-A-B 27 Antigene:

- Morbus *Bechterew*
  n = 250 94,8%
- Morbus *Reiter*
  n = 13 85,0%
- Psoriasis-Arthropathie
  n = 40 25,0%
- Psoriasis-Arthropathie
  mit ISG-Beteiligung
  n = 10 60,0%
- pcP
  n = 104 9,6%
- Normale Bevölkerung
  n = 1142 6,9%

Beziehungen zum Fokalgeschehen wurden wiederholt zur Sprache gebracht, von den meisten Autoren aber vielleicht voreilig abgelehnt. Interessant dazu sind vor allem die Untersuchungen und Überlegungen von *Stork,* der die Erkrankungen mit Beckenherden (Prostata, Adnexen) über eine lymphogene Ausbreitung in Verbindung bringt.
Verschiedene typische Parallelen zur Herderkrankung bestehen zweifelsohne. Rezidivierende Augensymptome in Form von Iridozyklitiden, die Kalkaneodynie, Achillodynie, diffuse tendomyotische Schmerzpunkte und die Auslösung der Symptomatik durch exogene Reize (Unterkühlung, Infekte, Traumen etc.) finden sich sowohl beim *Bechterew*-Patienten, als auch beim Herdkranken.

### Symptomatik und Diagnose

Die Diagnostik stützt sich auf die objektiven Untersuchungsergebnisse und auf das Röntgenbild. Es fällt auf, daß die Patienten meist im 3. oder 4. Lebensdezennium stehen und zu 90% Männer sind. Im Frühstadium werden uncharakteristische flüchtige und wechselnde muskuläre Schmerzen angegeben. Die Beweglichkeit der Wirbelsäule ist noch normal. Zunehmend konzentriert sich das Beschwerdebild auf die Lendenwirbelsäule. Seitenwechselnde Lumbalgien und Ischialgien, später auch Schmerzen im unteren Thoraxbereich und Ausstrahlungen in den Bauch werden vorgebracht. Im Gegensatz zu statischen Wirbelsäulenbeschwerden oder Diskopathien sind die Schmerzen des *Bechterew*-Patienten durch Lagewechsel oder Stellungsänderung wenig beeinflußbar. Allmählich ist auch die Funktion der Wirbelsäule beeinträchtigt. Dies geht schrittweise so weit, daß eine voll entwickelte *Bechterew*sche Erkrankung aus der Haltung des Patienten zu erkennen ist.

| Ein ausgeprägter Morbus *Bechterew* ist blickdiagnostisch erfaßbar. |
| --- |

Die anteflektierte Halswirbelsäule mit der Zwangshaltung des Kopfes, die kyphotische Brustwirbelsäule, eine abgeflachte LWS, nach vorne gezogene Schultern und die Starre des Brustkorbes sind nicht zu übersehen. Die Behinderung der Respiration durch die Thoraxstarre bedingt eine Forcierung der Bauchatmung und ein kugelförmiges Vorwölben des Bauches bei jeder Inspiration. Pathologisch-anatomisch schreitet die Entwicklung der Erkrankung meist in kaudokranialer Richtung fort, mit Entzündungen der Iliosakralgelenke beginnend, über die Wirbelgelenke und Längsbänder der Wirbelsäule aufsteigend und der deutlichen Tendenz zur Bildung von Ossifikationen und Enthesopathien. Hand in Hand damit gehen auch klinische Zeichen und Röntgenbefunde.
Die Entzündung der Iliosakralgelenke bedingt bei abscherenden Bewegungen der Gelenkflächen, wie sie z. B. durch den *Menell*schen Handgriff bewirkt werden, einen entsprechenden Schmerz.
Die Versteifung der Lendenwirbelsäule und Brustwirbelsäule ist durch das *Schober*sche Zeichen und das Zeichen nach *Ott* erkennbar. Für ersteres markiert man den Processus spinosus L 5, für letzteres den Processus spinosus Th 1. 10 cm kranial von L 5, sowie 30 cm kaudal von Th 1 werden weitere Markierungen angebracht. Bei maximalem Vorbeugen des Oberkörpers mit gestreckten Knien vergrößern sich diese Distanzen beim Gesunden deutlich. Ungefähr 5 cm an der Lendenwirbelsäule und 3 cm an der Brustwirbelsäule sind normal. Je nach eingetretenem Versteifungsgrad der einzelnen Wirbelsäulenabschnitte verringern sich diese Distanzen auf 0. Eine ähnliche Messung zwischen Kinn und Manubrium bei Flexion und Deflexion der Halswirbelsäule zeigt die Funktionstüchtigkeit in diesem Abschnitt an und die metrische Aufzeichnung der Respirationsbreite verifiziert die zunehmende Thoraxstarre.
Auch im Röntgenbild gehen die sichtbaren morphologischen Veränderungen Schritt für Schritt je nach Krankheitsdauer und Verlaufsform entsprechend weiter. An den Iliosakralgelenken finden sich entzündliche Veränderungen mit Osteolysen und Usuren (Briefmarkenzähnelung) *(Abb. 8a)*, oft gleichzeitig mit sklerosierten Bezirken bis zu völlig knöchern ankylosierten Gelenken bei länger bestehender Erkrankung *(Abb. 8b)*. Das charakteristische Röntgenbild der *Bechterew*-Wirbelsäule zeigt die sich vertikal ausbreitenden Syndesmophyten, die zunehmenden entzündlichen Veränderungen an den Intervertebralgelenken, die ebenfalls bis zur knöchernen Ankylosierung gehen, sowie eine Kalzifikation in verschiedenen Ligamenten, so daß schließlich Aspekte eines kontinuierlichen Knochens von der Lendenwirbelsäule bis zur Halswirbelsäule entstehen. Die Höhe der Bandscheiben bleibt erhalten. Am Sitzbeinhöcker und am Fersenbein können sich Enthesopathien bilden und sich als entsprechende röntgenologische Veränderungen abzeichnen.
Blutsenkungsreaktion, CRP und die alpha-2-Globulinfraktion der Serumelektrophorese spiegeln das Aktualitätsstadium des Entzündungsgeschehens wider. Die Senkungserhöhung liegt im mittleren Bereich bei etwa 20 bis 30 mm des ersten Stundenwertes.
Eine schubweise Aktivität ist typisch für die Krankheit. Im Schnitt vergehen zirka 20 Jahre von den Frühstadien bis zum »Ausgebranntsein« des Morbus *Bechterew*.

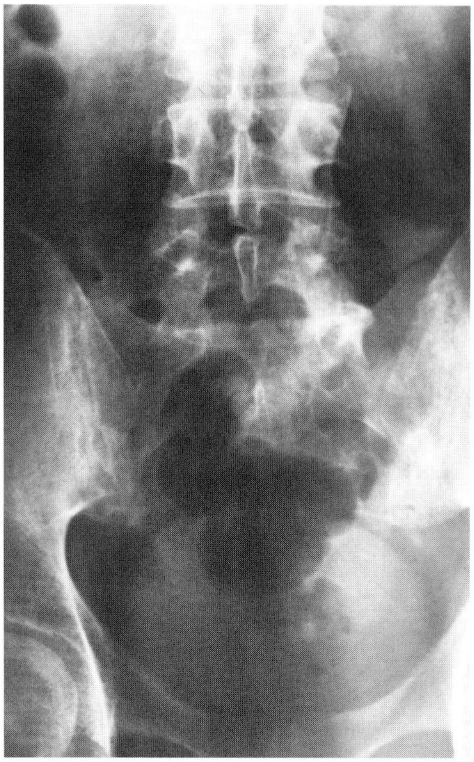

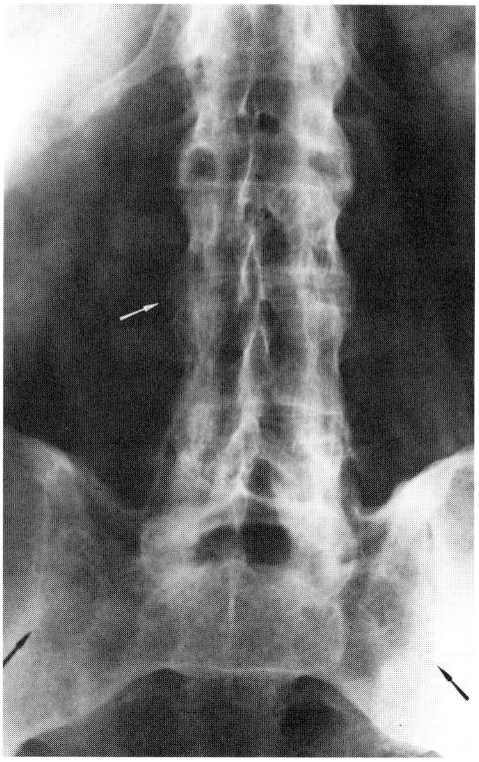

Abb. 8a und 8b Morbus *Bechterew.*
8a) Frische entzündliche Veränderungen mit unregelmäßiger Zeichnung des Gelenkspalts und Usuren (Briefmarkenzähnelung) des Iliosakralgelenks.
8b) Fortgeschrittenes Stadium: Iliosakralgelenk weitgehend ankylosiert, ebenso die Gelenke und Bänder der Lendenwirbelsäule.

Darüber hinaus ist es wichtig zu wissen, daß der sonst schicksalsmäßige Ablauf in jeder Phase, mit oder ohne Behandlung, zum Stillstand kommen kann.
Bei 60% der *Bechterew*-Patienten erkranken auch die Extremitätengelenke, wobei Schulter-, Hüft- und Kniegelenke bevorzugt befallen werden. Beschrieben wird auch ein, allerdings sehr seltener, bipolarer Manifestationstyp mit Entzündungsausbreitung im Kopfgelenkbereich, einer damit einhergehenden Schädigung des Lig. transversum atlantis und ventralem Abgleiten des Atlas. Die daraus resultierende Einengung des Spinalkanals kann zur Irritation des Zervikalmarks und zu neurologischen Symptomen führen.

Zusammenfassung diagnostischer Kriterien:
- 90% der Erkrankten sind Männer.
- In der Anamnese ist auf Augensymptome und chronisch entzündliche Erkrankungen des Urogenitalsystems zu achten. Therapieresistente Enthesopathien sind zu erfragen.
- Erkrankung und Symptomatik entwickeln sich kaudokranial.
- Schubweiser Verlauf.
- Krankheitsstillstand in jeder Phase möglich.
- Typisches Röntgenbild.
- Blickdiagnose bei fortgeschrittener Erkrankung.

**Therapie**

Es ist von entscheidender Bedeutung, den Patienten nach Sicherstellung der Diagnose über sein Leiden aufzuklären. Nur wenn Verständnis geweckt und die Einsicht vermittelt werden kann, daß die aktive Mitarbeit des Erkrankten den Schlüssel zum optimalen Therapieerfolg bildet, kann mit einem befriedigenden Behandlungsergebnis gerechnet werden.

- Medikamentöse Therapie
  Sie sucht eine Inaktivierung des Entzündungsprozesses zu erzielen und nach Abklingen dieser Phase eine Dauerabschirmung zu bieten. Bewährt haben sich nichtsteroidale Antirheumatika (NSAR) sowohl zur Initial- als auch zur Langzeittherapie.

Liegt eine hochfloride Phase vor, ist es günstig, zu Beginn der Behandlung einige Tage hindurch täglich einen »Rheumacocktail« in Infusionsform zu verabreichen, der aus einem NSAR, den Vitaminen $B_1$, $B_6$, $B_{12}$, 25 Einheiten ACTH und 5 ml 0,5% Lidocain besteht.
Die vorgestellte Mischung (aut simile) hat sich als gut wirksam erwiesen. Kortison und entsprechende Kombinationspräparate sind bei der anschließenden Langzeitbehandlung zu vermeiden, da dadurch eine beim Morbus *Bechterew* vielfach zu beobachtende Begleitosteoporose zusätzlich gefördert werden würde.
Zur Langzeitbehandlung sind NSAR geeignet, wobei sich das Indometacin als besonders wirksam herausgestellt hat. Regelmäßige serologische Kontrollen geben Auskunft über die Beherrschung der Krankheitsaktivität und die Verträglichkeit der gewählten Medikation. Die Wirksamkeit der Goldtherapie und von Resochin ist im Gegensatz zur cP nicht gesichert.
Empfohlen wird auch die i. v.-Verabreichung von »Radium-224-Lösung« wobei der therapeutische Effekt, der antiosteoplastischen Wirkung der Alphastrahlen, sowie der antiphlogistischen Wirkung der Beta- und Gammastrahlung der in situ gebildeten Folgeprodukte des Ra-224 zugeschrieben wird. Im Gegensatz zur verlassenen Thorotrastbehandlung sollen keine Spätschäden zu befürchten sein. Kontraindikationen sind natürlich zu beachten (Gravidität, Erkrankungen der blutbildenden Organe etc.).
Eine sinnvoll kombinierte Physiotherapie bezweckt eine Verbesserung der Gesamtbeweglichkeit und Leistungsfähigkeit, sowie eine Verhinderung vorzeitiger Invalidität.

**Ärztliche und physiotherapeutische Maßnahmen**

- Manuelle Medizin
  Zarte Mobilisationen und Weichteiltechniken zur Verbesserung oder Erhaltung der Restbeweglichkeit der Gelenke, sowie zur Dehnung kontrakter Muskelpartien (Hüftbeuger, Musculus pectoralis) haben sich bewährt. Die Manipulation aber, eine in den paraphysiologischen Bewegungsraum der Gelenke gehende chirotherapeutische Technik, ist beim *Bechterew*-Kranken nicht indiziert.

- Unterwassertherapie
  Unterwasserdruckstrahlmassagen und Unterwassergymnastik sind eine wertvolle Ergänzung, bzw. dienen zur Vorbereitung manualmedizinischer Behandlungen.

- Ultraschallbehandlung
  Da Grenzschichten, insbesondere der Übergang von Weichteilen zum Knochengewebe (Periost, Ligamente), besonders günstig auf Ultraschall reagieren, erklärt sich eine effektvolle Anwendung beim Morbus *Bechterew*. Um negative Reizreaktionen zu vermeiden, empfiehlt sich eine niedrige Dosierung. 0,5 Watt pro $cm^2$ und paravertebrale Schallkopfführung vermeiden Reizreaktionen.

- Elektrotherapie
  Die diadynamischen Ströme nach *Bernard*, bekannter unter dem Begriff der Impulsströme, greifen an den Grenzflächen an, beeinflussen die Permeabilität der Zellmembran und das aktuelle Elektropotential, wirken aber auch analgetisch und können über schmerzhaften Gebieten eingesetzt werden.

**Eigenmaßnahmen des Patienten**

Nach entsprechender Einschulung soll der *Bechterew*-Kranke ein tägliches Dauerprogramm absolvieren, das sich aus folgenden Einzelübungen zusammensetzt.

- Atemgymnastik
  Auf ihre konsequente Einhaltung ist streng zu achten, um der *Bechterew*-typischen Starre des Thorax und der damit verbundenen Beeinflussung von Atmung und Kreislauf entgegenzuwirken.

- Übungen mit dem Baligerät
  Über den Kreislauftrainingseffekt hinausgehend beeinflußt das Baligerätturnen die Muskelbalance, das heißt das Tonusverhalten von Agonisten, Synergisten und Antagonisten und ist daher geeignet, die durch pathologische Gelenkafferenzen aus entzündlich veränderten kleinen Wirbelbogengelenken initiierte Tonusdysbalance regulieren zu helfen.

- Gezielte Heilgymnastik
  Diese basiert auf einer kinesiologischen Untersuchung und muß individuell verordnet werden. Jedes schablonenhafte Turnen birgt Gefahr in sich, hypermobile Partien weiter aufzulockern oder kontraktionsbedingte Hypomobilitäten zu fixieren.

- *Klapp*sche Kriechmethode
  Durch sie wird die Wirbelsäule in entlastender Stellung in gewollter Richtung mobilisiert. Beim *Bechterew*-Kranken müssen vor allem antikyphotische Übungen angeordnet werden.

  Neben diesem täglichen Programm zur Erhaltung bzw. Verbesserung der Funktionstüchtigkeit des Bewegungsapparates existieren weitere therapeutische Überlegungen in diätetischer, balneologischer und neuraltherapeutischer Hinsicht.

- Diät
  Übergewichtigkeit ist bei *Bechterew*-Patienten zwar selten, wenn vorhanden aber unbedingt zu bekämpfen. Adipositas verschlechtert nicht nur die Beweglichkeit und belastet den Kreislauf, sondern erzeugt auch über daraus resultierende Stoffwechselstörungen zusätzliche Risikofaktoren. Eine drastische Redu-

zierung der niederen Kohlenhydrate in der täglichen Ernährung ist zielführend. Darüber hinaus gelingt es, die allgemeine Entzündungsbereitschaft durch Einführung einer alkalogenen laktovegetabil orientierten Ernährungsweise umzustimmen.

- Balneologie
  An Stelle der vielfach geübten Röntgentiefenbestrahlung oder Radium-224-Therapie sollten die wesentlich milderen, aber ausgezeichnet wirksamen Radonemissionen des Bad Gasteiner Böcksteinstollens bevorzugt werden. Seine Wirksamkeit bei Morbus *Bechterew* ist so überzeugend, daß den Patienten wiederholte jährliche Kuren anzuraten sind.

Zusammenfassung therapeutischer Kriterien:
- Initiale antiinflammatorische Infusionen.
- Langzeitbehandlung mit NSAR.
- Mobilisierende Behandlungen am Bewegungsapparat durch den Arzt oder Physiotherapeuten.
- Bei einsichtigen Patienten tägliche Gymnastik.
- Atemübungen.
- Baligerätturnen und *Klapp*sches Kriechen.
- Diätetische Umstellung.
- Balneologische Behandlung.

## 4.4.2 Reiter-Syndrom

In nahezu 50% aller Fälle von Morbus *Reiter* kommt es zu entzündlich destruktiven Veränderungen der Iliosakralgelenke mit entsprechenden Lumbosakralgien, so daß dieses Krankheitsbild differentialdiagnostische Schwierigkeiten bei der Abgrenzung gegen den Morbus *Bechterew* bereiten kann.

### Ätiopathogenese

Das schon 1916 von *Reiter* beschriebene Krankheitsbild ist ätiologisch nicht abgeklärt.
Infekte des Darmtraktes und des Urogenitalsystems, sowie daraus resultierende allergisch-hyperergische Reaktionen werden diesbezüglich erwogen, wobei die Erregergruppe der Pleuropneumonia-like-Organismen (PPLO) häufiger nachgewiesen und als Ätiologiefaktor diskutiert wurde. *Storck* vermutet auch hier eine urogenitale oder enterale, entzündlich-fokale Startphase.

### Symptomatik und Diagnose

Nach einer initialen Enteritis folgt die klassische *Reiter*-Trias, die aus
- Urethritis,
- Konjunktivitis,
- Arthritis

besteht. Die Gelenkerscheinungen sind meist polyartikulär und verlaufen in Schüben, dies manchmal jahrelang. Ebenso wie beim Morbus *Bechterew* sind Männer wesentlich häufiger betroffen. Der Erkrankungsbeginn liegt häufig im 3. und 4. Lebensdezennium.

Röntgenologisch gleichen die Veränderungen am Iliosakralgelenk völlig denen, die bei der *Bechterew*schen Erkrankung zu finden sind, allerdings ist einseitiger Befall vorherrschend.
Chronisch rezidivierende Verlaufsformen können in ein von der Spondylitis ankylopoetica nicht abtrennbares Krankheitsbild abgleiten. Die Spontanheilungstendenz ist wesentlich größer als beim Morbus *Bechterew*.

**Therapie**

Konjunktivitis und Urethritis sind lokal zu behandeln. Für die Gelenkbehandlung gelten die gleichen Kautelen wie beim Morbus *Bechterew*, sowohl in medikamentöser als auch physiotherapeutischer Hinsicht. Eine Goldbehandlung kann versucht werden.

### 4.4.3 Ostitis (Osteosis) condensans ilii

Die früher als Iliitis condensans bezeichnete und deshalb oft irrtümlich fehlgedeutete Erkrankung bevorzugt das weibliche Geschlecht und zeigt häufig einen postpartalen Schmerzbeginn.

**Ätiopathogenese**

Auch hier herrscht Unklarheit. Wir vermuten eine störfeldbedingte Induktion über die Adnexe.

**Symptomatik und Diagnose**

Uncharakteristische Kreuzschmerzen und ein charakteristischer Röntgenbefund mit doppelseitiger dreieckförmiger Sklerosierung im Darmbein, nahe dem unversehrt bleibenden Gelenkspalt des Iliosakralgelenkes, sind typisch *(Abb. 9)*.
Die Funktionsuntersuchung der Iliosakralgelenke ergibt vielfach Blockierungen, doch darf nicht übersehen werden, daß diese postpartal oft festgestellt werden können.

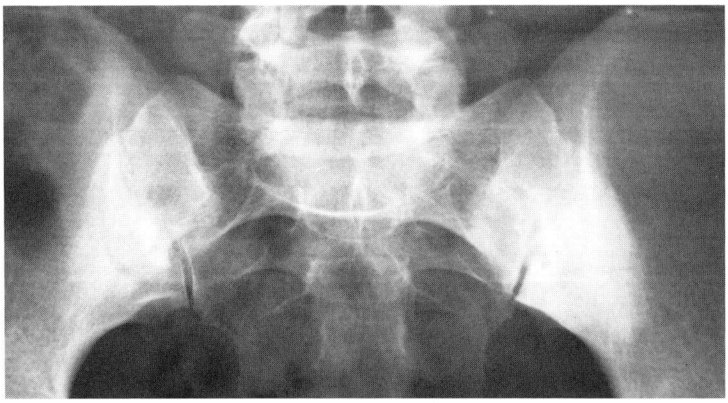

Abb. 9 Ostitis condensans ossis ilii. Man erkennt die ausgedehnte dreiecksförmige Sklerosierungszone in den Hüftbeinen, bei freibleibenden Iliosakralgelenken.

**Therapie**

Therapeutische Lokalanästhesie:
Infiltration des Iliosakralgelenkes
Manuelle Medizin:
Eine Iliosakralgelenkblockierung soll bei blander Serologie chirotherapeutisch manipuliert werden.

## 4.4.4 Arthropathia psoriatica der Iliosakralgelenke

Bei 30% der Fälle von psoriatischer Arthropathie werden die Iliosakralgelenke befallen.

**Ätiopathogenese**
Das Grundleiden

**Symptomatik und Diagnose**

Bei bestehender Psoriasis sind alle schmerzhaften Gelenkreizzustände überlegungsmäßig primär der Grunderkrankung zuzuordnen. Zeigt das Röntgenbild der Kreuzdarmbeingelenke Konturdefekte der Gelenklinie, eine Spaltverschmälerung, sowie die paraartikuläre Sklerosierung und ist andererseits die Motilität der Wirbelsäule wenig gestört, können die bestehenden uncharakteristischen Kreuzschmerzen, besonders wenn sie mit anderen Gelenkbeschwerden gemeinsam auftreten, auf die Psoriasis zurückgeführt werden.

**Therapie**

NSAR wirken symptomatisch auf die Arthritis, beeinflussen aber das Grundleiden und die Rezidivaktivität nicht.
Therapeutische Lokalanästhesie: Prompte und oft erstaunlich lang anhaltende Schmerzbefreiung bringt die intraartikuläre Injektion von Lidocain in die Iliosakralgelenke.

## 4.4.5 Arthritis urica als Lumbalgiefaktor

Die explosionsartige Zunahme der Hyperurikämie und Gicht im letzten Dezennium hat nicht nur die Internisten an die Front gerufen. Auch alle mit Erkrankungen des Bewegungsapparates konfrontierten Fachdisziplinen stehen diesem Problem gegenüber. Eigene Untersuchungen am Patientengut einer orthopädischen Rehabilitationsabteilung bewiesen signifikant die Wertigkeit der Hyperurikämie für die Häufigkeit des Auftretens von vertebragenen Beschwerden. Insgesamt wurden 798 Patienten in dieser Hinsicht exploriert *(Tilscher, Bogner)*. Der derzeit üblicherweise angegebene Harnsäuregrenzwert von 6,8 mg% lag auch diesen Untersuchungen zugrunde. Bei 6,9% der Frauen und 22,3% der Männer fanden sich darüber hinausgehende Harnsäurewerte. Die prozentuale Verteilung der Schmerzlokalisation bei diesen und einer Vergleichsgruppe bewies vor allem für die Lendenwirbelsäulen-Becken-Region eine deutliche Bevorzugung der Hyperurikämiegruppe. Im Bereich der Lendenwirbelsäule lag die Schmerzhäufigkeit bei 25,2% gegenüber 10,6% der Vergleichsgruppe. Wir glauben, daß uns diese Tatsache berechtigt, die Hyperurikämie als pathogenetischen Faktor lumbalgiformer Beschwerden herauszustellen, um so mehr, als im Laufe der oben genannten Untersuchung auch Lumbalgiefälle mit einer Hyperurikämie durch die Gabe eines Allopurinol-Präparates eine schnellere Besserung zeigten als die Kontrollgruppe.

#### Ätiopathogenese

Fehlernährung, überreichlicher Alkoholkonsum, Adipositas und Bewegungsarmut stehen am Beginn der Stoffwechselentgleisung, die letztlich in Gefäßschäden, Nieren- und Lebererkrankungen, sowie den bekannten Gelenkveränderungen mündet.

#### Symptomatik und Diagnose

Finden sich bei übergewichtigen Patienten nicht ausstrahlende unklare Schmerzen im LWS-Becken-Bereich, muß der Hyperurikämiefaktor berücksichtigt werden. In schweren Fällen kann es auch in dieser Region, wie bei den peripheren Gelenken, zu Gelenkzerstörungen, Ankylosierungen und Motilitätsverlust kommen.

#### Therapie

Die überwiegende Uneinsichtigkeit der hemmungslos und lustbetont konsumierenden Hyperurikämiepatienten macht eine Therapie über die Änderung der Lebensgewohnheiten von vornherein hoffnungslos. So bleibt die medikamentöse Therapie: Allopurinol hat sich als überlegenes harnsäuresenkendes Mittel durchgesetzt. Es gelingt damit rasch, die überhöhten Werte auf einen ungefährlichen Blutspiegel zu reduzieren. Darüber hinaus bestätigt ein Abklingen der Gelenkbeschwerden nach der Medikation die korrekte Diagnose.

#### Diät

Für die wenigen Einsichtigen unter den Patienten, die ihr Leiden wirklich vom Grunde aus beseitigt haben wollen, empfiehlt sich eine laktovegetabil betonte Reduktionsdiät mit drastischer Streichung der niederen Kohlenhydrate. Wie eigene Untersuchungen ergeben haben, spielt dann der Puringehalt der zugeführten Nahrungsmittel keine entscheidende Rolle. Absolutes Alkoholverbot ist selbstverständlich. Unter diesem Regime sinken selbst hohe Harnsäurewerte im Schnitt nach drei Wochen auf einen unbedenklichen Spiegel ab *(Eder)*.

### 4.4.6 Spondylitis tuberculosa

Der bevorzugte Lokalisationsort der Knochen-Tbc ist die Wirbelsäule. Betroffen werden vor allem Jugendliche und das weibliche Geschlecht. Die Absiedlung

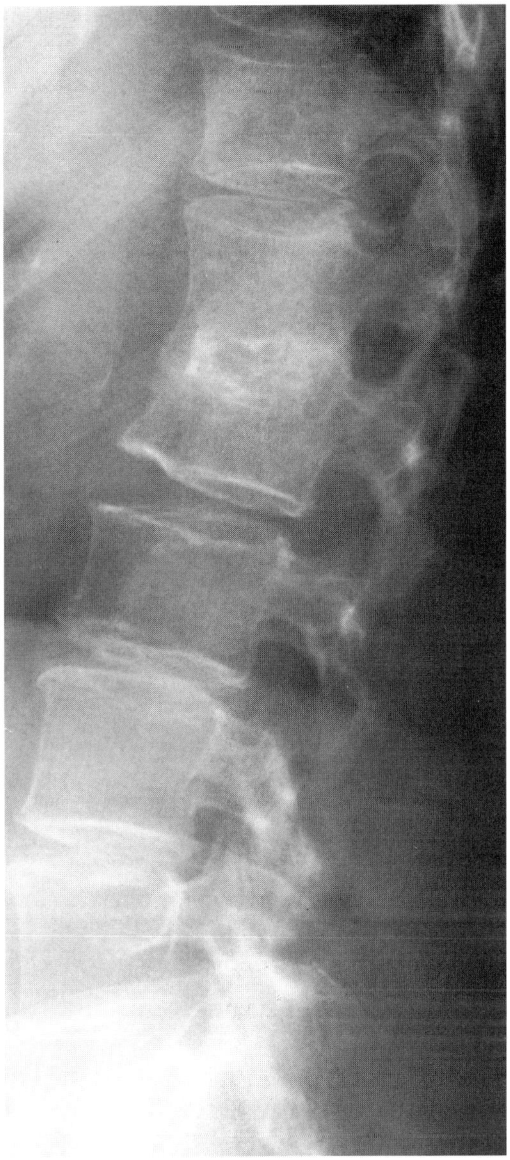

Abb. 10 Blockwirbelbildung L1/L2 nach Spondylitis tuberculosa.

erfolgt mit Vorliebe in der unteren BWS und LWS. Sowohl Wirbelkörper und Bogenbereich als auch die Bandscheibe kommen als primäre Absiedlungsstelle in Betracht. 82% aller Erkrankungen breiten sich von den vorderen Wirbelkörperanteilen dorsalwärts aus, durchbrechen die Deckplatten und befallen die Bandscheiben. Der Destruktionsbereich bleibt aber selten auf einen Wirbel beschränkt. Ein kaudal gerichtetes Übergreifen ist häufig, multiples Befallensein scheint keine Seltenheit.

**Ätiopathogenese**

Die tuberkulöse Grundinfektion bei reduzierter Abwehrlage.

**Symptomatik und Diagnose**

Die Latenzzeit vom Aufgehen der Infektion bis zum Auftreten lokaler Beschwerden ist um so länger, je kaudaler der Absiedlungsort in der Wirbelsäule liegt. Für Herde im Bereich der LWS schätzt man eine Mindestzeit von einem Jahr. Nach den ersten uncharakteristischen, bei chronischen Infektionen üblichen Allgemeinsymptomen, kommt es zu dumpfen diffusen, später dann zu lokalisierbaren Rükkenschmerzen. Bei der Untersuchung des Patienten fällt der Motilitätsverlust des kranken Abschnittes auf, ferner die Mühsamkeit des Aufrichtens aus sitzender oder gebeugter Stellung und bei der Schmerzpalpation die Druckempfindlichkeit der prozeßzugehörigen Dornfortsätze.
Die Blutsenkungsreaktion ist beschleunigt, subfebrile Temperaturen sind temporär nachweisbar.
Im Röntgenbild zeigt sich das Frühstadium als Verschmälerung des Bandscheibenraumes mit begleitender regionärer Osteoporose. Darüber hinaus ist auf beginnende Achsenknickung und das spindel- oder kugelförmige Schattenbild des Senkungsabszesses zu achten. Im fortgeschrittenen Stadium sieht man dann den keilförmigen Zusammenbruch mit der Verzahnung der Destruktionsflächen und die Gibbusbildung *(Abb. 10).*
In ungünstig verlaufenden Fällen treten Komplikationen durch die Senkungsabszesse auf. Je nach Lokalisation der ossären Destruktion folgen sie der Schwerkraft und den anatomischen Gegebenheiten, imponieren als Psoas- oder Douglasabszeß und durchbrechen gelegentlich die Körperoberfläche. Im Falle des Einbruchs in den Wirbelkanal entsteht eine Kompressionsmyelitis mit ihren fatalen Folgen.

**Therapie**

Die konservative Therapie gipfelt in der Ruhigstellung des Patienten in einer Gipsliegeschale und der peroralen, parenteralen und auch lokalen Applikation von Tuberkulostatika.
Beim Versagen dieser Behandlung kommen in ausgewählten Fällen operative Maßnahmen wie Abszeßeröffnung und Drainage oder radikale Herdausräumung in Betracht.

## 4.4.7 Sacroiliitis tuberculosa

Im Rahmen der tuberkulösen Spondylitis kommt es in seltenen Fällen auch zu einer Manifestation im Bereiche der Iliosakralgelenke. Das Auftreten erfolgt meist einseitig und führt rasch zur Zerstörung des Gelenkes. Die diagnostischen und therapeutischen Kriterien sind dieselben, die schon bei der Besprechung der Spondylitis tuberculosa der LWS festgelegt wurden *(Abb. 11).*
Weitere seltene entzündliche Manifestationen in dieser Region entstehen noch bei der unspezifischen Osteomyelitis der Wirbelsäule und bei typhöser Spondylitis.

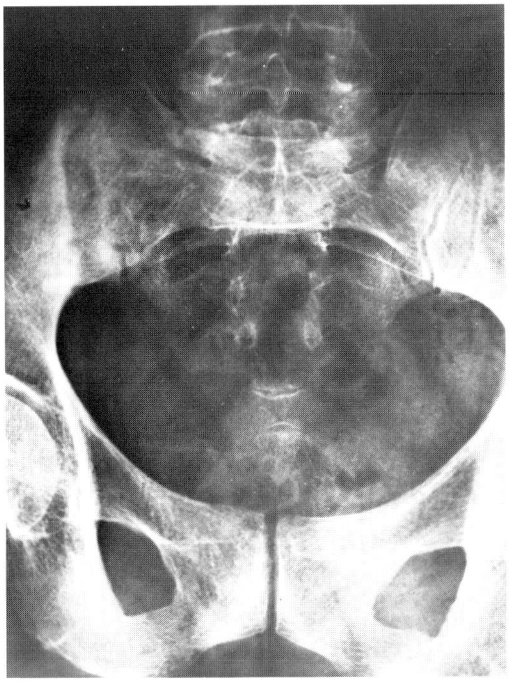

Abb. 11 Tuberkulöse Veränderungen im Bereiche des rechten Iliosakralgelenkes. Sacroiliitis tuberculosa.

## 4.5 Das Osteoporose-Syndrom

Im fortgeschrittenen Alter auftretende Lumbalgien sollten schon primär von einer anderen Warte aus betrachtet werden als scheinbar ähnliche Schmerzzustände jüngerer Patienten. Eine entsprechende Übergangsphase stellt das 6. Lebensdezennium dar. Ab diesem Zeitabschnitt, selten früher, muß die Osteoporose als Auslöser von Rückenschmerzen in erhöhtem Maße berücksichtigt werden.

### Ätiopathogenese

Die Osteoporose ist als Knochengewebeschwund definierbar, der aus einem Mißverhältnis von Abbau und Regeneration resultiert. Zwei differente Erscheinungsformen sind zu unterscheiden. Einmal die senile Osteoporose, die mit dem allgemeinen Gewebeabbau im Senium verbunden ist und das Gesamtskelett ziemlich gleichmäßig beeinflußt, zum anderen die sogenannte präsenibe Involutionsosteoporose, die auf eine kombinierte hormonell-metabole Dysfunktion zurückzuführen ist und die Wirbelsäule als Lokalisationsort bevorzugt. Sie interessiert bei der Besprechung vertebragener Syndrome vorrangig.
Die angesprochene hormonell-metabole Störung wird zu dem Zeitpunkt effektiv, an dem die Wirkstoffe der Gonaden zurückgehen und der kompensatorische Ersatz anaboler Nebennierenhormone unterbleibt. Diese Situation wird durch die metabole Komponente und ihre über Jahrzehnte reichende Bahnungsfunktion vorbereitet: verantwortlich dafür scheint ein überforderter Kohlenhydratstoffwechsel *(Abb. 12)*.
Wie bereits mehrfach herausgestellt, ist der übermäßige Gehalt niederer Kohlenhydrate in unserer Ernährung ein grundsätzlich pathogener Faktor. Im Falle der Osteoporoseentstehung läßt sich ein Weg verfolgen, der durch die Wechselbeziehungen Inselorgan-Nebenniere geprägt wird. Überreichliche Zufuhr niederer

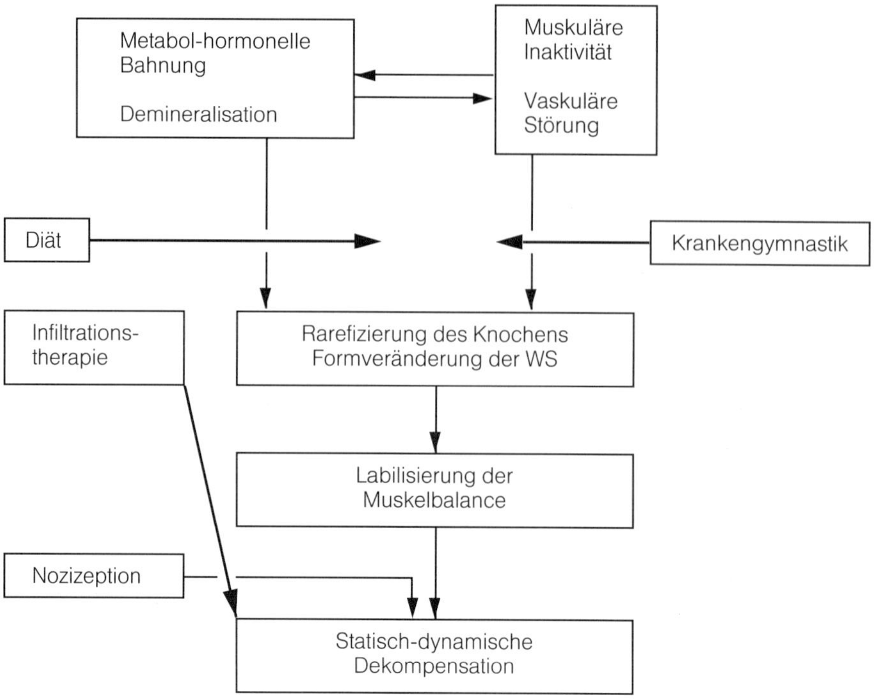


Abb. 12 Osteoporosesyndrom und Therapiemöglichkeiten.

Kohlenhydrate bedingt überschießende Insulinaktivierung, überhöhten Glykogenabbau und verstärkte Glukoneogenese aus Eiweiß unter dem Einfluß der Glukokortikoide der Nebennierenrinde und Aufschaukelung der bekannten Wechselwirkungen zwischen Nebennierenrinde, Keimdrüsen und Hypophyse.
Dieses komplexe Regelkreisgeschehen labilisiert sich durch ständige Reizüberflutung und entgleist mit den schon aufgezeigten Folgen der anabolen Verarmung. Ein unzureichender Proteineinbau in das Stütz- und Bindegewebe sowie Störungen des Mineralstoffwechsels mit Belastung der Kalziumbilanz sind ätiologisch bedeutungsvoll.
Das bevorzugte Befallensein der Wirbelsäule erklärt sich aus der besseren Vaskularisation spongiöser Knochen und einer dadurch gegebenen größeren Angriffsfläche für lytische Vorgänge.
Die Rarefizierung des Knochens erfolgt über ein initiales Dünnerwerden von Spongiosabälkchen, anschließendem Abbau der statisch weniger bedeutsamen Querverbindungen und schließlichem Atrophieren auch größerer Elemente. Die kompensatorische Hypertrophie der Hauptverstrebungen ist zur Erhaltung der Festigkeit ungenügend. Aus dem Mißverhältnis von Quellungsdruck des Nucleus pulposus und der Widerstandsfestigkeit von Deckplatten und Wirbelkörpern sowie statisch-dynamischen Noxen resultieren die Kompressionsbilder der Wirbelkörper bei fortgeschrittener Osteoporose. Die differenten Krümmungsradien der Wirbelsäulenabschnitte begünstigen im Bereiche der LWS eine sogenannte Fischwirbelbildung, im BWS-Bereich hingegen durch das kyphosebedingte Druckmaximum am ventralen Wirbelkörperanteil eine Keilwirbelform. Ist der Quellungsdruck des Nucleus pulposus durch regressive Veränderungen adäquat vermindert und wirken somit gleichmäßig verteilte Kräfte auf die Deckplatten der osteoporotischen Wirbelkörperein, so erfolgt ein paralleles Zusammensintern mit beträchtlicher Verschmälerung der Wirbelkörper.

Die Summe dieser destruktiven Vorgänge, die teils langsam und symptomlos, teils akut dramatisch mit entsprechenden Schmerzen ablaufen, verändert aber auch die geno- und phänotypisch ausgerichtete individuelle Wirbelsäulenform. Die Höhenabnahme der Gesamtwirbelsäule und die Veränderung der Krümmungsradien haben nun eine weit über die ins Auge springende Pathomorphologie hinausgehende Bedeutung. Eine damit verbundene Veränderung der gelenkmechanischen Ausgangssituation, die Positionsverschiebung ligamentärer und muskulärer Insertionen und die durch eine fast immer gleichzeitig vorhandene Abschwächung der phasischen Bauch- und Glutealmuskulatur potenzierte muskuläre Dysbalance schaffen die Voraussetzung für ein Informationsdilemma der Nozizeption. Über viele Jahrzehnte aufgebaute, auf die ursprünglich statische Ausgangssituation abgestimmte Bewegungsstereotypien haben ein multistrukturell angespeistes Afferenzmuster programmiert und zentral verankert, das nun auf einmal nicht mehr stimmt. Die Antwort der labilisierten Regelkreise ist das Entgleisen in die Dysregulation. Hier in Form der statisch-dynamischen Dekompensation und Insuffizienz, die nun das eigentliche Krankheitsbild prägen. Starter der Dekompensation sind nozizeptive Impulse auf verschiedene Überlastungsnoxen.

### Symptomatik und Diagnose

Vorwiegend betroffen von den Erscheinungen und Beschwerden der präsenilen Involutionsosteoporose wird das weibliche Geschlecht. Ein bevorzugter Lokalisationsort ist die LWS. Das Schmerzbild ist selten so klar gezeichnet wie etwa ein radikulärer Schmerz, sondern mehr diffus. Ausstrahlungen in Leiste, Unterbauch und entlang der Rippenbögen werden häufig angeführt. Viele, hauptsächlich adipöse Patienten, klagen über eine im Laufe des Tages zunehmende Schwäche im Rücken und geben ein Gefühl an, als ob sie nach vorne fallen würden. Auf Befragen erinnern sie sich auch an die langsam progrediente Verminderung der Körpergröße.
Ein kleinerer Prozentsatz weist ein akutes, durch Traumen oder Überlastungen ausgelöstes Zustandsbild auf, welches durch einen Wirbelkörpereinbruch zustande kommt. In diesen Fällen muß eine Verwechslung mit akuten blockierungsbedingten oder diskogenen Lumbalgien sicher vermieden werden, da das therapeutische Vorgehen völlig different ist.
Akute Osteoporosesyndrome weisen keine Wurzelzeichen auf, Reflexausfälle, Sensibilitätsstörungen und Kennmuskelsymptomatik fehlen, das *Lasègue*-Zeichen ist gelegentlich pseudopositiv, allerdings erst bei einem größeren Winkelgrad (über 60 Grad). Die Beweglichkeit ist wie bei allen akuten Lumbalgien schmerzbedingt gehemmt, die Zone der Impression stark druckempfindlich und die Rückenstrecker sind beiderseits gleichmäßig hart verspannt. Dieser Hartspann der Erektoren charakterisiert überhaupt das Osteoporosebild unabhängig vom Intensitätsgrad der Schmerzen. Muskelfunktionsprüfungen ergeben eine Kraftabschwächung der geraden und schrägen Bauchmuskulatur, des M. glutaeus maximus und der Rückenstrecker. Bei der Inspektion des Gesamtrückens fällt die verstärkte Kyphosierung der BWS auf.
*De Seze* hat von der Gesamtsymptomatik für Frauen ein eigenes Bild separiert und es als *trophostatisches Syndrom der Menopause* bezeichnet, das durch Adipositas, Haltungsverfall, muskuläre Dysbalance, ausgeprägte degenerative Veränderungen und resultierende chronische Beschwerden gekennzeichnet ist.

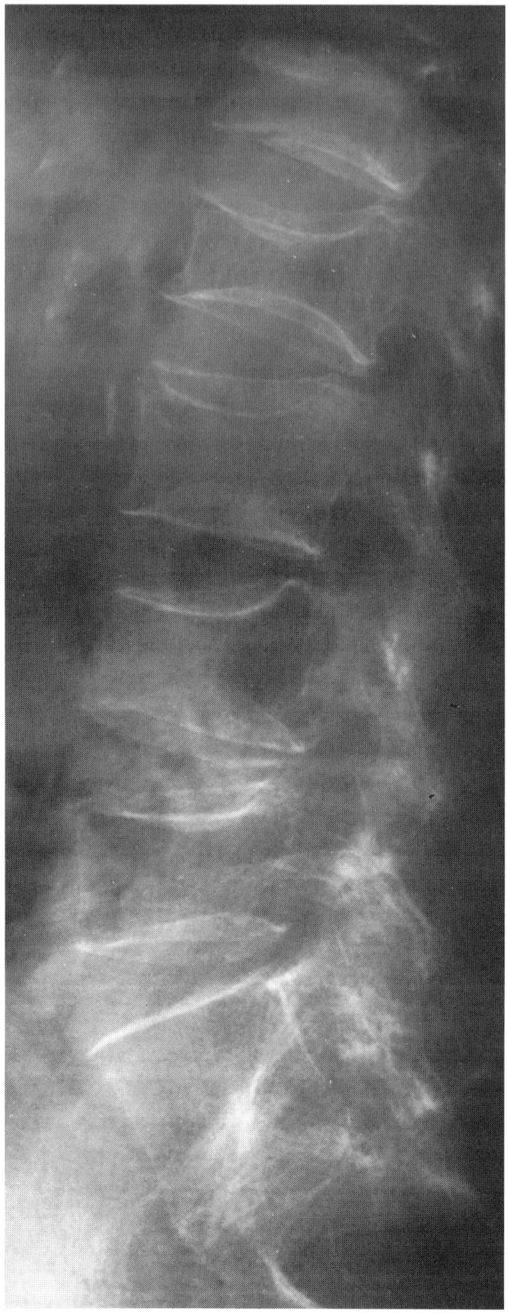

Abb. 13 Osteoporotische LWS. Scharfgezeichnete Umrahmung der Wirbelkörper, fehlende Schattendichte, Kompressionsverformung der Wirbelkörper.

> Haltungsverfall und bretthharte Verspannung des M. erector trunci sind die primär ins Auge fallenden Osteoporosezeichen.

Das Röntgenbild der Wirbelsäule liefert in den Anfangsstadien der Erkrankung keine auffälligen Befunde. Es muß schon ein beträchtlicher Anteil an Knochensubstanz abgebaut sein, um eine radiologische Dokumentation möglich zu machen. Diese äußert sich zuerst in einer weicheren Gesamtdarstellung der Wirbelkörper bei scharf gezeichneter Umrahmung, dann nimmt die Schattendichte mehr und mehr ab und es treten die bereits erwähnten Kompressionsformen wie

Fischwirbelbildung und Keilwirbelform dazu *(Ab. 13)*. Ein auffallend häufiger Befund bei fortgeschrittenen Stadien ist das merkwürdige radiologische Dichteverhältnis zur Aorta. Diese erscheint im Röntgenbild vielfach dichter als die Wirbelsäule.
Laboruntersuchungen liefern keine verwertbaren diagnostischen Hinweise. Die Kalzium- und Phosphorwerte im Serum und die alkalischen Phosphate liegen meist im Normbereich, die Kalziumausscheidung im Harn kann erhöht sein, doch stellt dies keinen verläßlichen Befund dar.

## Therapie

Das therapeutische Vorgehen beim Osteoporosesyndrom wird durch die ätiologische Mehrschichtigkeit bestimmt und setzt sich aus der unmittelbaren Schmerzbekämpfung, der Rehabilitation der muskulären Dysbalance, der diätetischen Umstellung und dem Versuch der medikamentösen Beeinflussung des Knochenaufbaues zusammen.

- Schmerztherapie
  Hier dominiert eindeutig die Infiltrationsbehandlung mit Lidocain. Paravertebrale Infiltrationen in die Hauptspannungszonen des M. erector spinae bzw. an die Wirbelkörper bei lokalisierten durch Wirbelkörperkompressionen bedingten Schmerzbildern sind immer zielführend.
  Des weiteren hat sich gezeigt, daß auch durch Injektionsserien mit Kalzitonin akute Schmerzphasen des Osteoporosegeschehens günstig beeinflußt werden können. Es handelt sich dabei um ein aus den C-Zellen der Schilddrüse und Nebenschilddrüse stammendes Hormon, welches als Gegenspieler des Parathormons anzusehen ist und für das Gleichgewicht im Kalziumstoffwechsel mitverantwortlich erscheint.
  Streng kontraindiziert ist die Verwendung der derzeit mit Vorliebe bei allen vertebragenen Schmerzen zur Anwendung kommenden Kombinationspräparate, die nach dem Vorbild der »Tübinger-Bombe« von der pharmazeutischen Industrie nachempfunden wurden und neben Phenylbutazonen und Vit. B 12 auch hochdosiert Kortikosteroide enthalten und dadurch den Knochenabbau verstärken!
  Aus dem Bereich der Physiotherapie bewähren sich paravertebrale Impuls- oder Interferenzstromanwendungen und nach Abklingen der akuten Erscheinungen eine zart dosierte Kurzwellenlängsdurchflutung der Wirbelsäule mit Elektrodenansatz über der Lumbosakral- und Zervikothorakalregion.

- Funktionelle Rehabilitationsbehandlung
  Die Präferenz liegt in einer an die individuellen Möglichkeiten angepaßten Krankengymnastik, die sofort nach Ausschaltung der Schmerzphase einsetzen soll. Stock- und Baligerätgymnastik sowie gezielte kinesiologisch ausgewählte Übungen für die insuffizienten Muskelgruppen sind zielführend. Wie bereits angeführt, muß den geraden und schrägen Bauchmuskeln, den Rückenstrekkern und der Gesäßmuskulatur spezielle Aufmerksamkeit gewidmet werden. Ihr Versagen ist am Haltungsverfall des Osteoporosepatienten maßgeblich beteiligt und die Wiederherstellung eines aufrichtenden und stützenden Muskelkorsetts das Zentralproblem der Osteoporosetherapie. Aus diesem Grunde erscheint uns das von orthopädischer Seite immer wieder empfohlene Tragen eines Wirbelstützmieders gerade bei diesen Patienten absolut kontraindiziert.

Die erzwungene Inaktivität der Wirbelsäule begünstigt die Atrophie an Bewegungsstrukturen und Achsenorgan. Wir haben selbst bei Patienten mit schwersten osteoporotischen Pathomorphologien die anderwärts verordneten und teilweise schon jahrelang getragenen Stützmieder radikal entzogen und mittels Krankengymnastik die Stammuskulatur soweit kräftigen können, daß sowohl die Schmerzen beherrscht blieben, als auch Haltung und Motilität wesentlich verbessert wurden. Höheres Alter des Patienten ist keine Gegenanzeige für krankengymnastische Maßnahmen und es ist erstaunlich, wie selbst im 7. und 8. Lebensdezennium noch befriedigende Rehabilitationserfolge den Fleiß des Patienten belohnen. Wesentliches Kriterium sind lediglich die Abstimmung des Übungsprogrammes auf die individuellen Herz-Kreislauf-Verhältnisse und behutsame Steigerung der Trainingsanforderungen.
Aus einem weiteren Grunde sollte die gymnastikinduzierte Motilitätsverbesserung der Osteoporosepatienten nicht aus den Augen verloren werden. Wie entsprechende Untersuchungen zeigten (*Eder* 1975, *Krokowsky* 1979), spielen vaskuläre Folgeschäden eine wesentliche Rolle für das Fortschreiten der Osteoporose, da die intaktivitätsverbundene intraossäre Mangeldurchblutung eine Osteoklastenaktivierung mit zunehmender Rarefizierung der Knochensubstanz fördert, Aktivität der regionären Muskeln dieser Entwicklung jedoch entgegentritt.

- Diät
  Die herausgestellten Zusammenhänge zwischen Metabolie, Hormonbalance und Knochenregeneration bestimmen das diätetische Vorgehen. Zucker und niedere Kohlenhydrate werden ausgeschlossen, eine eiweißreiche Kostform mit reichlicher Verwendung von Milchprodukten, Gemüse und Rohkost als Dauerernährung empfohlen.

- Medikamentöser Knochenaufbau
  Ernährungsumstellung und körperliche Aktivierung sind an sich die regenerationsaktivsten Komponenten. Die Erwähnung der üblichen Medikotherapie geschieht aus Gründen der Vollständigkeit. Hochdosierte Kalziumgaben und Fluorverbindungen stehen zur Auswahl. Ihr therapeutischer Wert wird diskutiert.
  Entgegen der herrschenden Zeitströmung treten die Autoren nicht für eine prophylaktische Hormonverabreichung ein.

## 4.6 Diskogene lumbale Schmerzsyndrome

Erkrankungen der Zwischenwirbelscheiben bilden den gedanklichen Übergang von den pathomorphologisch dominierten Schmerzsyndromen zu denen, die in der reinen Funktionsstörung ihren Ursprung nehmen. Diese Eröffnung erscheint in erster Betrachtung nicht ohne weiteres verständlich, ist man doch bereit, gerade bandscheibenbedingte Wurzelsyndrome nur mit der mechanischen Nervenwurzelkompression durch prolabiertes Diskusgewebe gekoppelt zu sehen. So einfach ist jedoch die Pathogenese nicht gestaltet. Wie schon im Einführungskapitel betont wurde, sind alle vertebragenen Schmerzsyndrome nur über das ganze Bewegungssegment unter Einschluß der Steuerungsvorgänge interpretierbar und es ergibt sich deshalb die Notwendigkeit, auch diskogen dominierte Krankheitsbilder einer analytischen Sichtung in struktur- und aktualitätsbedachter Weise zu unterziehen und das Resultat als Basis für die nachfolgenden Ausführungen heranzuziehen.

## Ätiopathogenese

Die Zwischenwirbelscheiben gehören zu den bradytrophen Geweben, das heißt, sie weisen fast keine Blutgefäße auf *(Töndury)* und sind stoffwechselmäßig von Diffusionsvorgängen abhängig. Damit verbunden ist eine fehlende regenerative Potenz des Faserknorpels und ein bereits nach der Geburt einsetzender Alterungsvorgang *(Bürger)*.
Der ursprünglich weiche schleimige Nucleus pulposus wandelt sich zu einem trokkenen homogenen Gewebe um und der Faserring zeigt meist schon im 3. und 4. Lebensdezenium radiäre Rißbildungen. Mit den regressiven Veränderungen verknüpft ist eine klare Minderung des strukturdynamischen Potentials.
Diese Normalentwicklung hat praktisch keine Krankheitswertigkeit und betrifft die gesamte Wirbelsäule. Diskogene Störungen bevorzugen nun ganz eindeutig bestimmte Unterabschnitte. Im Lendenwirbelbereich sind es besonders die Segmente L4/L5 und L5/S1 und somit die, die funktionsmechanisch am stärksten belastet erscheinen. Alle von diesen Bandscheiben verarbeiteten Kräfte gehorchen dem Hebelgesetz: Kraft x Kraftarm = Last x Lastarm und an einem Beispiel gezeigt *(Procher)* heißt dies: Ein 93 kg schwerer Mann belastet alleine durch das Gewicht des Rumpfes seine präsakrale Bandscheibe mit 61 kg. Eine Anteflexion des Rumpfes von nur 10 Grad erhöht die Druckbelastung bereits auf 135 kg und ein in dieser Haltung angehobenes Gewicht von nur 10 kg läßt die einwirkenden Kräfte bereits auf 206 kg anwachsen. So wird es auch verständlich, warum manchmal scheinbar kaum als Belastung empfundene Tätigkeiten pathogene Bedeutung erlangen können.
Die bis jetzt entwickelten Vorstellungen reichen aber immer noch nicht zur Erklärung des Auftretens von Beschwerden aus, denn sonst müßten ja in allen Fällen größerer Überlastungen entsprechende Krankheitsbilder resultieren. Und hier helfen erst wieder zusätzliche funktionsbedachte Interpretationen weiter, die zusammengefaßt besagen:

- Ohne die Eigenkräfte der Stammuskulatur bzw. deren pathogene Balanceveränderung gäbe es keine Wirbelsäulenstörungen.
- Wirbelgelenke und Bandapparat sind an der muskulären Steuerung mitbeteiligt und auf die Stabilität der Wirbelsynchondrose eingestellt. Der muskulär protegierte diskoligamentäre Spannungsausgleich ist über jede Einzelkomponente störbar.
- Die Einzelkomponenten für sich können des weiteren durch differente Schadnoxen angegriffen werden, die durchaus nicht nur mechanischen Ursprungs zu sein brauchen. Auch an entzündliche (in weitester Auslegung des Begriffes) und stoffwechselbezügliche Belastungen ist zu denken. Und wenn *Kunert* auch schreibt, der Einfluß der Fokalintoxikation bleibt eine Legende, so kann darauf nur erwidert werden: In der Mehrzahl der Fälle ist das sogenannte Wurzelkompressionssyndrom sicherlich nicht fokalbedingt, dies berechtigt aber nicht dazu, eine darauf ausgerichtete Exploration in besagten Fällen zu unterlassen, da speziell dentale Störstellen doch hin und wieder eine ganz beachtliche Krankheitswertigkeit besitzen und ihre Aktivitäten zumindest eine Abheilungsverzögerung bzw. Schmerzintensivierung bewirken können.
- Aus einer Summation von Schadfaktoren erwächst die Krankheitsbereitschaft,

die zur Auslösung des klinischen Bildes nur mehr eines Bagatellreizes bedarf. Betroffen werden dabei jedoch nicht nur der Diskus sondern auch, wie aus den bisherigen Ausführungen hervorgeht, alle Strukturen des Bewegungssegmentes, das Nervensystem und die segmentale Peripherie, wobei allerdings der Prolapssituation eine führende Rolle zugesprochen werden muß.

- In Fortführung dieser Gedankengänge erscheint es notwendig darauf hinzuweisen, daß auch aus einer *Stenose des lumbalen Wirbelkanals (Benini)* radikuläre Kompressionssyndrome erwachsen können. Sowohl Einengungen des Recessus lateralis bei Knochenanomalien oder Chondrosen der Bandscheibe, als auch degenerative Veränderungen der kleinen Wirbelgelenke stellen Faktoren dar, die sich vor allem dann als pathogen erweisen werden, wenn der Wirbelkanal bereits angeboren eng angelegt war. Resultierende Schmerzsyndrome sind in solchen Fällen einmal mehr das Ergebnis einer Mehrkomponentenpathogenese, wobei der Grad der aktuellen Sensibilisierung des Segments eine stets unbekannte Größe darstellt.

Schon *Reischauer* hat darauf verwiesen und ausgeführt, daß die »Neuralgie die Resultante aus der Größe des mechanischen Ärgers der Nerven einerseits und aus der Größe seiner Ärgerbarkeit andrerseits sei«. Letztlich lassen radikuläre Kompressionssyndrome eine Deutung zu, die besagt, daß der Wurzelschmerz primär über eine akute Irritation des Spinalganglions beginnt und durch stetig wiederholte mechanische Reizungen der vorsensibilisierten Wurzelfasern sich das Vollbild des Syndroms entwickelt.

Die eben angesprochene Abhängigkeit von mehreren Faktoren bedingt auch verschiedene Verlaufsformen des klinischen Bildes, wobei es trotz subtilster Untersuchungstechniken und großer Erfahrung nicht immer möglich ist, die ätiopathogenetischen Besonderheiten jedes Einzelfalles a priori aufzuschlüsseln.

**Symptomatik und Diagnose**

Eine Grobunterteilung, die sich auf bekannte Begriffe stützt, ist als Arbeitsbasis verwendbar und sollte auch hier vorgestellt werden. Danach unterscheiden wir:

- die Lumbago bzw. akute Lumbalgie,
- radikuläre Syndrome,
- die chronische oder subakut rezidivierende Lumbalgie.

### 4.6.1 Lumbago bzw. akute Lumbalgie

Charakteristisch ist das akute Auftreten mit Bevorzugung der Morgenstunden, die rasche und zunehmende Schmerzverstärkung, die eine stark gestörte Motilität nach sich zieht und den Lumbagokranken eine eigentümliche Haltung einnehmen läßt, die als Haltungsprovisorium bezeichnet wird und als Entlastungsversuch des Körpers betrachtet werden kann. Die Lendenlordose ist verstrichen, das Becken wirkt einseitig oder dorsal gerichtet ausladend, und der Patient klagt über einen scharfen stechenden Kreuzschmerz. Die Ausstrahlungsrichtung der Beschwerden ist häufiger halbseitig und zum Gesäß gerichtet, die Schmerzen strahlen manchmal aber auch in die Hüftgegend und Unterbauchregion oder den Rücken aufwärts aus. In der Anamnese finden sich oft Angaben über vorausgegangene körperliche Überlastungen und Unterkühlungen. Nicht selten sind verbindende Infektsituationen feststellbar.

Die Wahrscheinlichkeit einer Prolapsätiologie wird bekräftigt, wenn das *Lasègue*-Zeichen schon bei einem kleinen Winkel (unter 45 Grad) stark positiv ist, wobei die seitenmäßige Prolapsausrichtung mit der Seite des stärker positiven *Lasègue*-Zeichens korrespondieren kann. In manchen Fällen bleibt die Schmerzlokalisation diffus und ohne Seitenpräferenz, vor allem dann, wenn die Protrusions- oder Prolapsentwicklung dorsalwärts gerichtet ist und so nur das reichlich mit Schmerzrezeptoren versorgte hintere Längsband betrifft. Funktionsuntersuchungen nach den Regeln der manuellen Medizin sowie Palpationstechniken bringen im hochakuten Zustand keine Befunderweiterung, da die schmerzbetonte Gesamtsituation und die enorme muskuläre Verspannung alle diesbezüglichen Versuche scheitern läßt und den Patienten nur Qualen bereitet. Unter einer zielführenden Therapie, auf die noch einzugehen sein wird, ändert sich die akute Situation in einigen Tagen und bevorzugt dabei zwei Abläufe, die dann wiederum ätiologische Rückschlüsse zulassen.
Im günstigeren Falle können die Beschwerden sukzessive abklingen, das Haltungsprovisorium verschwindet, die Motilität bessert sich, und in relativ kurzer Zeit ist die Restitutio ad integrum gelungen.
Eine andere Entwicklung bevorzugen hingegen die echten Wurzelsyndrome. Das Abklingen der akuten Kreuzschmerzphase ist mit einer Verlagerung der Beschwerden in das der Prolapsrichtung entsprechende Bein verbunden und kann dort so heftig werden, daß der Patient sein Leiden nur noch dort empfindet. In manchen Fällen ist die initiale Kreuzschmerzphase derart gering oder kurz, daß die Patienten anamnestisch lediglich von Haus aus bestehende Ischiasschmerzen angeben.
Die durch eine diskogene Kompression irritierte Nervenwurzel produziert nun wiederum ganz typische und diagnostisch leicht entschlüsselbare segmentspezifische Erscheinungen. Wir bezeichnen sie als:

### 4.6.2 Radikuläre Syndrome

Die am häufigsten betroffenen Wurzeln sind L5 und S1 wobei Prolapse zwischen L4 und L5 die L5-Symptomatik und solche der präsakralen Bandscheibe eine S1-Charakteristik bevorzugen *(Abb. 14).*
Diagnostisch wertvoll ist hier besonders die Anamnese mit der Schilderung des typischen Schmerzausstrahlungsgebietes. Bei radikulärer Reizung der Wurzel L5 wird eine Schmerzausstrahlung angegeben, die wie der Generalstreifen der Uniformhose verlaufend über die Lateralseite des Beines hinabzieht und bis zur Großzehe reicht.
S1-Syndrome hingegen projizieren ihren Schmerz genau rückwärts in das Bein. Die Ausstrahlung endet an der Kleinzehenseite, nächtliche Wadenkrämpfe sind häufig.
Bei der anschließenden orientierenden neurologischen Untersuchung finden sich weitere charakteristische Differenzen, die es in nahezu allen Fällen ermöglichen, die Höhenlokalisation der Wurzelkompression ohne bildgebende Verfahren festzulegen. Die Prüfung der Sensibilität muß besonders auf die Hypalgesiezone Bedacht nehmen, da diese im Gegensatz zu den Hypästhesiezonen nicht durch Dermatomüberlappungen kaschiert sind.
Motorische Ausfälle betreffen bei L5-Syndromen vorwiegend den M. extensor hallucis longus und bei S1-Läsionen den M. peronaeus brevis und M. triceps surae mit der Folge, daß das L5-Bild durch eine Behinderung des Fersenganges, das des S1-Schadens durch gestörten Zehengang imponiert.

Analog dazu zeigt sich das Verhalten der Sehnenreflexe. Während L5 keine typische Reflexsymptomatik bietet (inkonstant läßt sich ein Ausfall des Tibialis-posterior-Reflexes eruieren), ist der Ausfall des Achillessehnenreflexes (ASR), beziehungsweise seine Abschwächung bei S1-Läsionen, sehr häufig. Der ASR kann auch nach Abklingen der Beschwerdephase erloschen bleiben und weist solcherart oft jahrelang auf die abgelaufene Wurzelläsion hin. Das ist insofern diagnostisch zu beachten, weil ja ohne weiteres neben einem klinisch stumm gewordenen S1-Schaden später einmal ein L5-Syndrom entstehen kann und dann der schon vorbestehende ASR-Ausfall eine fehlerhafte diagnostische Segmentbestimmung begünstigt.

> Das Charakteristikum radikulärer Läsionen ist die Defizitsymptomatik (mit Reflexausfällen, Hypalgesien und Paresen).

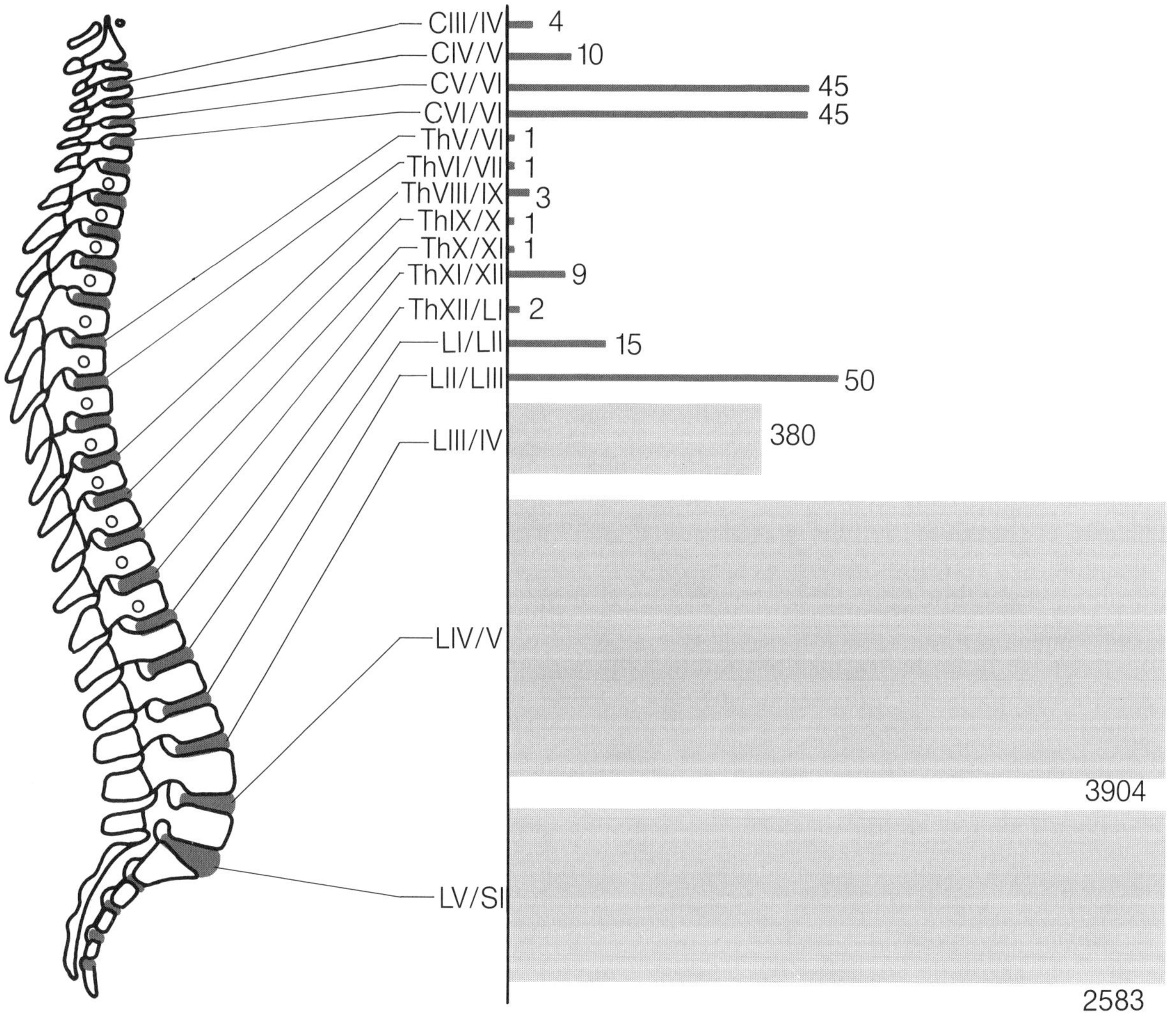


Abb. 14 Segmentäre Verteilung von Bandscheibenvorfällen. Die Grafik unterstreicht deutlich den diesbezüglichen Stellenwert der beiden untersten Bewegunssegmente (nach *Brügger*).

Bei der Überprüfung des *Lasègue*-Zeichens, das sowohl bei L5- als auch bei S1-Syndromen positiv ist, fällt auf, daß die Auslösbarkeit mit Schwere und Akuität des Krankheitsbildes parallel geht. In schweren Fällen ist das Heben des gestreckten Beines der kranken Seite nur zwischen 10 und 25 Grad möglich und ruft ab diesem Winkelausmaß bereits die typischen Schmerzen vom Kreuz ins Bein hinunter hervor. Identische Beschwerden entstehen durch Pressen (Stuhlgang, Husten und Niesen).

In manchen Fällen bleiben nach Abklingen des eigentlichen Wurzelkompressionssyndroms Restbeschwerden zurück, die als *postischialgische Durchblutungsstörungen* zu bezeichnen sind. Dieser Zustand resultiert vor allem aus L5-Läsionen, und zwar deshalb, weil die Wurzel von parasympathischen, die Beindurchblutung regulierenden Fasern begleitet wird und deren kompressionsbedingte Schädigung ein Überwiegen der Sympathikusaktivität möglich macht. Daraus erwachsende Beschwerden sind claudicatio-artig und äußern sich als ischialgiforme aber mehr diffuse Schmerzen im Bein, die beim Gehen auftreten und beim Stehenbleiben oder Hinsetzen sistieren. Typisch ist ferner eine nächtliche Exazerbation im Liegen.

Differentialdiagnostisch in Erwägung zu ziehen ist die sogenannte *Claudicatio intermittens* der *Cauda equina,* ein Krankheitsbild, das vor allem bei der *Stenose des lumbalen Wirbelkanals* beobachtet werden kann. Auch dabei ist das Schmerzauftreten von der Länge der Gehstrecke oder vom längeren Stehen abhängig. Charakteristischerweise klingen beim Hinsetzen, bzw. beim Vorbeugen, also bei Aufhebung der Lendenlordose die Schmerzen und eventuelle begleitende Parästhesien sofort wieder ab. Lumbale Myelogramme zeigen meist einen unvollständigen oder vollständigen Stopp des Kontrastmittels *(Abb. 15).* Häufig findet sich eine von kranial nach kaudal zunehmende Enge des lumbalen Wirbelkanals.

Kombinationsbilder von L5- und S1-Läsionen, wie sie bei großen Prolapsen oder Doppelprolapsen entstehen können, ziehen erfahrungsgemäß häufig Fehlbeurteilungen nach sich, sind aber trotzdem bei entsprechender Sorgfalt über die neurologische Untersuchung erfaßbar. Elektromyographische (EMG) Untersuchungen können ergänzend herangezogen werden und zeigen hier, wie auch bei der Beurteilung des Verlaufs von Ausfallserscheinungen, ihre Nützlichkeit.

L3- und L4-Syndrome bieten neben der segmententsprechenden Ausstrahlung und der zugehörigen Hypalgesieregion als Charakteristikum eine Abschwächung oder einen Ausfall des Patellarsehnenreflexes (PSR). Diskogene Wurzelkompressionssyndrome dieser Lokalisation treten wesentlich seltener auf und wenn, dann meistens erst in späteren Lebensjahren, etwa ab dem 6. Dezennium.

In *Tabelle 3* sind die Charakteristika radikulärer Lumbalsyndrome mit einem Blick zu übersehen.

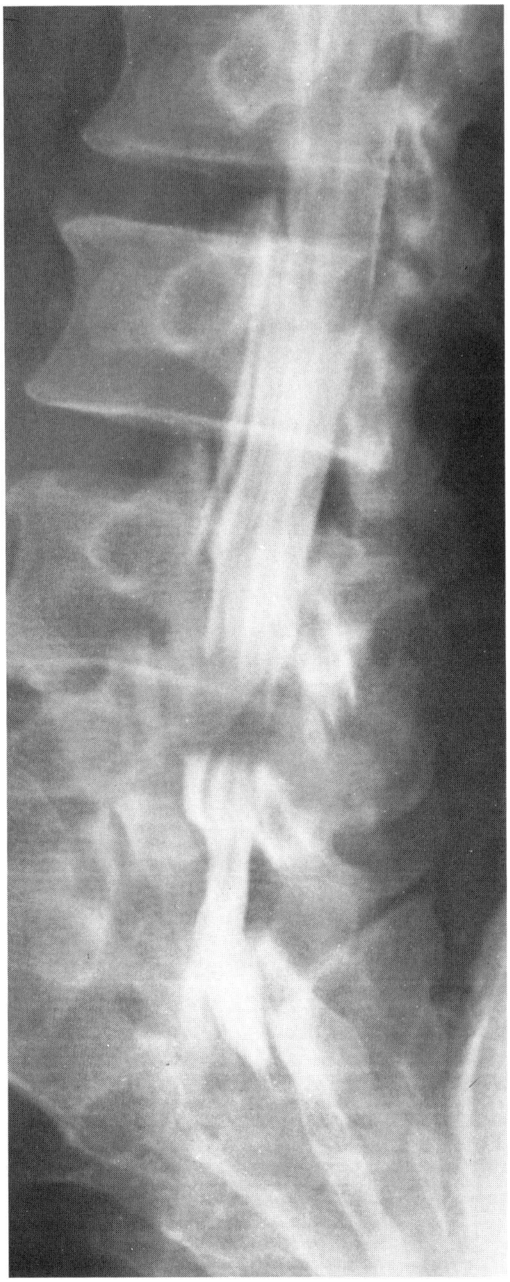

Abb. 15 Lumbale Myelographie. Subtotaler Stopp des wäßrigen Kontrastmittels bei L4/L5 als Ausdruck des Prolapsgeschehens.

Eine Sonderstellung nimmt die von großen medialen Prolapsen ausgelöste *Kaudaläsion* ein. Die klassische Symptomatik beinhaltet die scharf abgegrenzte Reithosenanästhesie, Paresen der Mm. tricipites surae, der kleinen Fußmuskeln, höhenentsprechende Reflexausfälle, sowie Blasen- und Mastdarminsuffizienzzeichen. Kaudaläsionen haben die höchste Dringlichkeitsstufe zur neurochirurgischen Intervention. Jede Verzögerung der Dekompression verschlechtert die Aussichten auf volle Restitution.
Neben den mit gravierender Symptomatik verlaufenden radikulären Läsionen und der in diese übergehenden Lumbago oder akuten Lumbalgie existiert eine weitere Verlaufsform diskogen präformierter Kreuzschmerzen.

Tab. 3 **Orientierungstabelle der radikulären Symptomatik**

| Segment | Dermatome | Kennmuskeln | Reflexausfälle |
|---|---|---|---|
| L3 | von der Streckseite zur Innenseite des Oberschenkels bis über das Knie | Parese des M. quadriceps femoris | fehlender Patellarsehnenreflex (PSR) |
| L4 | von der Außenseite des Oberschenkels bis zum inneren Unterschenkel und inneren Fußrand | Parese des M. quadriceps femoris und des M. tibialis anterior | Abschwächung des PSR |
| L5 | vom äußeren Unterschenkel bis zur Großzehe | Parese des M. extensor hallucis longus Fersengang gestört | Ausfall des Tibialis-posterior-Reflexes (unsicher) |
| S1 | Rückseite von Ober- und Unterschenkel bis zur Kleinzehe | Parese der Mm. peronaei und des M. triceps surae; Zehengang gestört | Ausfall des Achillessehnenreflexes (ASR) |

## 4.6.3 Chronische oder subakut rezidivierende Lumbalgie

Sie zeichnet sich durch tiefe dumpfe Kreuzschmerzen aus, die in den Morgenstunden besonders stark empfunden werden, beim Aufstehen exazerbieren, sich aber nach etwas Bewegung deutlich bessern (Anlaufschmerz). Ausstrahlungen in die Beine sind seltener und wenn vorhanden nicht so scharf begrenzt wie bei den radikulären Kompressionssyndromen. Die Motilitätsprüfung am stehenden Patienten läßt bei der Anteflexion des Rumpfes ein für diese Verlaufsform charakteristisches Merkmal erkennen. Das als painful arc angesprochene Symptom äußert sich durch Schmerzkumulation mit begleitender rotativer Ausweichbewegung des Rumpfes bei einem bestimmten Grad der Vorbeuge, die beim weiteren Anteflektieren wieder nachläßt. Unterstützt bzw. entlastet man den Patienten in der Vorbeuge durch Umfassen mit beiden Händen um den Unterbauch, entfällt der painful arc.
Bei der manualmedizinischen Untersuchung fällt die Empfindlichkeit des betroffenen Abschnittes bei der Stoßpalpation über die Laminae auf. Nicht selten sind begleitende Iliosakralgelenkblockierungen erkennbar.

## 4.6.4 Zur Therapie diskogener lumbaler Schmerzsyndrome

Zu berücksichtigen ist dabei stets der Aktualitätsgrad des Krankheitsbildes.
Für jede Akutsituation gilt grundsätzlich: Absolute Bettruhe.
Obwohl die meisten Patienten in diesem Stadium angeben, sie würden sich bei Lagewechsel, Aufstehen und Herumgehen besser fühlen, ist ein diesbezügliches Nachgeben trügerisch und verlängert die Krankheitsdauer.

### Medikamentöse Therapie

Man veranlaßt die Betroffenen zur absoluten Bettruhe und unterstützt dies in der Initialphase durch stärkere analgetische Medikation (Pethidin-hydrochlorid, Tramadol-hydrochlorid). Beruhigend und entspannend wirkt sich die Gabe von Diazepam aus. Zur Entzündungsbehandlung der irritierten Wurzel eignen sich Mischinfusionen mit NSAR, Vitamin-B-Komplex, ACTH und Lidocain besonders gut. Oral unterstützend können NSAR und Aesculin-Präparate empfohlen werden.

### Wurzelblockaden

Der entscheidende therapeutische Schritt ist jedoch die gezielte Wurzelblockade (nach *Reischauer)* mit Lidocain, die am Anfang täglich erfolgen muß. Die Durchführung der Wurzelblockade erfordert einige Erfahrung, ist aber technisch nicht allzu schwierig und bei der Beachtung bestimmter Kautelen auch ungefährlich.
Nach Orientierung über die individuellen anatomischen Verhältnisse der LBH-Region anhand des Röntgenbildes (Relation L4-L5-S1 zur Beckenkammhöhe) sticht man mit einer 8–10 cm langen Kanüle (je nach Körperbau des Patienten) ca. 3 bis 4 Querfinger paramedian in Höhe des Querfortsatzes vom L5 ein und schiebt die Nadel bis zum Knochenkontakt mit diesem vor. Bei L5-Läsionen führt man dann die Nadel nach kurzem Zurückziehen über den Querfortsatz medial-kranial gerichtet ein, bis eine blitzartig ins Bein zuckende Sensation den richtigen Nadelsitz anzeigt. Nach negativem Aspirationsversuch werden dort 5–10 ccm 0,5%iges Lidocain infiltriert. S1-Läsionen erfordern eine Nadelführung, die nach Knochenkontakt mit dem Querfortsatz von L5 leicht nach medial-kaudal zielt.

### Physiotherapie

Physiotherapeutische Anwendungen sind mit einer Ausnahme, die noch zur Sprache kommen wird, im akuten Stadium absolut kontraindiziert. Kurzwellen, Heißluft, Massagen, Moorbäder, Unterwassertherapie und alle Wärmeanwendungen können die Beschwerden bis zur Unerträglichkeit verschlechtern und ihre immer wieder zu beobachtende Verordnung ist eine echte therapeutische Fehlhandlung, die sich anscheinend an dem alten Analogieschluß von Rheuma und Wärmetherapie orientiert.

| Akutsyndrome erfordern Reizabbau. |
|---|

Physiotherapeutisch empfehlenswert und als ungemein schmerzlindernd beschrieben, kann nur die Kryotherapie in der Akutphase zum Einsatz kommen. Der auch von Laien am Krankenbett des Patienten ausführbare Einsatz erfordert keine aufwendigen Maßnahmen. Ein auf die ungefähre Größe von 40 x 20 cm zusammengelegtes Handtuch wird dazu in Salzwasser getaucht, leicht ausgedrückt und im Tiefkühlfach des Kühlschrankes eingefroren. Vor dem Gebrauch muß das steifgefrorene Handtuch kurz mit warmem Wasser überspült werden, gerade so lange, daß es sich etwas formen läßt, und ist dann schon zum Einsatz bereit. Die Anwendung erfolgt im Schmerzgebiet der Lumbalregion durch kurzes Andrücken von etwa 10 bis 15 Sekunden Dauer und anschließendem Trockenreiben. Bei guter Verträglichkeit bewirkt eine mehrmals täglich vorgenommene Kryotherapie über die Unterbrechung der Schmerzspirale und durch eine reaktiv verbesserte Durch-

blutung in Verbindung mit der besprochenen Medikotherapie ein rascheres Abklingen der Akutphase.
Als Besserungsparameter verfolgen wir die Entwicklung der allgemeinen Motilität des Patienten, sowie das Verhalten des *Lasègue*-Zeichens. In prognostisch günstig zu beurteilenden Fällen klingt nach 3 bis 4 Tagen der übergroße Schmerz ab, die Patienten können sich im Bett ohne größere Beschwerden wieder umdrehen, und im Laufe von 10 bis 14 Tagen reduziert sich auch der Schmerz beim Beinhebeversuch. Ist man soweit, daß die schmerzauslösende Winkelstellung mehr als 45 Grad beträgt, kann an die langsame schrittweise Mobilisation des Kranken gedacht werden. Abgesichert durch ein Leinenstoffstützmieder oder ein mobiles Lendenwirbelsäulen-Extensionsgerät läßt man kurzzeitig aufstehen und verlängert je nach Verträglichkeit die Aktionen kontinuierlich. 2–3mal wöchentlich kommt die Wurzelblockade zum Einsatz und als zusätzliche unterstützende physiotherapeutische Maßnahme bewährt sich die Impulsstrombehandlung (*Bernard*sche Ströme) des kranken Segmentes und der Ausstrahlungszonen. Unter diesem Regime sollte es gelingen, innerhalb von längstens 4–6 Wochen auch stärkere radikuläre Verlaufsformen in eine deutliche Abheilungstendenz zu drängen.
Die Wahl des richtigen Zeitpunktes zum Einsatz manualmedizinischer Aktivitäten ist eine heikle Angelegenheit. Für die Akutphase besteht eine absolute Kontraindikation und die Ansicht, einen Diskusprolaps einrichten zu können, ist absoluter Unsinn. Hingegen wirkt die Manipulationsbehandlung begleitender Iliosakralgelenkblockierungen nach Abklingen der akuten Wurzelreizphase beschleunigend auf den Abheilungsvorgang. Als Faustregel kann auch hier gelten: keine Chirotherapie, wenn das *Lasègue*-Zeichen schon vor 45 Grad positiv wird, aber auch dann nicht, wenn die Ausgangslagerung des Patienten zum Handgriffansatz noch Beschwerden auslöst.

### Operative Interventionen

Hat sich innerhalb der angegebenen Frist keine signifikante Besserung der radikulären Symptomatik bewirken lassen, so muß auch an die Möglichkeit der operativen Intervention gedacht werden. Bandscheibenoperationen gehören heutzutage bereits zur Routinearbeit der Neurochirurgen und sind mit einer nur minimalen Komplikationsrate belastet. Man sollte daher bei entsprechenden Indikationen nicht zögern, diesen Schritt einzuleiten.
Eine Operationsindikation liegt vor:

- Bei Kaudakompression (Sofortoperation!).
- Bei motorischen Ausfällen (außer wenn eine unmittelbare Rückbildungstendenz erkennbar ist).
- Bei Versagen der vorgeschlagenen konservativen Therapie, wenn es nicht gelingt, innerhalb von 6 Wochen entscheidend zu helfen.
- Bei häufig rezidivierenden seitenwechselnden radikulären Syndromen, hier besteht Grund zur Annahme eines ausgedehnteren medialen Prolapsgeschehens.

In unserem Patientengut hat sich die Notwendigkeit zur Laminotomie bei schweren Wurzelkompressionssyndromen in nur 10% aller Fälle ergeben.
Betrachtet man die Ergebnisse nach Laminotomien, so sind diese für Patient, Operateur und zuweisenden Arzt durchaus erfreulich. Eine als repräsentativ anzusehende Studie von *Diemath* an 128 bandscheibenoperierten Patienten zeigt in 68,7% ein sehr gutes Ergebnis mit voller Beschwerdefreiheit, 28,2% wurden mit gut benotet, sie hatten noch gelegentlich Schmerzen und waren wetterfühlig, die restlichen

3,1% wurden als gebessert oder unverändert geführt und man geht sicher nicht fehl, wenn man diese Gruppe als Operationsversager einstuft. Immerhin ist eine Erfolgsquote von 68,7% mit sehr gutem Operationserfolg als zufriedenstellend zu bezeichnen.
Neben der klassischen Operationsmethode gibt es, als weiteres und für den Patienten sehr schonendes Verfahren - allerdings nur bei genauer Indikationsstellung (nichtsequestierter Prolaps) - die Möglichkeit der perkutanen Nukleotomie. In jüngster Zeit wird des weiteren auch die Laservaporisierung des Prolapsmaterials zur Wurzelentlastung eingesetzt (Neurochirurgische Klinik der Univ. Graz).
Eine seit einigen Jahren zum Einsatz kommende Behandlungsmethode diskogener Wurzelkompressionen liegt sozusagen in der Mitte zwischen konservativem und operativem Vorgehen. Bei dem aus der Diskographie heraus weiterentwickelten Verfahren handelt es sich um eine enzymatische Pulposusauflösung mit Kollagenase, wobei 315 E des Präparates Nucleosyn unter Bildschirmkontrolle intradiskal injiziert werden. Bei sorgfältiger Indikationsstellung sollen damit in 80% der Fälle gute Erfolge erzielbar sein, wie *Lenz* und *Bromley* anläßlich der neuroorthopädischen Tagung im März 1983 in Erlangen berichtet haben.

### 4.6.5 Postdiskotomie-Syndrom

Das runde Drittel der nach operativer Wurzeldekompression nicht beschwerdefreien Patienten stellt vielfach eine crux medicorum dar.
Als erstes erhebt sich in diesem Zusammenhang immer die Frage, warum es überhaupt zu unbefriedigenden Operationserfolgen kommen kann. Dazu bieten sich zwei grundlegende Erklärungen an:

- Die Fehlindikation zur Operation und
- Störfaktoren, die durch die an sich indizierte Operation nicht zu beseitigen waren.

Während zur ersten Ursache kein Kommentar notwendig ist, erfordert die zweite Erklärung die Berücksichtigung einer ganzen Reihe möglicher Störmodalitäten. Der Häufigkeit nach stehen Blockierungsbeschwerden, die ligamentäre Insuffizienz, pseudoradikulär-muskuläre Störungen mit ungefähr je 20% an der Spitze, gefolgt von einer Gruppe, die als diagnostisch unklar bezeichnet werden darf und schwer verifizierbare Zustände, wie eine Arachnitis lumbalis, Neuropathien verschiedener Genese u.a.m. umfaßt. Das restliche Fünftel wird durch die Faktoren Psyche, Fokus und postischialgische Durchblutungsstörung bestimmt.
Dieser Verteilungsschlüssel ergab sich aus einer Untersuchung an 105 Patienten mit einem Postdiskotomiesyndrom *(Tilscher)*. Ein weiteres Kollektiv von 42 Patienten *(Eder)*, die einer Laminotomie unterzogen worden waren, zeigte einmal die erwartbare Erfolgsquote (69%) und zum anderen, bei den 31% der nicht beschwerdefreien Patienten, die auch von anderen Untersuchern festgestellte, länger als 3 Monate andauernde, präoperative Schmerzphase, was darauf schließen läßt, daß auch ein längerer schmerzdominierter Krankheitsverlauf die Operationsergebnisse mitbestimmt. Des weiteren waren gleichfalls hauptsächlich pseudoradikuläre Schmerzbilder muskulärer und ligamentärer Genese, Iliosakralgelenkblockierungen und postischialgische Durchblutungsstörungen für die Schmerzpermanenz verantwortlich zu machen. Die folgende Tabelle gibt eine entsprechende Übersicht.

Tab. 4 **Laminotomieergebnisse** (n = 42)

| | |
|---|---|
| Postoperativ beschwerdefrei | 29 (69%) |
| Postoperativ nicht beschwerdefrei | 13 (31%) |
| Davon: | |
| Zweitoperation | 3 |
| Pseudoradikuläre Symptome | 11 |
| Blockierungen | 7 |
| Instabilität/Bänderschmerz | 5 |
| Postischialgische Durchblutungsstörung | 3 |

Als direkte Operationsfolgen müssen noch der »entzündliche Reizzustand« und die Spondylodiszitis Erwähnung finden, wobei die Diagnose des Reizzustandes rein klinisch, auf Grund der Symptomatik, gestellt wird, während bei der Spondylodiszitis neben den gleichen Symptomen auch röntgenologische Veränderungen in Form von Auflockerungen, Defektbildungen, Sklerosierungen der Deck- und Bodenplatten bis zur Lyse von Wirbelkörpern zu beobachten sind *(Tilscher)*.
Die klinische Symptomatik zeichnet sich durch einen postoperativen schmerzfreien Zustand aus, der durchschnittlich 14 Tage anhält. Im Anschluß kommt es ohne ersichtliche Ursachen zu heftigen Schmerzen und einer schweren Störung des Allgemeinbefindens, zum Teil mit subfebrilen Temperaturen. Labormäßig fällt die deutliche Senkungserhöhung auf.

## Therapie

Aus der vorgestellten Aufschlüsselung läßt sich unschwer ablesen, daß fast immer 2 oder mehrere Ursachen die postoperativen Beschwerden bestimmen. Für einen optimalen Therapieansatz muß daher erst die immer wieder herausgestellte Struktur- und Aktualitätsdiagnostik die Voraussetzungen schaffen. Betrachtet man den Blockierungsfaktor und die muskulären Störungen als Einsatzgebiet der Manualtherapie, so zeigt sich, daß rund 80% der Postdiskotomiesyndrome einer manuellen Behandlung bedürfen. Für die instabilitätsbedingten, ligamentären Reizerscheinungen kommen jene Infiltrationstechniken in Frage, die im nächsten Kapitel abgehandelt werden.
Die postischialgische Durchblutungsstörung hingegen, die wie erwähnt fast nur bei L5-Syndromen zu beobachten ist, erfordert Sympathikusblockaden in Höhe von L3, wobei wiederum eine von *Reischauer* angegebene Technik zum Einsatz kommen kann, die der bereits vorgestellten ähnelt, nur daß dabei die Nadelführung so gewählt wird, daß die Kanülenspitze seitlich am Wirbelkörper, an dessen vorderen Partien zu liegen kommt, wo das Anästhetikum die kaudalsten Sympathikuspartien und letzten Rr. communicantes erreicht.
Im Rehabilitationsprogramm des Postdiskotomiesyndroms wird ferner stets eine schrittweise aufzubauende Krankengymnastik enthalten sein müssen, mit dem Zielpunkt, die gestörte muskuläre Balance der Rumpf- und Beckenmuskulatur zu normalisieren und den diskoligamentären Spannungsausgleich solcherart abzusichern. Der erwähnte postoperative Reizzustand und die Spondylodiszitis verlangen klarerweise vor dem Einsatz der angeführten Rehabilitationsmaßnahmen eine entzündungsbekämpfende Medikotherapie (Tetrazykline) und Ruhigstellung im Gipsmieder oder Gipsbett.

## 4.7 Ligamentäre Insuffizienz

Die ätiologische Vielschichtigkeit lumbalgiformer Beschwerden beinhaltet auch einen allgemeinen, zu wenig gewürdigten, aber überaus häufigen Zustand, der als Basis chronischer Kreuzschmerzen bedeutungsvoll ist und als Beckenbänderschwäche oder ligamentäre Insuffizienz bezeichnet werden kann. Bedeutungsvoll vor allem deshalb, weil Symptomatik und Klinik dieses Syndroms nicht auf den ersten Blick klar zutage treten und die Verwechslungsmöglichkeit mit diskogenen oder blockierungsbedingten Lumbalgien nur bei sorgfältiger Anamnesenerhebung und genauer Untersuchung zu vermeiden ist. Darüber hinaus - und das ist der kritische Punkt - muß die Therapie in einigen Sparten konträr zu der anderer Lumbalgieformen geplant werden. Um es ganz deutlich zu sagen: Behandlungsmethoden, die für den einen Zustand geeignet erscheinen, sind für den anderen geradezu kontraindiziert.
Der bereits vorgenommene Hinweis auf die Häufigkeit der ligamentären Insuffizienz geht aus dem vorliegenden Zahlenmaterial eindeutig hervor.
Bei 300 wegen lumbaler Schmerzsyndrome explorierten Patienten fanden sich in 27 Fällen, das sind 8,9%, die Beckenbänderschwäche als ätiologischer Hauptfaktor und in 62 Fällen oder 20,8% als Begleitfaktor *(Tilscher, Eder).*

**Ätiopathogenese**

Wie schon die Bezeichnung vermuten läßt, spielt ein konstitutioneller Faktor in das Geschehen hinein. Eine allgemeine Stütz- und Bindegewebsschwäche beim leptosomen Typus, vergesellschaftet mit den dabei auftretenden krankhaften Veränderungen wie Senk-Spreizfüßen, Hernienbildung, Varizen und anderem ist vielfach feststellbar. Eine weitere pathogene Basis bilden anatomische Variationen. Die 6fache Gliederung der LWS durch Lumbalisation des 1. Sakralwirbels bzw. lumbosakrale Übergangswirbelbildung mit partieller Lumbalisation, eine Spina bifida von L5 oder S1, sowie steil und wenig konvergent angelegte Gelenkflächen der Iliosakralgelenke mit geringer Iliumdeckung werden dabei angetroffen. Kreuzbein und L5 stehen meist hoch im Becken, der Basiswinkel ist vorwiegend klein (hohes Assimilationsbecken nach *Erdmann*).
Ebenso disponieren Spondylolysen und Spondylolisthesen zum Beschwerdebild der ligamentären Insuffizienz. Außer diesen Variationen findet sich im Zusammenhang damit gerne eine Funktionsabweichung des Gelenkspieles der kleinen Wirbelgelenke und Iliosakralgelenke in Richtung Hypermobilität. Hypermobilität und Gelenkblockierungen schließen sich aber keineswegs gegenseitig aus, so daß kompensatorische Hypermobilität neben Blockierungen bzw. vice versa Effekte gemeinsam bestehen können.
Verstärkt wird die gesamte Instabilität durch eine begleitende Dysbalance der Stammuskulatur.
Die aufgezählten anatomischen Baumerkmale bzw. Konstruktionsfehler sowie Funktionsabweichungen bilden nun zusammen das prämorbide Gelände, das für sich alleine keine Krankheitswertigkeit besitzt. Erst eine zusätzliche Reizüberlastung exogener oder endogener Natur bewirkt die Dekompensation und das Auftreten von Beschwerden. Verantwortlich dafür sind in erster Linie Berufsstereotypen, mechanische Überlastungen, Infekte und das Fokalgeschehen. Gelegentlich aber wird auch eine psychische Noxe als Auslöser in Betracht zu ziehen sein.

## Symptomatik und Diagnose

Das weibliche Geschlecht tendiert mehr als das männliche zum Beschwerdebild der ligamentären Insuffizienz. Der Manifestationszeitpunkt des Leidens liegt vielfach schon in jugendlichen Jahren, die Beschwerdephase läuft nicht selten über Jahrzehnte.
Bereits bei der Anamnesenerhebung kann sich eine entsprechende Verdachtsdiagnose ergeben.
Die Patienten klagen über Schmerzen beim morgendlichen Erwachen und Aufstehen, die sich nach einiger Zeit der Bewegung und Aktivität dann legen, bei stereotyper Belastung und Lagewechsel oder längerem Sitzen und Stehen aber prompt wieder einstellen und im Laufe des Tages in eine grundlose, permanente, schmerzende Müdigkeit münden. Am besten fühlen sich die Kranken bei abwechslungsreicher Tätigkeit und beim Spazierengehen. Erst wenn die Wegstrecke zu lange wird, stellen sich Beschwerden ein. Charakteristisch ist, daß alles, was lange andauert und ermüdet, Kreuzschmerzen auslöst, die bei Betätigungswechsel wieder schwinden. Dies gilt sogar für das Liegen. Selbst die ersehnte Bettruhe, die zuerst ein Abklingen der Schmerzen bewirkt, führt nach einiger Zeit beim Ausklingen der körpereigenen protektiven Muskelspannung, zur vermehrten Belastung der ohnehin sensibilisierten ligamentären Aufhängungen und neuerlichen Schmerzexazerbation *(Tab. 5)*.
Bei der klinischen Untersuchung ist auf die bereits beschriebenen konstitutionellen Merkmale zu achten. Die Gesamtmotilität, sowie die Mobilität einzelner Gelenke ist zu beurteilen, wobei Zeichen von allgemeiner Hypermobilität bedeutungsvoll sind.

Tab. 5 **Klinik ligamentärer Schmerzen**

| |
|---|
| Anamnese |
| ● zunehmende Beschwerden – jahrelanges Schmerzkontinuum<br>● Schmerzen bei längerem Stehen, Sitzen, Beugen (Büro, Auto, Garten, Cocktailparty etc.)<br>● Anlaufcharakteristik (morgendlicher Schmerz) |
| Klinische Zeichen |
| ● Druckschmerz ligamentärer Insertionen<br>● pseudoradikuläres Schmerzbild<br>● regionärer muskulärer Hartspann<br>● keine neurologischen Ausfälle |

Zur raschen Orientierung darüber untersucht man die Hyperextensionsfähigkeit der Fingergrundgelenke und des Handgelenks. Übermäßige Abwinkelungsfähigkeit läßt auf konstitutionelle Hypermobilität schließen. Einen weiteren diesbezüglichen Anhaltspunkt erhält man bei der Prüfung der Seitbeugefähigkeit des Oberkörpers im Stehen. Läßt man den Patienten eine Seitbeugung ausführen und sieht dabei die kontralaterale Achselfalte über die Medianlinie hinüberwechseln, ist das ebenfalls als Hypermobilitätszeichen zu werten *(Sachse)*.
Die Irritationsbereitschaft der Beckenbänder ist mittels spezieller Testung prüfbar. Ein negatives Ergebnis schließt allerdings das Vorliegen einer ligamentären Insuffizienz nicht aus. Geprüft werden drei wichtige Bandverbindungen zwischen Becken und Sakrum bzw. Becken und 5. Lendenwirbel.

- Testung des Ligamentum iliolumbale *(Abb. 16)*:
  Dieses von den Querfortsätzen des 4., hauptsächlich aber 5. Lendenwirbels abgehende und zur sakrumnahen Partie der Crista iliaca ziehende Band ist das meiststrapazierte und störungsaktivste der Beckenbänder. Man testet es in Rükkenlage durch forcierte Adduktion des in Hüft- und Kniegelenk um 90 Grad gebeugten Beines unter gleichzeitig federndem Druck auf das Knie mit Druckrichtung in der Längsachse des Femurs.

- Testung des dorsalen Sakroiliakalbandes:
  Diese Bandzüge verbinden den Kreuzbeinrand mit der Spina iliaca posterior superior und werden aus derselben Ausgangslage des Patienten geprüft, nur wird das Knie in Richtung der gegenüberliegenden Schulter gedrückt und wiederum ein der Längsachse des Femurs entsprechender federnder Impuls eingesetzt.

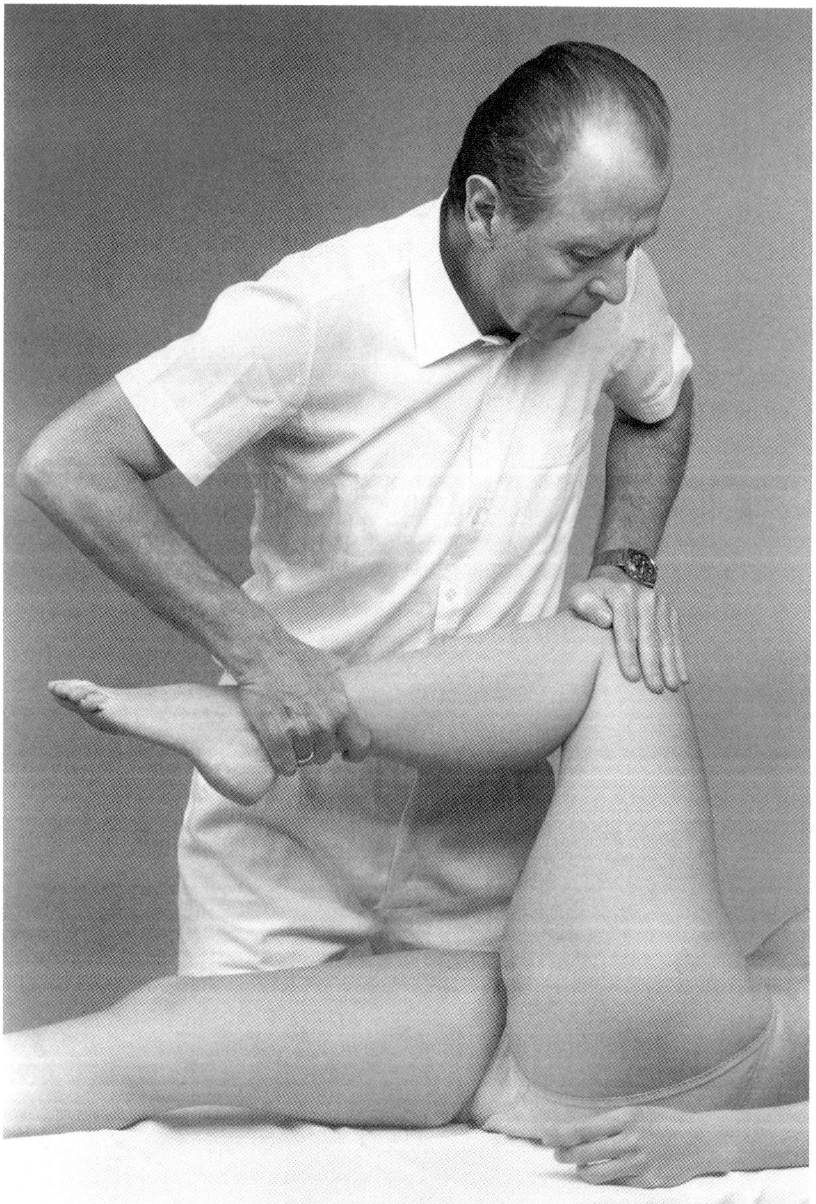

Abb. 16 Testung des Ligamentum iliolumbale.

- Testung des Ligamentum sacrotuberale:
  Das Ligament zieht vom Tuber ischiadicum zum Seitenrand des Kreuz- und Steißbeines. Die Testung erfolgt ebenfalls aus der vorgestellten Ausgangsposition. Jetzt werden Knie und Oberschenkel zur gleichseitigen Schulter gedrückt und femurachsengleich gefedert.
  Die Tests sind positiv zu werten, wenn beim Federn Schmerzen im Bandbereich und Ausstrahlungszonen auftreten.
  Da es beim geschilderten Testvorgang nicht zu vermeiden ist, daß auch regionäre muskuläre Insertionen angespannt werden und im Falle ihrer Irritation mit Schmerzen antworten, muß dies differentialdiagnostisch mitberücksichtigt werden. Tritt bei den Tests ein unmittelbarer Schmerz auf, so ist eine muskuläre Genese wahrscheinlich; kommt es erst nach längerem Halten der Provokationsstellung zur Schmerzauslösung, spricht das für einen ligamentären Reizzustand.
  Anschließend an die vorgestellten Tests kann in Rückenlage des Patienten auf Beckenkippschmerz untersucht werden. Dabei tritt beim aktiven Heben der gestreckten Beine ein initialer Kreuzschmerz auf.
  Die kinesiologische Untersuchung deckt fast immer eine Abschwächung der geraden und schrägen Bauchmuskulatur sowie der Glutalmuskulatur auf.
  Weitere Anhaltspunkte liefert das Röntgenbild. Um auch statische Momente im Bilde erfassen zu können, ist Wert darauf zu legen, daß die Aufnahmen von LWS mit Becken im »Stehen« erfolgen. Außer den bereits im ätiologischen Abschnitt aufgezeigten disponierenden anatomischen Variationen kommt als Ausdruck der Gefügelockerung häufig eine Dorsaldislokation von L5 gegenüber S1 sowie seltener von L4 über L5 zur Beobachtung. Diese Dorsaldislokation kann mit oder ohne begleitende degenerative Erscheinungen (Spondylose, Osteochondrose) einhergehen und ist an der stufigen Absetzung der dorsalen Wirbelkörperlinie erkennbar. Nochmals erinnert werden soll an das hohe Assimilationsbecken mit steil und hoch im Becken stehendem Sakrum, kleinem Kreuzbeinbasiswinkel und geringer Iliumdeckung *(Abb. 17)*.

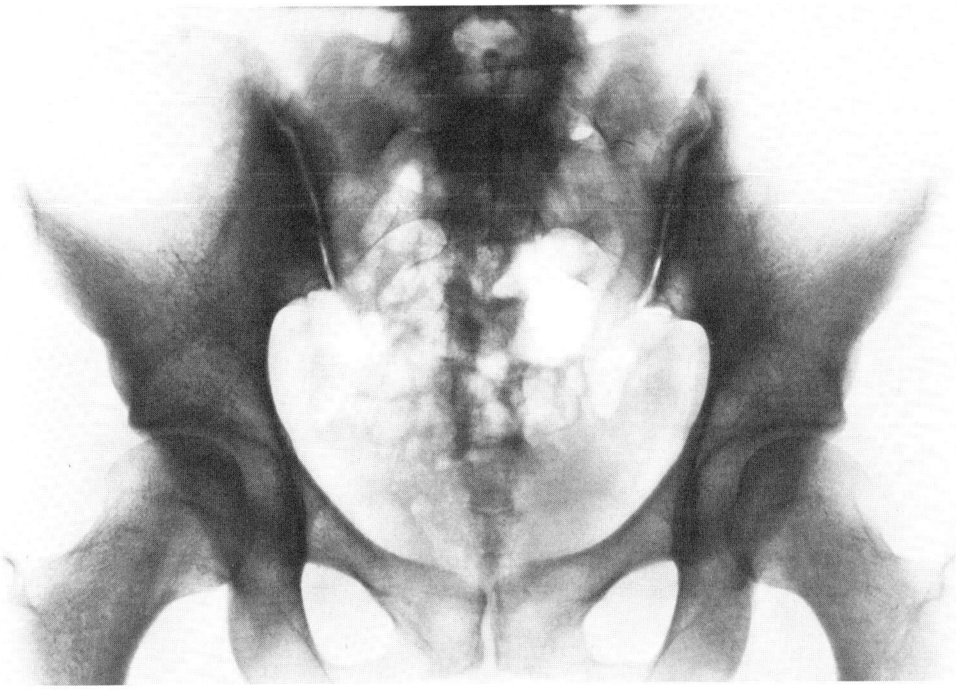

Abb. 17 Hohes Assimilationsbecken nach *Erdmann*.

Um Diagnostik und Differentialdiagnostik der verwechslungsträchtigen Leiden klarzumachen – der diskogenen mit radikulärem Schmerzcharakter einerseits, bzw. ligamentärmuskulär verursachten mit pseudoradikulären Schmerzbildern andererseits – zeigt *Tabelle 6*, die Charakteristika bzw. Unterschiede auf.

Tab. 6 **Lumbalsyndrome**

| | mit ligamentärer, pseudoradikulärer Schmerzform | mit radikulärem Schmerzbild |
|---|---|---|
| Schmerzbeginn | allmählich | meist plötzlich |
| Schmerzbild | verwischt, diffus | scharf gezeichnet, segmenttypisch |
| Schmerzintensität | wechselnd bis frei »Anlaufschmerz« »Ermüdungsschmerz« | permanent, hoch |
| Entlastungsskoliose, funktioneller Beckenschiefstand | fehlt | häufig |
| Motilität | oft Hypermobilität | eingeschränkt |
| Muskulatur | seitengleich, abgeschwächte Bauch- u. Glutäalmuskulatur | einseitig verspannt |
| Lasègue | negativ, nur Beckenkippschmerz | echt positiv |
| radikuläre Ausfälle | fehlen immer | bei schweren Fällen |
| Bändertest | oft positiv | negativ |
| Fokalbelastung | häufig | seltener |
| Rö-Zeichen | Variationen, hohes Assimilations-becken, Basiswinkel klein, L5 würfelförmig, Dorsaldislokation | LWS-Becken »anatomisch normal«, Basiswinkel groß, L5 keilförmig |
| Myelographie | immer negativ | in schweren Fällen positiv |

## Therapie

Mit voller Absicht wurde der Differentialdiagnose bei der Besprechung der ligamentären Insuffizienz breiter Raum eingeräumt. So kann ein fehlerhaftes therapeutisches Vorgehen vermieden werden, welches leider gerade bei dieser Lumbalgieform auf der Tagesordnung steht. Hier denken wir in erster Linie an die bei blockierungsbedingten Schmerzen so erfolgreiche Chirotherapie. Die ligamentäre Insuffizienz ist der Exerzierplatz nicht qualifizierter Manualtherapeuten schlechthin. Nirgends gelingt es leichter, ganze »Knacksakkorde« auszulösen. Die damit verbundene Erleichterung ist allerdings nur kurzlebig und wird von Behandlung zu Behandlung kürzer. De facto wird die bestehende Hypermobilität und ligamentäre Krankheitsbereitschaft durch häufige Manipulationen verstärkt.

Erlaubt ist eigentlich nur die gezielte Manipulation eventuell vorhandener reaktiver Begleitblockierungen. Solche zu diagnostizieren ist nur dem voll ausgebildeten und erfahrenen Chirotherapeuten möglich. Deshalb heißt die Generaldevise für die Behandlung der ligamentären Insuffizienz: Keine Chirotherapie!

Um den daran Leidenden erfolgreich helfen zu können, zeigen wir ein bei uns bewährtes Therapieprogramm auf, welches sich aus folgenden Einzelmaßnahmen zusammensetzt:

*Infiltrationsbehandlung der ligamentären Insertionen:* Die mit Schmerzrezeptoren reichlich bestückten Insertionen der Beckenbänder sind mit einer geeigneten Kanüle leicht zu erreichen und zu infiltrieren. Während *Barbor*, dem wir die Ver-

breitung dieser Methode hauptsächlich verdanken, dazu eine aus Glukose-Glyzerin-Phenol zusammengesetzte und mit Procain verdünnte Lösung verwendet, bevorzugen wir reines Lidocain. *Barbor* geht von der Vorstellung aus, mit seiner Injektionslösung eine reaktive Entzündung mit proliferativen Vorgängen in den angespritzten Bändern zu erreichen. Damit soll eine Schrumpfung und Festigung der Bandzüge einhergehen. Diese mechanistische Betrachtungsweise ist unbefriedigend. Wahrscheinlicher erscheint die Annahme der bleibenden Ausschaltung von Schmerzrezeptoren durch die hypertone zellschädigende Injektionslösung. Die zweifelsohne recht wirksame Zusammensetzung des Injektionsmittels ist deshalb biologisch nicht unbedenklich und läßt die Verwendung von gewebefreundlichen reinen Lidocainlösungen ratsam erscheinen. Auch damit gelingt es, die Aktivität der Schmerzrezeptoren zu vermindern und den Weg für zusätzliche Behandlungsphasen freizumachen.
In *Abbildung 18* sind die anzuspritzenden Bandansätze eingezeichnet. Fast immer genügen 10 ccm 0,5%ige Lidocainlösung, die mit einer 6–8 cm langen, nicht zu dünner Kanüle entsprechend verteilt wird. Unter dem Protektorat der schmerzreduzierenden Infiltrationstherapie kann sofort mit der eigentlichen Rehabilitationsbehandlung der ligamentären Insuffizienz begonnen werden.

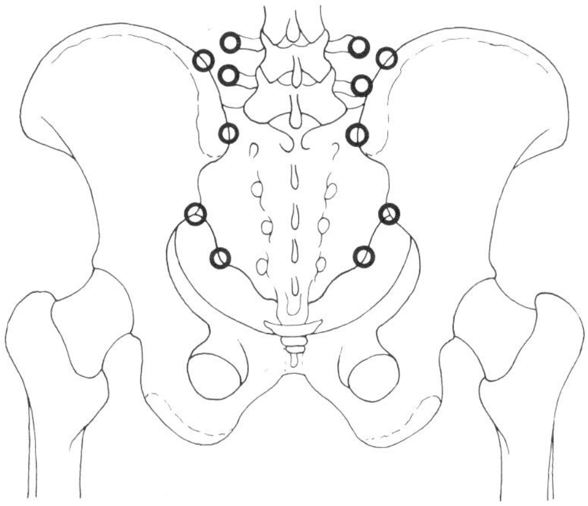

Abb. 18 Infiltrationsbehandlung der ligamentären Insuffizienz. Kleine schwarze Kreise zeigen die ligamentären Insertionsstellen an, die mit einem Lokalanästhetikum infiltriert werden sollen.

*Die krankengymnastische Rehabilitation:* Voraussetzung für die Erstellung eines gezielten Übungsprogrammes ist die Abstimmung zweier wesentlicher Komponenten.

- Das Aufdecken belastender Fehlstereotypien (Arbeitshaltung, Tätigkeitsanalyse) mit entsprechender Aufklärung und Korrekturvorschlägen.
- Eine kinesiologische Untersuchung unter besonderer Berücksichtigung des Muskelstatus.

Wie eingangs erwähnt, findet man bei Beckenbänderinsuffizienz und begleitenden chronischen Lumbalgien in nahezu allen Fällen eine Balancestörung der Stammuskulatur, die auf eine Abschwächung phasischer Muskelgruppen zurückführbar ist. Gerade und schräge Bauchmuskeln sowie die Glutäalmuskulatur sind vorzüglich betroffen. Diesen gilt dementsprechend das Hauptaugenmerk beim Rehabilitationsprogramm. Man kommt mit wenigen Übungen aus, allerdings nur, wenn das Einlernen überwacht werden kann und beim Patienten die Bereitschaft besteht, täglich einige Minuten konsequent seiner Gesundheit zu opfern. Die menschliche Unzulänglichkeit ist auch hier das Kernproblem der Rehabilitationsbemühungen und Mißerfolge sind eigentlich nur darauf zurückzuführen. Das von uns üblicherweise angeordnete Übungsschema umfaßt Übungen zur Kräfti-

gung der geraden und schrägen Bauchmuskeln sowie Übungen zur Kräftigung der Gesäßmuskulatur.
Die technischen Einzelheiten der Ausführung dieses Kurzprogrammes sind im Abschnitt über Krankengymnastik nachzulesen. Die Übungsaufgabe wird durch die Anweisung auf das tägliche Gehen (nicht zu vergessen) ergänzt. In einem Zeitalter der Bewegungsverarmung und Anreicherung von Fehlstereotypien ist es wichtig, die ursprüngliche Form eines harmonischen Bewegungsspieles, und das ist nun einmal für den Menschen der aufrechte Gang, nicht verkümmern zu lassen.

*Weitere Therapiehinweise:* Bei bestehender Adipositas ist aus naheliegenden Gründen eine Reduzierung des Körpergewichtes anzustreben.
Kortikosteroidhaltige Medikamente haben keinen Einfluß auf das Leiden, sie sollten vermieden werden. Falls anfänglich eine zusätzliche medikamentöse Therapie angezeigt erscheint, genügen einfache Antirheumatika (NSAR).
Das Tragen eines Stützmieders erscheint meist kontraindiziert. Das einzige erlaubte Korsett, das hilfreich wirkt, ist das eigene Muskelkorsett.
Wenn trotz Beachtung aller aufgezeigten Punkte ein therapierefraktärer Zustand oder unerklärliche Rezidive das Leben schwer machen, sollte an eine begleitende Fokalbelastung gedacht werden. Die Beckenbänderschwäche mit ihren ligamentären und tendomyotischen Irritationszonen bildet einen bevorzugten Lokalisationsort.

## 4.8 Blockierungssyndrom – Blockierungskreuzschmerz

Das Wirbelgelenk als Steuerungsfaktor im segmentalreflektorischen Komplex wurde erwähnt. Die von einer gestörten Steuerung ausgehende Pathogenität entwickelt sich über ein behindertes joint play und wird mit dem klinischen Begriff der Blockierung belegt. In der LBH-Region imponieren daraus resultierende Beschwerden als akute oder chronische Lumbalgien und weisen darüber hinaus Charakteristika auf, die alle Blockierungsbeschwerden der gesamten Wirbelsäule auszeichnen.

Generell gesehen sind dies:
- Der chronische intermittierende Verlauf.
- Paroxysmale Schmerzgestaltung.
- Wechselnde multilokuläre Manifestationen.
- Abhängigkeit von statischen und dynamischen Faktoren (Fehlstereotypien).
- Häufiger einseitige Beschwerden.

Als Triggersituation werden exogene und endogene Faktoren wirksam (Wetter, Überlastung, Infekte, Alkohol, Allergie, Hormonbalance, Stoffwechsel u.a.m.).
Aber nicht nur Blockierungen weisen diese Charakteristika auf. Hypermobilitäten bzw. Instabilitäten können analoges Verhalten zeigen und somit differentialdiagnostische Schwierigkeiten bereiten.

Nur die Chirodiagnostik bietet die Möglichkeit, Blockierungen von Hypermobilitäten bzw. Instabilitäten zu unterscheiden.

## Ätiopathogenese

Blockierungen resultieren aus einer reflektorischen Entwicklung, die verschiedene Ausgangssituationen aufweisen und von Fall zu Fall different sein kann. Während bei vielen blockierungsbedingten Lumbalgien mechanische Belastungsspitzen krankheitsauslösend wirken, sind andere wiederum auf entzündliche, fokale oder organreflektorische Störungen zurückzuführen. Ebenfalls zu bedenken sind die diskogen hervorgerufenen Läsionen, die in Form von Begleitblockierungen bei Wirbelsyndromen fast immer festzustellen sind.

## Symptomatik und Diagnose

Dazu wird eine Einteilung in lumbale und iliosakrale Manifestationen notwendig, wobei zu bemerken ist, daß gegenseitige Überschneidungen an der Tagesordnung sind. Charakteristisch für Blockierungen im Lendenwirbelsäulenbereich ist die entsprechend behinderte Motilität. Bei Betrachtung des Rückens während der Ausführung von Rumpfbewegungen erkennt man im Falle vorliegender Blockierungen einen Verlust der harmonischen Normalkrümmungslinie der Dornfortsatzreihe. Besonders deutlich zu beobachten ist die blockierungsbedingte Plateaubildung bei Retroflexion und Seitbeuge. Da der Hauptausschlag der lumbalen Ante- und Retroflexion im Abschnitt L5/S1 und der der Lateralflexion im Segment L4/L5 liegen, sind zugehörige Funktionsstörungen bei den entsprechenden Bewegungen am klarsten zu sehen. Anteflexionsläsionen bewirken verständlicherweise einen vergrößerten Finger-Boden-Abstand.
Die streng metamer orientierte autochthone Muskulatur erlaubt über eine tiefe paramediane Palpation das Erkennen des gestörten Segmentes. Eine Bestätigung ergibt die Feststellung erhöhter interspinöser Druckempfindlichkeit in befallenen Abschnitten. Am häufigsten betroffen ist der lumbosakrale Übergang. Sehr anschaulich gelingt die Feststellung der Funktionsstörung von Wirbelgelenken mit Hilfe der segmentalen Funktionsuntersuchung nach den Regeln der Manuellen Medizin.
Der blockierungsbedingte Schmerz ist segmentorientiert und wird meist ganz medial empfunden. Pseudoradikuläre Ausstrahlungen kommen vor. Funktionsstörungen der Iliosakralgelenke sind ebenfalls häufig Ursache von Lumbalgien und lassen prinzipiell zwei verschiedene Verlaufsformen erkennen.
Die **Iliosakralgelenk-Blockierung** beginnt oft akut und kann vielfach mit mechanischen bzw. traumatischen Startereignissen in Zusammenhang gebracht werden. Als solche zu nennen sind körperliche Überlastungen bei Arbeit und Sport aber auch, und das ist besonders hervorzuheben, alle Operationen, die mit unphysiologischer Lagerung der Patienten und voller Muskelerschlaffung einhergehen.
Die Schmerzen bei Iliosakralgelenkblockierungen haben lumbalgiformen Charakter und zeigen eine pseudoradikuläre homolaterale Ausstrahlung ins Gesäß und zur Rückseite des Oberschenkels. Das *Lasègue*-Zeichen kann pseudopositiv sein, das heißt, Anheben des gestreckten Beines ruft, allerdings bei einem viel größeren Winkel als er für Wurzelsyndrome typisch ist, über ein Mitbewegen der gleichseitigen Beckenhälfte eine Reizung des blockierten Iliosakralgelenkes mit Schmerz-

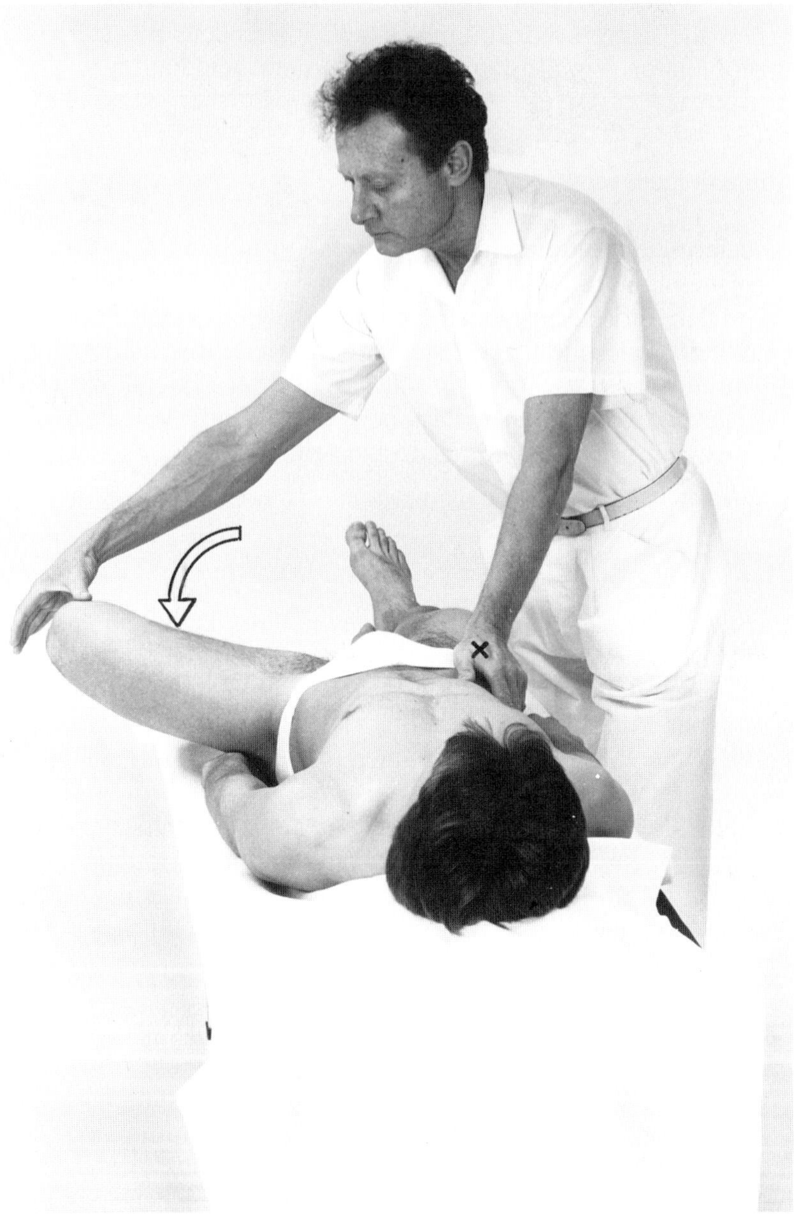

Abb. 19 Die Abbildung zeigt das Vorgehen zur Prüfung der Abduktionsfähigkeit im Hüftgelenk. Normale Hüftgelenkfunktion vorausgesetzt, findet sich eine Abduktionseinschränkung (*Patrick*sches Zeichen) bei Blockierungen des homolateralen Iliosakralgelenkes.

auslösung hervor. Abklärung darüber, ob ein echtes oder Pseudo-*Lasègue*-Zeichen vorliegt, bringt das gleichzeitige passive Anheben beider gestreckten Beine. Während echte radikuläre Syndrome dabei ein unverändertes Schmerzbild produzieren, fehlt bei pseudoradikulärer Symptomatik, wie sie den Iliosakralgelenkblockierungen entspricht, die Schmerzauslösung. Das erklärt sich dadurch, daß beim gleichzeitigen Heben beider Beine der asymmetrische Effekt auf das Becken entfällt und die Iliosakralgelenke nicht betroffen werden.

Die mit der Blockierung einhergehende Adduktorenverspannung ist an Druckdolenz der Adduktorenansätze am Schambein erkennbar und mit eingeschränkter Abduktionsfähigkeit des Beines (*Patrick*-Zeichen) verbunden, *(Abb. 19)*. Bei der

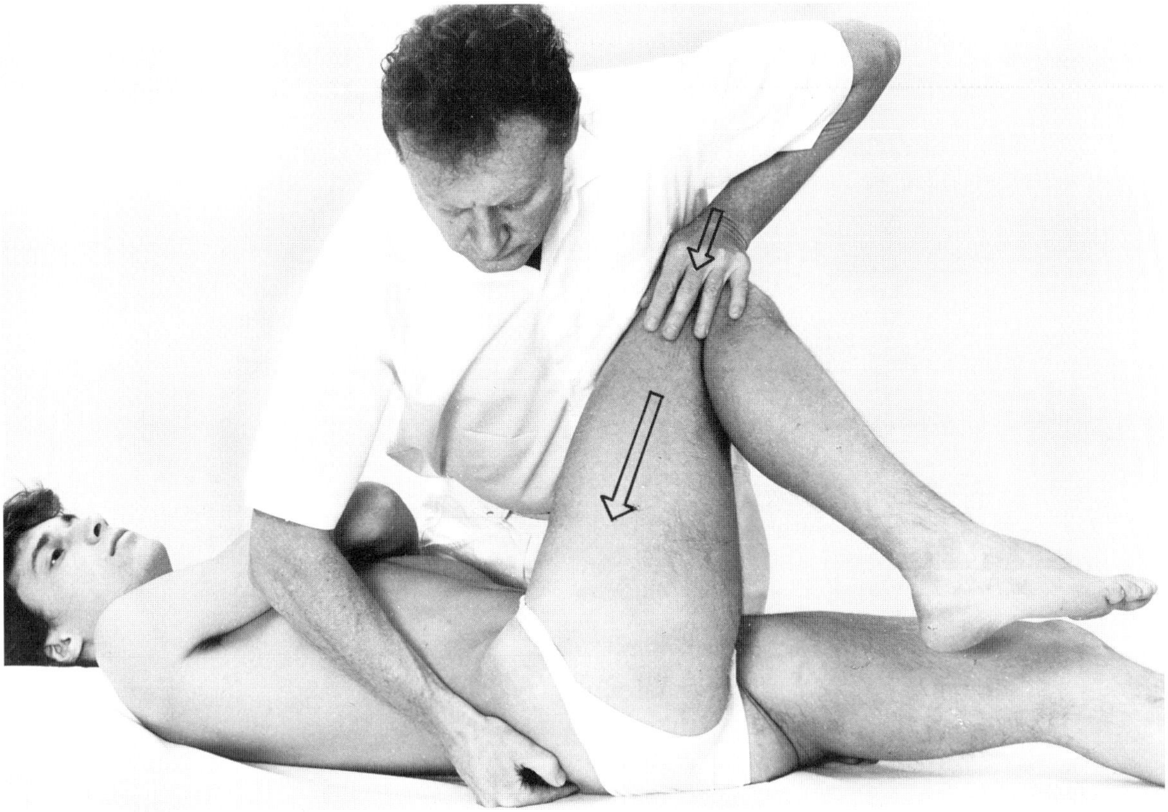

Abb. 20 Die über dem Iliosakralgelenkspalt liegenden Finger palpieren das Gelenkspiel, bzw. dessen Fehlen bei Blockierungen (Federungstest). Die Federungsimpulse werden durch kleine, ruckartige Bewegungen der anderen Hand über Oberschenkel und Hüftbein übermittelt.

weiteren manualmedizinischen Untersuchung läßt sich an Hand des Federungstestes die Blockierung verifizieren *(Abb. 20)*.

Die zweite Verlaufsform wird als **Iliosakralgelenkverschiebung** oder besser als **Beckenverwringung** bezeichnet. Der Entstehungsmodus ist vielschichtig aber vorwiegend reflektorisch. Vertebrale Blockierungen aus höherliegenden Segmenten, muskuläre Fehlsteuerung und viszerovertebrale Störimpulse, vor allem aus dem gynäkologischen und urologischen Bereich, sind in wechselndem Ausmaß und teilweiser Überschneidung am Zustandekommen der Beckenverwringung beteiligt.

Das klinische Bild ist durch bewegungsabhängige halbseitige Kreuzschmerzen mit hauptsächlicher Ausstrahlungstendenz zur Leiste gekennzeichnet. Begleitet wird der Zustand von einer Diskrepanz der Beckenrelationen, die bei der manualmedizinischen Untersuchung zutage tritt.

Folgende Zeichen weisen darauf hin:

- Die Verwringung äußert sich in einer ungleichmäßigen Einstellung der Beckenhälften. Während auf einer Seite der hintere Darmbeinstachel tiefer steht, ist auf der kontralateralen der vordere Darmbeinstachel kaudaler orientiert. Aber auch ein ungleicher Stand nur der ventralen oder dorsalen Bezugspunkte alleine ist möglich. Das Wesentliche ist letztlich die bereits angesprochene Diskrepanz der Beckenrelationen mit divergierenden Befunden an vorderen und hinteren Darmbeinstacheln in Relation zu den Beckenkämmen. Die Seite des tieferstehenden hinteren Darmbeinstachels ist inspektorisch an der tiefer verlaufenden Gesäßfalte und palpatorisch im Stehen beim vergleichenden Ertasten der Spinae iliacae posteriores superiores erkennbar.

- Läßt man nun den Patienten bei durchgestreckten Beinen eine Anteflexion ausführen, ist bei vorliegender Beckenverwringung das sogenannte Vorlaufphänomen *(de Winter)* zu beobachten. Es besteht darin, daß im Zuge der Anteflexion der ursprünglich tieferstehende hintere Darmbeinstachel höher wandert als der kontralaterale und diesen sozusagen überholt. Die reflektorisch-muskuläre Genese des ganzen Geschehens erhellt aus der Tatsache, daß das Vorlaufphänomen nur ca. 20 Sekunden positiv bleibt und sich anschließend verwischt.
- Weitere Zeichen der Beckenverwringung sind der gleichseitige Spasmus des M. iliacus, der sich bei der Palpation durch erhöhte Druckdolenz kundtut, sowie inkonstant ein entsprechendes Verhalten des kontralateralen M. piriformis. Liegt die primäre Auslösung im thorakolumbalen Übergang, findet sich häufig eine seitendifferente Tonussituation des M. psoas.

**Therapie**

Wie bei allen vertebragenen Schmerzzuständen muß sich die Behandlung der Akuität des Zustandes anpassen. Wird die Blockierung von einer hypertonen myalgischen Reizphase begleitet, d.h. ist es reflektorisch zu einer pathologischen Tonussteigerung mit gleichzeitiger Drosselung der Kapillardurchblutung gekommen und hat sich des weiteren daraus ein exsudativ-entzündlicher Reizzustand der regionären Muskulatur mit permanenter Erregung der Schmerzrezeptoren ergeben, wird man behutsam vorgehen müssen. Ruhigstellung durch Bettruhe, Kryotherapie, antiphlogistisch-analgetische Medikation und Lidocaininfiltrationen in die blockierten Wirbelgelenke bzw. ins irritierte Iliosakralgelenk sind geeignete Sofortmaßnahmen. Nach Abklingen der Akutphase oder bei weniger schmerzdominiertem Verlauf ist jedoch die gezielte chirotherapeutische Manipulation der Blockierung als Therapie der Wahl anzusehen *(Abb. 21)*.
Alle Blockierungen sollten darüber hinaus ätiologisch exploriert werden, um über die Ausschaltung verursachender Grundfaktoren (Fehlstereotypien, statisch-dynamische Momente, Viszerovertebralreflektorik, Fokus, u.v.m.) Rezidive zu verhüten.

## 4.9 Kokzygodynie

Die kaudalste Schmerzmanifestation am Achsenorgan wird als Kokzygodynie bezeichnet. Bis vor kurzem wurde der Steißbeinschmerz als hauptsächlich lokales Problem betrachtet und auch die dagegen eingesetzten Therapieformen von der Physikotherapie über Infiltrationen bis zur Steißbeinresektion hatten rein lokalen Charakter. Neuere Untersuchungen *(Lewit)* zeigten aber die Bedeutung des schmerzhaften Steißbeines für den übergeordneten Lumbalgiekomplex auf, ordnen es als diesbezüglich wesentlichen Ätiologiefaktor ein und erweitern letztlich auch die therapeutischen Möglichkeiten. In Zahlen ausgedrückt beeindrucken die angesprochenen Untersuchungsergebnisse besonders. Bei 20% aller unter den Sammelbegriff Kreuzschmerz fallenden Patienten liegt ein druckempfindliches Steißbein vor. Jedoch nur 20% der festgestellten Druckempfindlichkeiten des Steißbeins waren mit einer schmerzhaften Kokzygodynie gekoppelt.

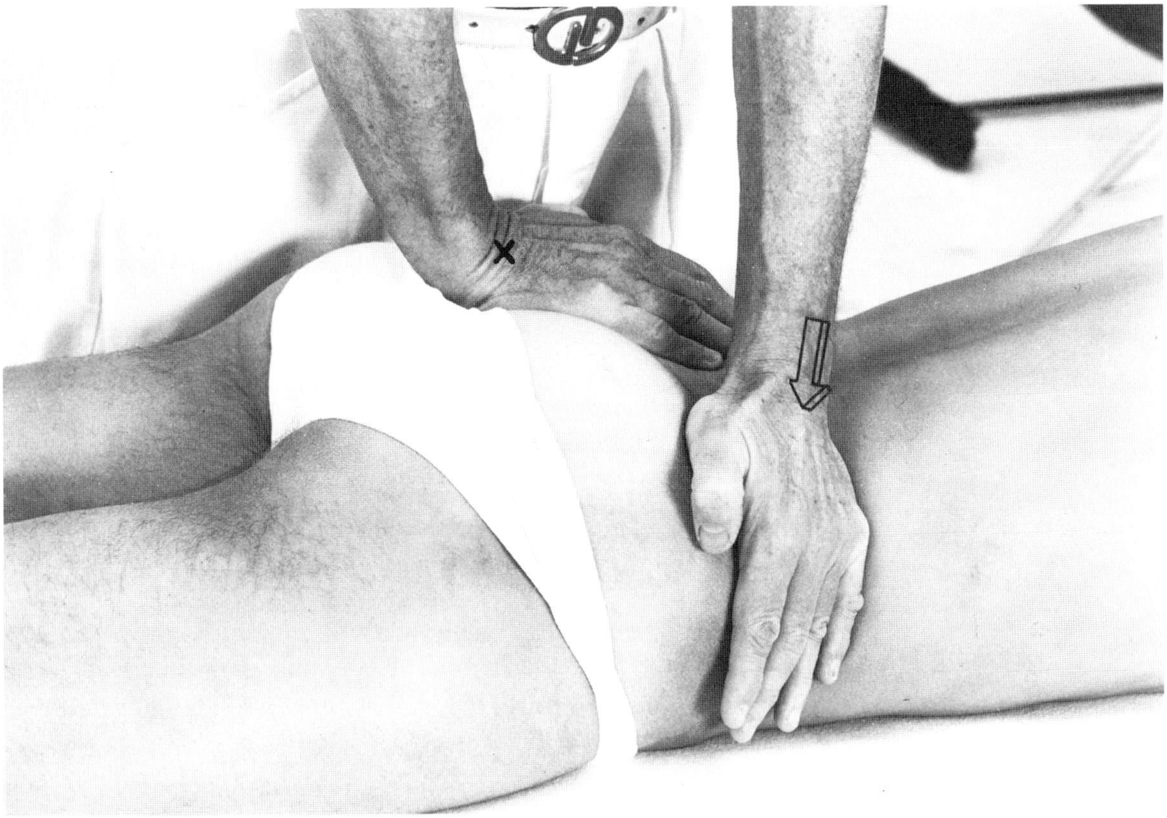

Abb. 21 Chirotherapeutischer Griffansatz zur Mobilisation und Manipulation der Iliosakralgelenke.

## Ätiopathogenese

Das immer wieder als ätiologischer Hauptfaktor für die Kokzygodynie herausgestrichene Trauma hat nicht die ihm zugedachte Bedeutung. In der überwiegenden Mehrzahl läßt sich anamnestisch keine Traumatisierung aufdecken.
Auf der Suche nach entscheidenden Ätiologiekomponenten drängt sich ein Reflexgeschehen propriozeptiver Genese in den Vordergrund der Überlegungen. Das Steißbein als rudimentäres Organ und Teil propriozeptiver Steuermechanismen betrachtbar, ist beim Menschen nicht aktiv beweglich. Durch eine Reihe von Ligamenten und Muskeln ist es jedoch mit dem Becken funktionell verbunden und die in ihnen enthaltenen Rezeptoren sind in der Lage, nach entsprechender Reizung nicht nur lokale Reaktionen aufzubauen.
Darüber hinaus scheint eine Betrachtungsweise sinnvoll, die die Ätiopathogenese der Kokzygodynie als ein von differenten Auslösern initiiertes gestörtes Regelkreisgeschehen ansieht. Als Auslöser stehen statisch-dynamische Faktoren, Blokkierungen im Bereiche des Achsenorgans und der Iliosakralgelenke, sowie viszerovertebrale bzw. viszerokokzygeale Wechselbeziehungen mit Beckenorganen zur Überlegung.

## Symptomatik und Diagnose

Die Konsequenz der angestellten Betrachtungen gipfelt in der Forderung nach routinemäßiger Untersuchung der Steißbeindolenz. Diese ist das Führungssymptom sowohl der Kokzygodynie, als auch von 20% therapieresistenter unklarer

Lumbalgien. Auffallend ist eine tastbare und sichtbare polsterförmige Verquellung des Bindegewebes über dem Sakrum, sowie begleitende Obstipation und dysmenorrhoische Beschwerden. Zusätzlich finden sich vielfach uncharakteristische, bei Lumbalgien zu beobachtende Symptome, wie eingeschränkte Beweglichkeit der LWS, vergrößerter FBA beim Vorbeugen und ein schwach positives Pseudo-*Lasègue*-Zeichen.

### Therapie

Die medikamentöse Therapie beschränkt sich auf eine symptomatische Schmerzbekämpfung. Ätiologisch betrachtet ist sie wirkungslos. Als dahingehend wirksam bieten sich an:

- Die manuelle Therapie.
  Die Behandlung der Kokzygodynie ist eine Domäne der manuellen Medizin. Die rektale Mobilisation ergibt meist bereits nach der ersten Durchführung einen positiven Effekt, sowohl bei reinen Kokzygodynien, als auch bei kokzygogenen Lumbalgien.
  Die bei Kokzygodynien stets zu beobachtende Verspannung des M. glutaeus maximus (in Funktionsverbund mit dem M. levator ani), der ja auch am Steißbein inseriert und am Schmerzaufbau beteiligt ist, muß darüber hinaus mittels postisometrischer Relaxation dieses Muskels behandelt werden.
- Therapeutische Lokalanästhesie.
  a) Die Infiltrationstherapie des Plexus coccygealis. Der am Ende des Canalis sacralis unmittelbar beim Hiatus sacralis gelegene Plexus ist mit der Nadel leicht erreichbar. Beim auf dem Bauch liegenden Patienten ertastet man die neben dem oberen Ende der Rima ani liegenden Cornua sacralia und geht zwischen diesen mit einer ca. 5 cm langen Nadel zuerst senkrecht ein. Nach Knochenkontakt neigt man die Nadel und führt sie parallel zur Sakrumfläche 3–4 cm weit ein und installiert 5 ccm 0,5%iges Lidocain.
  b) Bei störfeldbedingter Ätiologie durch chronische Entzündungsvorgänge an Organen des kleinen Beckens empfiehlt sich die Lidocainausschaltung autonomer neuraler Schaltstellen mittels suprapubischer Technik. Bei genereller Therapieresistenz ist die probatorische Durchführung dieser Technik zur eventuellen Erkennung okkulter Störstellen empfehlenswert. Ein positives Sekundenphänomen bzw. analoge protrahierte Schmerzverminderung zeigen ex juvantibus die Richtigkeit der Verdachtsdiagnose an.

## 4.10 Symphysenreizzustand

Ähnlich wie bei der Kokzygodynie kann aus einem symphysalen Reizzustand eine reflektorisch aufgebaute Lumbalgie entstehen.

### Ätiopathogenese

Die Symphysenregion ist als Brennpunkt einwirkender divergenter Muskelkräfte (Bauchmuskulatur, Adduktoren, etc.) zu betrachten und deshalb durch entsprechende Synkinesestörungen irritierbar. Zu beachten sind ferner reflektorische Wechselwirkungen über die Organe des kleinen Beckens und statisch-dynamische

Aspekte, bzw. eine Verknüpfung aller Teilfaktoren. Das resultierende Schmerzbild gehört seiner Charakteristik nach zur sogenannten pseudoradikulären Form.

**Symptomatik und Diagnose**

Neben Kreuzschmerz bestehen vor allem Inguinalgien und Ausstrahlungen zur Vorderseite des Oberschenkels. Die Beschwerden verstärken sich häufig in der Nacht, wenn sich aus dem Wegfall der protektiven Muskelstützung im Liegen und beim Schlaf eine erhöhte Reizung der betroffenen Schmerzrezeptoren ergibt. Bei der Untersuchung fällt auf, daß das Vorbeugen des Oberkörpers bei gestreckten Beinen behindert und mit Schmerzen verbunden ist, während in entlasteter, liegender Stellung der Beinhebeversuch keinen entsprechden Befund erkennen läßt. Neben tendomyotischen Dolenzen in der Bauchdecken-, Gesäß- und Beinmuskulatur ist die Druckschmerzhaftigkeit der Symphyse das entscheidende diagnostische Kriterium.

**Therapie**

Einspritzungen von Lidocain in die tendomyotischen Schmerzzonen sind am besten zum Behandlungsaufbau geeignet, der nach initialem Schmerzabbau ätiologisch weitergeführt werden muß (Krankengymnastik, Chirotherapie von Begleitblockierungen, Ausschaltung gynäkologischer oder urologischer Noxen, usw.).

## 4.11 Interspinosussyndrom

Eine anomal hohe Bauart der Dornfortsätze in Verbindung mit lordotischer Einstellung der LWS führt zu dem als *Baastrup*-Phänomen bezeichneten Zustand der Ausbildung von Kontakt und Schlifffflächen zwischen zusammengepreßten Dornfortsätzen. Dieses röntgenologische Zeichen lenkt unsere Aufmerksamkeit auf die interspinösen Strukturen und bringt Überlegungen über deren pathogenetische Wertigkeit in Gang *(Abb. 22)*.

**Ätiopathogenese**

Nicht nur anomal hohe Dornfortsätze, sondern alleine schon eine Hyperlordose in Verbindung mit muskulär-ligamentärer Insuffizienz genügen zur Entstehung eines interspinösen schmerzverursachenden Reizzustandes, ja selbst eine angeborene oder erworbene Hypermobilität ohne stärkere Lordose ist in der Lage, bei entsprechenden Überlastungen (Akrobatik, Ballett etc.) die Basis für solcherart entstehende Lumbalgien zu bilden. Als reizauslösende Strukturen sind die interspinösen und supraspinösen Bänder zu betrachten.

**Symptomatik und Diagnose**

Die Symptomatik zeigt starke Ähnlichkeit mit dem Schmerzbild der ligamentären Insuffizienz. Beschwerden treten besonders beim längeren Stehen oder in Rük-

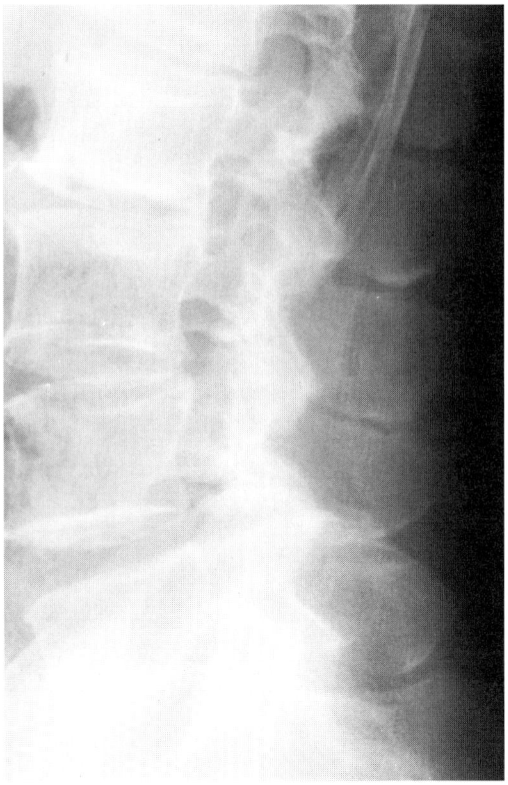

Abb. 22 *Baastrup*-Phänomen (kissing spines). Man erkennt die zwischen den Dornfortsätzen der Lendenwirbel ausgebildeten Kontakt- und Schliffflächen.

kenlage auf. Darüber hinaus lösen Vor- und Rückbeuge des Rumpfes über die Inanspruchnahme der irritierten interspinösen Ligamente Schmerzen aus. Dieses Zeichen, in Verbindung mit der Druckschmerzhaftigkeit der betroffenen Dornfortsätze, weist auf das Interspinosussyndrom hin. Besonders deutlich läßt sich das gereizte interspinöse Gewebe mit dem sogenannten Schlüsselringtest provozieren. Durch Druck mit einem Schlüsselring, genau zwischen zwei Dornfortsätzen angebracht, ist es möglich, einmal den typischen Schmerz auszulösen und zum anderen eine genaue Höhenlokalisation zu treffen.

**Therapie**

Der bei der Testung gefundene Abschnitt ist der unmittelbare Ort zum Behandlungsansatz. Durch Infiltrationen von Lidocain in die supraspinösen und interspinösen Ligamente gelingt es, eine augenblickliche Schmerzerleichterung zu erzielen. Dieser Effekt kann so sicher erwartet werden, daß ihm diagnostische Bedeutung zukommt.
Sistieren nach lege artis durchgeführter Infiltration die Beschwerden nicht, ist die gestellte Diagnose revisionsbedürftig. Über die Schmerzbekämpfung hinaus erscheint es notwendig, ätiologisch zu behandeln. Krankengymnastische Übungen zur Bekämpfung einer Hyperlordose und zum Aufbau eines ausbalancierten, stützenden Muskelkorsetts sind dazu ebenso erforderlich wie der Abbau überflüssigen Körpergewichtes. Eine operative Behandlung in Form von Dornfortsatzresektionen ist nicht nur überflüssig, sondern zeigt auch mangelndes Funktionsverständnis an und wäre mit dem Versuch gleichzusetzen, jede Kokzygodynie durch Steißbeinresektion erfolgreich behandeln zu wollen.

## 4.12 Becken-Rippen-Kontaktsyndrom

Wie bei der interspinösen Schmerzentstehung bewirkt auch zu inniger Kontakt zwischen Beckenkamm und unterem Rippenbogen gelegentlich lumbalgiforme Beschwerden.

### Ätiopathogenese

In Gefolge von Hyperlordosierungen, bei Spondylolisthesis und Skoliosen, aber auch beim osteoporotischen Haltungsverfall kann es geschehen, daß Beckenkamm und unterste Rippenpartien Kontakt bekommen und dazwischenliegende Strukturen in einen Reizzustand versetzt werden. Pathogenetisch von Bedeutung ist ferner eine muskuläre Komponente mit Tonusänderung im M. iliopsoas und M. quadratus lumborum. Über die Zugehörigkeit zu den Segmenten Th12–L3 (L4) werden die Entwicklung der pseudoradikulären Symptomatik und das Schmerzausstrahlungsbild erklärbar. Das Wissen um den Gesamtmechanismus ermöglicht die Behandlung des Syndroms, das sonst therapieresistent bleibt.

### Symptomatik und Diagnose

Die Schmerzlokalisation bevorzugt die seitliche Lendengegend mit Ausstrahlungen zu Unterbauch und Leiste. Seitneigung des Rumpfes verschlimmert durch Zug und Druck der irritierten Strukturen die Beschwerden. Denkt man an die Möglichkeit der Auslösung von Lumbalgien über diese Kontaktirritation, ist die Diagnose leicht. Die Palpation läßt den geringen oder fehlenden Abstand zwischen Rippen- und Beckenkamm sowie die entsprechenden Druckdolenzen unschwer feststellen. Die Funktionsuntersuchung der Lendenwirbelsäule offenbart die schmerzhafte Lateralflexion bei fehlenden regionären Wirbelgelenkblokkierungen. Die Symptomatik schließt ferner auch die muskuläre Komponente ein, die häufig in erhöhter Psoasspannung (Palpation) und eventuell begleitender Bekkenverwringung (siehe dort) zum Ausdruck kommt.

### Therapie

Primo loco steht die Infiltrationsbehandlung mit Lidocain. Die Instillation von einigen Millilitern des Lokalanästhetikums in die dolenten Maximalzonen am Beckenkamm und unteren Rippenbogen hilft zuverlässig.
Schutz vor Rezidiven und optimale Rehabilitation gewährt allerdings nur das Einbeziehen der Grundsituation in die therapeutischen Überlegungen. Abbau von Übergewichtigkeit, Verminderung der Hyperlordosierung und Schaffung ausgeglichener Muskelverhältnisse sind dazu die Hauptpunkte.

## 4.13 Schmerzsyndrome des Hüftgelenkes

Bei der Besprechung von Schmerzsyndromen der LBH-Region interessieren im Rahmen der Buchthematik Hüftgelenkerkrankungen nur unter differentialdiagnostischen Aspekten. Dies allerdings vorrangig, da Verwechslungen von ausstrahlenden Gelenkreizzuständen mit vertebragenen Schmerzsyndromen keine Seltenheit sind. Betrachtet man unter diesem Gesichtspunkt die Koxarthrose, ist es wesentlich, als erstes festzustellen, daß rund ein Drittel der Koxarthrosepatienten zumindest im Frühstadium keine Leistenschmerzen aufweist, sondern mehr über unklare Lumbalgien, Schmerzen im Bereiche der Iliosakralgelenke, des Gesäßes und der Knieregion berichtet. Erst im fortgeschritteneren Leidenszustand entwikkelt sich eine pseudoradikuläre Symptomatik, die auch die Gelenkgegend einbezieht und über die Segmente L3/L4 prätibial bis zum Sprunggelenk Beschwerden verursacht. Aus solchen anamnestischen Angaben lassen sich daher schon Rückschlüsse auf das Entwicklungsstadium der Koxarthrose ziehen (*Tilscher* et al.). Letzteres interessiert hier im Zusammenhang mit den begleitenden Kreuz-Lendenschmerzen. Eine diesbezügliche Erklärungsmöglichkeit läuft über die Analyse der Auswirkungen der gestörten Hüftgelenkfunktion. Der Ablauf des normalen Geh-Aktes setzt eine terminale Hyperextensionsfähigkeit des Hüftgelenks voraus. Ist diese nicht vorhanden, wie es bei Koxarthrosen zu sein pflegt, bleibt das Vorbringen des Körperschwerpunktes über die Hüftgelenkquerachse der Lendenwirbelsäule vorbehalten. Die resultierende Hyperlordosierung bewirkt eine funktionelle Überlastung der Lendenwirbelsäule, speziell in der Frontalebene und damit in Verbindung stehende Psoasverspannungen, ligamentäre Reizzustände und eine Insertionstendinose des M. glutaeus medius. Das solcherart labilisierte Becken neigt zusätzlich zur Förderung von Iliosakralgelenkblockierungen mit Aufpfropfung einer Sekundärsymptomatik. Der dargestellte pathogenetische Ablauf ist aber nicht nur bei echten Koxarthrosen wirksam, sondern erklärt auch das bei rein funktionellen Koxalgien (ohne röntgenologischen Befund) identische Beschwerdebild.

**Symptomatik und Diagnose**

Die charakteristische Schmerzausstrahlung wurde eingangs beschrieben. Ergänzend ist zu sagen, daß sich die Beschwerden unter Belastung verschlechtern. Längeres Gehen und Stehen, besonders aber Treppensteigen oder Bergabgehen intensivieren die Schmerzen.

Klinische Zeichen, die auf das Hüftgelenk als Auslöser hinweisen, sind:

- Das Kapselmuster der Gelenkerkrankung, das im Falle von Hüftgelenkleiden primär eine Einschränkung oder terminale Schmerzhaftigkeit der Innenrotation aufweist *(Abb. 23)*,
- eine Verspannung der Adduktoren mit Druckdolenzen an den Ursprüngen und Ansätzen (Schambein, Knieinnenseite),
- sowie in Verbindung damit ein positives *Patrick*-Zeichen. Druckschmerzhaft sind des weiteren der M. glutaeus medius, das Trochantergebiet und natürlich das Hüftgelenk selbst. Die Rumpfseitneigung zur kranken Seite ist trotz fehlender Wirbelgelenkblockierungen über den muskulären Faktor behindert.

**Therapie**

Rein funktionelle Koxalgien verlangen nach Abbau der Schmerzphase – mittels Lidocaininfiltrationen in die Schmerz- und Spannungszonen und gelenkmobilisierenden Maßnahmen (rhythmische Traktionen) – ein Eingehen auf die auslösenden Faktoren. So ist es notwendig, zur Korrektur der statischen Verhältnisse die muskuläre Situation zu verbessern, vorhandenes Übergewicht zu reduzieren und

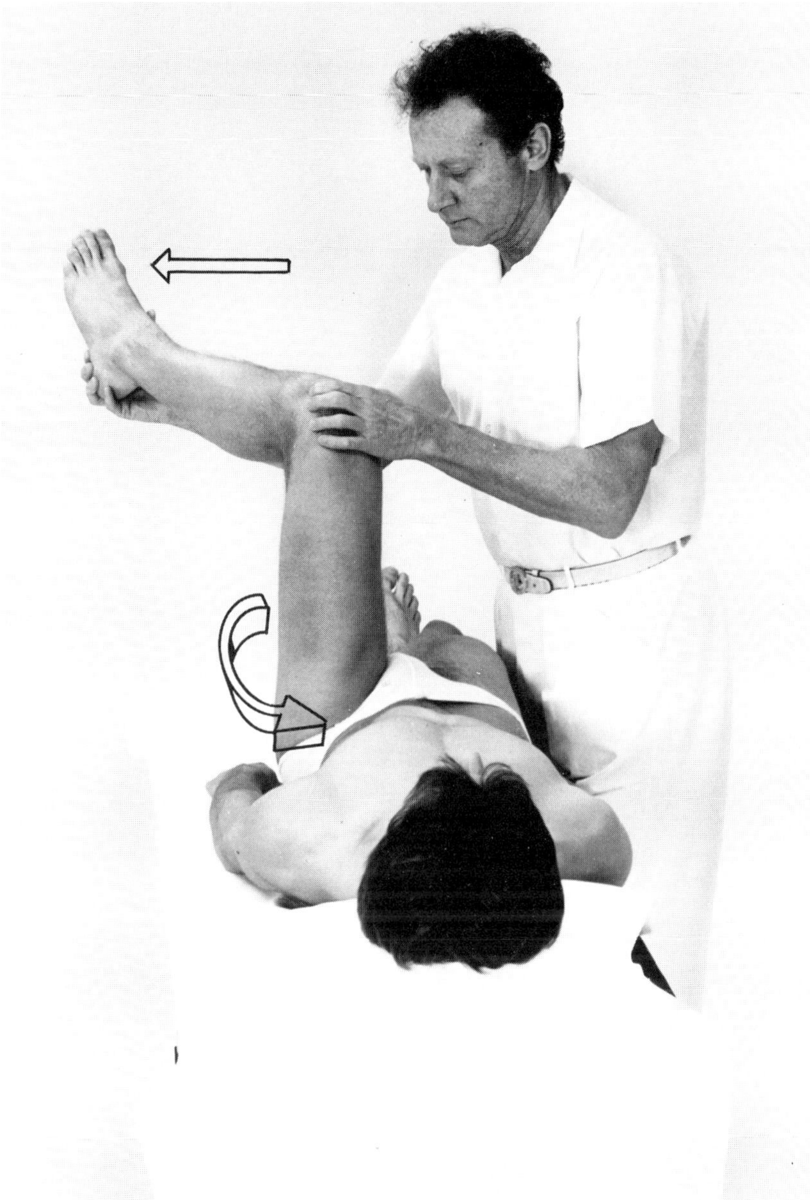

Abb. 23 Prüfung der Innenrotationsfähigkeit im Hüftgelenk.

die statisch-dynamische Basis anzupassen (Krankengymnastik, Reduktionsdiät, Sohlenerhöhung, etc.).

Darüber hinaus gilt es zu bedenken, daß eine Koxalgiesymptomatik auch bei einer entzündlichen Verlaufsform, die als Periarthropathia coxae bezeichnet wird, auftritt. Da in solchen Fällen fokale Noxen, speziell aus einer chronischen Tonsillitis ätiologisch vorherrschen, muß das Herdgeschehen ebenfalls sorgfältig exploriert werden. Haben sich dabei durch Testung (siehe Herdkapitel) die Tonsillen als herdaktiv erwiesen, ist ein entscheidender Behandlungserfolg nur über die Tonsillektomie zu erreichen.

Tab. 7 **Lumbalsyndrome**

| Syndrom | Ätiopathogenese | Symptomatik | Diagnose | Therapie |
|---|---|---|---|---|
| Diskogene Lumbal-syndrome | Diskopathie, Prolaps | typ. Schmerzband, *Lasègue,* Reflex-ausfall, motor. Ausfälle | Neurolog. U., CT, MR | *Reischauer-*blockaden Bettruhe, evtl. Operation |
| Postdiskotomie-syndrom | multifaktoriell, Blockierung, Instabilität, Spondylodiszitis, etc. | radikuläre u. pseudoradikuläre Schmerzen | Klinisch, CT, Labor | Der Kausalität entsprechend |
| Blockierungs-bedingte Lumbalgien | akute oder chron. Gelenkblockie-rungen der WS-Gelenke und der ISG | Schonhaltung, gestörte Motilität, Kreuz-Lenden-schmerz | Chirodiagnostik | manuelle Therapie Lidocaininfiltration |
| Ligamentäre Insuffizienz | Bindegewebs-schwäche, Hyper-mobilität, Listhe-sen, Fokus | Anlauf- und Be-lastungsschmerz »Bänderzeichen« | Symptome, Osteopathisch, Röntgen (Bek-kentyp) | Lidocaininfiltration, Gymnastik |
| Kokzygodynie | traumatisch, reflektorisch | Steißbein- und Kreuzschmerz, Lumbalgie | Osteopathisch | Infiltration des Plexus coccyg., manuelle Therapie |
| Osteoporose-syndrom | Metabol-hormo-nelle Dysbalance | akute Phasen: Wie Lumbalgien, chron. Form: Haltungsver-fall, Ermüdungs-schmerz | Röntgen Cave! Kortison, Diät, Gymnastik | Lidocaininfiltration, |
| Morbus Bechterew | entzündlich-rheumatisch, Beckenherde | zunehmende Ver-steifung, *Schober*, typ. Aspekt | Röntgen, BSR, HL-A B27 | antirheum. Physiotherapie, *Böckstein*-Stollen |
| Reiter-Syndrom | entzündlich (evtl. PPLO), Beckenherde | Darm- u./oder Urogenitalinfekt, Arthritis, Urethritis, Konjunktivitis | Röntgen, HL-A B27 | Symptomat., ansonsten wie *Bechterew* |
| Ostitis condensans ilii | ungeklärt, evtl. Störfeld Adnexe | uncharakterist. Kreuzschmerzen | Röntgen: Sklerosierung im Darmbein, freie ISG | Lidocaininfiltration |
| Arthropathia psoriatica der Iliosakralgelenke | Psoriasis | Kreuzschmerzen bei bestehender Psoriasis | Röntgen | Symptomat. |
| Arthritis urica der LWS | Hyperurikämie | Adipositas, chron. Kreuzlenden-schmerz | serologisch | Diät, medikamentös, Gymnastik |
| Spondylitis und Sacroiliitis Tbc | Tbc | Subfebr. Temp., Motilitätsverlust, dumpfer Kreuz–schmerz | BSR, Röntgen, Senkungs-abszeß, Gibbus | Ruhigstellung (Gipsliege), Tuberkulostatika, evtl. Operation |
| Destruktions–syndrome | Tumor, Meta-stasen, Spondylitis | segment. Schmerz | Röntgen, Labor | Grundleiden |

# 5. Schmerzsyndrome der Brustwirbelsäulenregion

Während die vorwiegend im lumbalen Wirbelsäulenbereich ablaufenden Vertebralsyndrome in ihrer Ätiopathogenese zumeist auf statisch-dynamische Faktoren, also mechanische Momente zurückführbar sind, dominieren im Bereiche der BWS reflektorische Störungen. Der Ursprung des Reflexgeschehens, sowie daraus resultierende Beschwerden können von allen regulationsaktiven Strukturen eines Segments oder mehrerer Segmente ausgehen. Diskus, kleine Wirbelgelenke, Rippenwirbelgelenke, Bindegewebe und Muskulatur sind aber die tragenden Elemente des Geschehens. In Zusammenarbeit mit *Bergsmann* haben wir vor allem anhand pulmologischer Studien diese Zusammenhänge analysiert und dafür terminologisch den Oberbegriff »segmental-reflektorischer Komplex« geprägt *(Abb. 24)*. Er steht für die Gesamtvernetzung aller Regelkreise des Segmentes und geht über Detailbezeichnungen wie Viszerokutanreflex oder Vertebroviszeralreflektorik bzw. viceversa-Verläufe hinaus und bezieht Afferenzen, Efferenzen und deren Verarbeitung, also auch die vertikale Informationsarbeit in die Betrachtungen ein.

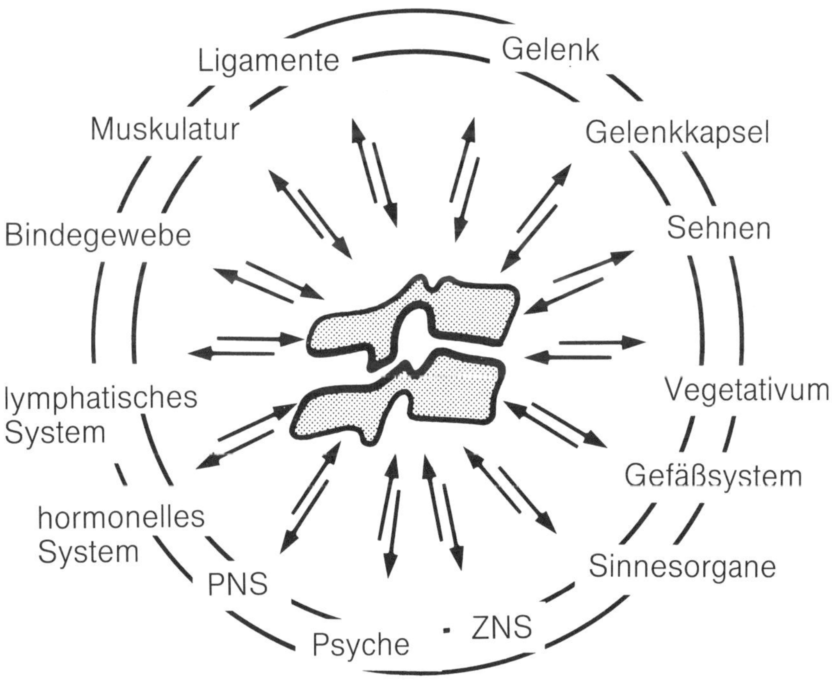


Abb. 24 Vernetzung im »segmental-reflektorischen Komplex«

Eine Schlüsselstellung in diesem Komplex kommt aber – und das soll immer wieder herausgestellt werden – den Wirbel- und Rippenwirbelgelenken zu. Sie sind keinesfalls als Bewegungszentren mit nur passiver Wertung betrachtbar, das heißt sie werden nicht nur bewegt, sondern nehmen als Fühler- und Steuerorgane der

Propriozeption eine sehr aktive Rolle ein. Die reich mit sensorischen Elementen bestückte Gelenkkapsel stellt einen peripheren Kommandostand dar.
Die Aktivierung der verschieden schnell adaptierenden Rezeptoren erfolgt über Dehnungsreize. In Ruhestellung des Gelenkes senden die langsam adaptierenden Elemente mit programmierter konstanter Frequenz. Ändert sich bei Bewegung die Ausgangsstellung der Gelenke, so ändert sich auch die Sendefrequenz dieser Rezeptoren und stellt sich auf die neue Winkelstellung ein. Eine zweite Rezeptorenart, die rasch adaptiert, sendet in Ruhestellung nicht und wird nur während des Bewegungsablaufes mit einer der Bewegungsgeschwindigkeit parallel laufenden Frequenz aktiv. Beide zusammen bilden ein typisches und programmiertes Entladungsmuster, welches in den segmental-reflektorischen Komplex eingespeist wird. Im Falle der Funktionsstörung des Gelenkes ändert sich natürlich dieses Muster, vor allem im Verhältnis zu dem der ungestörten Nachbargelenke und bildet so die Basis der Regelkreisentgleisung. Zusammen mit eventuellen nozizeptiven Afferenzen und vegetativen Impulsen werden diese Informationen in den Hinterhornkomplex des Rückenmarks eingespeist und spinalreflektorisch verarbeitet. Die Konnexe zum motorischen Vorderhornkomplex, der motorischen Gammazellenschaltung, die Verbindung mit dem Tractus spinothalamicus und dem sympathischen Kerngebiet erklären sowohl die seitendifferente Tonusänderung der Muskulatur, die Wechselbeziehungen zwischen gestörter Gelenkfunktion und Peripherie als auch hyperpathische Sensationen und vasovegetative Dysregulationen. In die Vernetzung einzubeziehen ist die zentrifugale Aktivierung des extrapyramidalen Gammasystems über die Formatio reticularis und das limbische System, womit psychosomatische Zusammenhänge von Vertebralsyndromen erkennbar werden. Die mit dem Komplex verbundene mannigfaltige Störbarkeit gilt prinzipiell für die gesamte Wirbelsäule, wirkt sich aber in ihren einzelnen Abschnitten different aus. Im Bereiche der BWS sind sowohl charakteristische, als auch subklinische Syndrome in diesem Zusammenhang zu beschreiben, deren Mechanismus aus den vorangegangenen theoretischen Überlegungen erklärbar wird.
Auch bei den thorakalen Wirbelsäulensyndromen hat die functio laesa im Bewegungssegment, gleich ob primär reflektorisch oder mechanisch bedingt, in der Gesamtpathogenese einen höheren Stellenwert als chondrotisch bedingte Pathomorphologien im Foramen intervertebrale oder arthrotische Veränderungen der segmentalen Gelenke. *Tabelle 8* berücksichtigt wiederum die Kriterien »gestörte und zerstörte Funktion« als Leitschiene für die Schmerzsyndrome der Thorakalregion.

Tab. 8 **Dorsalgie**

| Gestörte Funktion: | Zerstörte Funktion: |
|---|---|
| Wirbel-/Rippenwirbelgelenke:<br>Thoraxwandschmerz,<br>Mechanisch-dyspnoisches Syndrom<br>Pseudoorganbeschwerden | pathomorphologische Veränderungen durch: |
| Ligamente:<br>Instabilität/Interspinöse<br>Schmerzen | Entzündungen:<br>Bechterew |
| Muskulatur:<br>Insertionstendinopathien,<br>skapulokostales Syndrom | Destruktionen:<br>Tumor/Metastasen/Myelom<br>Schwere degenerative Veränderungen |
| Bandscheibe:<br>selten pathogen | |

## 5.1 Destruktionsbedingte thorakale Schmerzsyndrome

Unter dem Bilde ein- oder doppelseitiger Interkostalneuralgien oder lokalisierter Rückenschmerzen verstecken sich nicht selten echte Destruktionsprozesse. Selbst beim Vorliegen einer traumatischen Startphase sollte an diese Möglichkeit gedacht werden, um therapeutische Fehlleistungen zu vermeiden.

### Ätiopathogenese

Hauptverantwortlich für Destruktionsentstehungen sind Metastasierungen knochengängiger Primärtumoren (Mamma, Prostata, Hypernephrom, Schilddrüsenkarzinom und andere). Ferner sind primäre Neoplasmen und das multiple Myelom von Bedeutung *(Abb. 25, 26, 27).*

### Symptomatik und Diagnose

Die Symptome sind von Sitz und Ausdehnung der Destruktion abhängig. Bei entsprechender Anamnese, hartnäckigen konstanten interkostalgiformen, aber auch örtlich umschriebenen Rückenschmerzen sollte eine destruktionsbedingte Situation immer einkalkuliert und schon deshalb ein Minimaldiagnostikprogramm, welches außer Anamnese, Inspektion, Palpation und Motilitätsprüfung unbedingt eine Röntgenuntersuchung, sowie die Überprüfung der Blutsenkungsreaktion beinhaltet, absolviert werden. Nicht selten erlebt man aber sogar bei blanden Röntgen- und Laborbefunden diesbezüglich weitere Überraschungen. Im frühen Stadium fehlen röntgenologische Zeichen gar nicht so selten und auch die Serologie muß keine verwertbaren Resultate liefern. Hier ist es dann vielfach »der sechste Sinn« oder die gespeicherte ärztliche Erfahrung, die eine zusätzliche Exploration verlangen. Vor allem erweiterte radiologische Untersuchungsgänge wie Tomographie und Szintigraphie sollten häufiger als bisher eingesetzt werden.

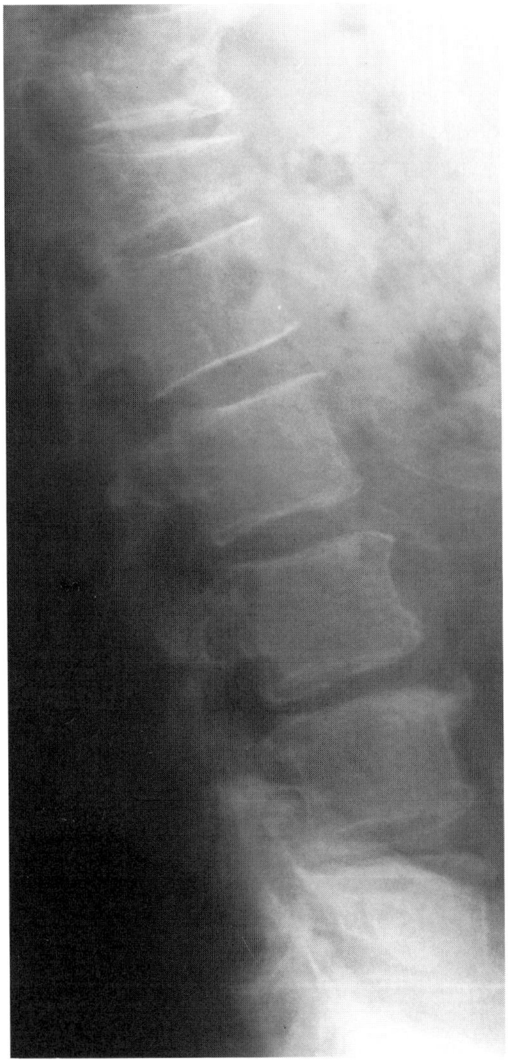

Abb. 25 Unter dem Bild des osteoporotischen Wirbelkörpereinbruchs von Th12 verbirgt sich ein multiples Myelom, wie zusätzliche Schädelaufnahmen (Lückenschädel) und Laborbefunde ergaben.

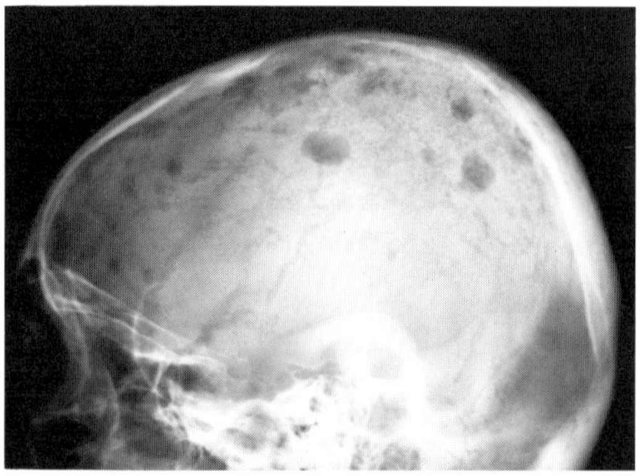

Abb. 26 »Lückenschädel«.

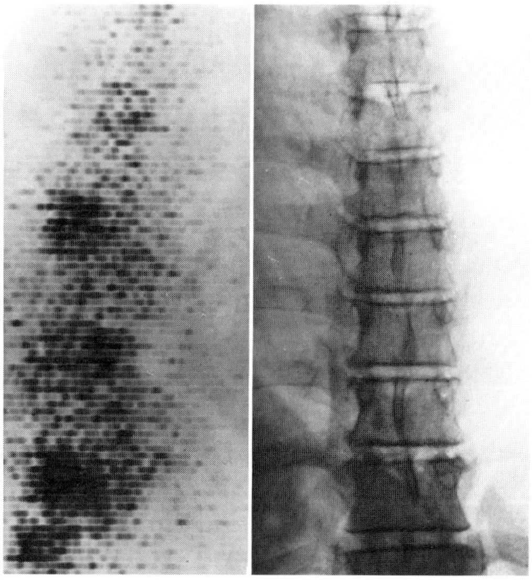

Abb. 27 Während in der Standardaufnahme der Brustwirbelsäule keine Destruktionen zu erkennen sind, zeigt die Knochenszintigraphie bereits die ausgeprägte Isotopenanreicherung als Ausdruck der Metastasierung.

**Therapie**

Sie richtet sich nach der Grunderkrankung und umfaßt die gesamte konservative und operative Behandlungspalette entzündlicher und neoplastischer Prozesse.

## 5.2 Thorakales Osteoporosesyndrom

Im fortgeschrittenen Alter auftretende Schmerzen im Bereiche der BWS und des Thorax stehen häufig mit einer Osteoporose im Zusammenhang.

### Ätiopathogenese

Sie wurde bereits bei der Beschreibung osteoporotisch bedingter Lumbalgien ausführlich dargestellt und darauf hingewiesen, daß der ätiologische Kern der pathogenetischen Vorgänge in einer metabol-hormonellen Dysbalance zu suchen ist. Die Schmerzen resultieren aus der Veränderung des Krümmungsradius der BWS, einer begleitenden muskulären Insuffizienz und (meist) traumatischer Startphase. Letztere weist vielfach nur Bagatellform auf, da bei entsprechender Knochenrarefizierung bereits eine kleine Drucksteigerung, etwa Niesen, Pressen, Aufheben einer Tasche usw. genügen kann, Wirbelkörperimpressionen zu bewirken.

### Symptomatik und Diagnose

Akut einsetzende Schmerzen, die in die Brust ausstrahlen, und die schmerzbedingte initiale Schockphase mit Blässe, Schweißausbruch und Kollapsneigung können ein Infarktgeschehen vortäuschen. Die Beschwerden lokalisieren sich dann aber deutlich im Rücken und werden durch Bewegen verstärkt. Die betroffene Stelle bzw. der zugehörige Dornfortsatz sind druck- und klopfempfindlich, die regionäre Muskulatur verspannt. Nach Abklingen der akuten Phase bzw. bei von vornherein mehr schleichend verlaufenden Syndromen wird über diffuse Rückenschmerzen, Ausstrahlungen in die Rippenbögen und große Ermüdbarkeit geklagt. Im Röntgenbild sieht man die typische flaue kontrastarme Darstellung der Wirbelsäule und kompressionsbedingte Fisch- und Keilwirbelformen.

### Therapie

Sie entspricht voll und ganz in allen Maßnahmen den im Osteoporosekapitel der Lumbalgien geschilderten Vorgehen.

## 5.3 Morbus Bechterew im thorakalen Abschnitt

Eine Primärmanifestation der Spondylitis ankylopoetica im BWS-Bereich kommt kaum vor. Bekannt sind dagegen schon im Frühstadium auftretende uncharakteristische Rückenschmerzen mit abdominaler Ausstrahlung.

### Ätiopathogenese

Die Detailbesprechung erfolgte bereits bei der Aufzeichnung der Lumbalsyndrome.
Im thorakalen Abschnitt interessieren vor allem die entzündlichen Veränderungen der Rippenwirbelgelenke und die damit verbundene Behinderung der Atemarbeit. Die durch die Thoraxstarre bewirkte Respirationsstörung kann selbst durch forcierte Bauchatmung nicht ganz ausgeglichen werden. Die Vitalkapazität wird deutlich vermindert und trägt zu einer allgemeinen Herabsetzung der Leistungsfähigkeit bei. Mit dabei im Spiele ist eine Kreislaufbelastung durch geringere respiratorische intrathorakale Druckänderungen und eine daraus resultierende venöse Rückflußerschwerung.

### Symptomatik und Diagnose

Auch diese Punkte wurden bereits ausführlich dargestellt.

### Therapie

Neben der allgemeinen Therapie steht für den Thoraxbereich die Erleichterung und Ökonomisierung der Atmung im Vordergrund. Zarte mobilisierende manuelle Techniken am Thorax, Bindegewebsmassage und vor allem eine richtig aufgebaute und konsequent (!) durchgeführte Atemgymnastik bringen eine Steigerung der Leistungsfähigkeit und tragen zur Rehabilitation des *Bechterew*-Kranken bei.

## 5.4 Sylvestersyndrom

Die in den tiefen rückwärtigen Thoraxpartien mit Fieber verlaufenden Schmerzzustände wurden zuerst auf der Insel Bornholm in epidemischer Form registriert und deshalb auch als Bornholmsche Krankheit bezeichnet.

### Ätiopathogenese

Vermutet wird eine durch ein Coxsackie-Virus bedingte kontagiöse Myositis.

### Symptomatik und Diagnose

Der kurzanhaltende zweigipfelige Fieberverlauf wird von anfallsartigen, mit Kontrakturen einhergehenden Schmerzen begleitet, die vom Kranken als mit Atemnot verbundene ringförmige Einschnürung der unteren Thoraxpartien (Teufelsgriff) empfunden wird. Die Blutsenkungsreaktion ist beschleunigt und bestätigt die entzündliche Ätiologie.

### Therapie

Eine spezifische Therapie ist nicht bekannt. Die Behandlung beschränkt sich daher auf allgemeinmedizinische Maßnahmen, wie sie bei fieberhaften Viruserkrankungen gebräuchlich sind. Eine zusätzliche Medikation mit Myotonolytika kann versucht werden.

## 5.5 Morbus Scheuermann

Die *Scheuermann*sche Erkrankung befällt den Jugendlichen und bevorzugt das männliche Geschlecht. So lautet auch die exakte klinische Bezeichnung dieser Veränderungen »juvenile Kyphose« oder »Adoleszentenkyphose«. Sie wurde 1921 von *Scheuermann* erstmalig vorgestellt und ist unter seinem Namen bekannt geworden.

## Ätiopathogenese

Die Entwicklung der noch zu beschreibenden Veränderungen beginnt im frühen 2. Lebensdezennium, die resultierende Kyphosebildung wird meistens aber erst einige Jahre später anläßlich routinemäßiger schulärztlicher Untersuchungen aufgedeckt.
Bevorzugte Lokalisation der pathologischen Veränderungen ist die untere und mittlere Brustwirbelsäule, gelegentlich die LWS (lumbaler *Scheuermann).*
Die je nach Schweregrad verschieden stark ausgeprägte Kyphose ist das Ergebnis einer hormonellen Fehlsteuerung des Epiphysenschlusses in der Pubertät, verbunden mit einem Mißverhältnis von Strukturwiderstand der Deckplatten zum Quellungsdruck der Bandscheibe und zur Leistungsfähigkeit von Bindegewebs- und Knorpelzellen. Exogene mechanische Faktoren sollten nicht überbewertet werden und die früher vielfach übliche Bezeichnung der Erkrankung als Lehrlingskyphose oder Bauernrücken ist unberechtigt, da es sich gezeigt hat, daß die Krankheitshäufigkeit bei Mittel- und Oberschülern ganz gleich ist.
Die beschriebenen Ätiologiefaktoren führen über den Einbruch von Bandscheibengewebe in die Grund- und Deckplatten zur keilförmigen Deformierung der Wirbelkörper und einer dementsprechenden Kyphosierung. Diese pathologischen Veränderungen stellen aber – und das muß klar herausgestellt werden – noch keine Erkrankung dar. Das entstandene pathologische Substrat kann nur als prämorbides Gebiet und als Prädilektionsort für Krankheitsmanifestationen nach Zusatzreizen aufgefaßt werden.
Schon *Günz* hat in einer Untersuchungsreihe nachgewiesen, daß nur 11% der juvenilen Kyphotiker Beschwerden aufwiesen, von denen letztlich nur 2% auf die *Scheuermann*sche Erkrankung zurückzuführen waren. Auslöser für die Schmerzentstehung auf dem Boden der Prämorbidität sind Traumen verschiedenster Art und Schwere und entzündliche fokalgesteuerte Noxen. Nach unseren Beobachtungen und den Erfahrungen aus gezielten und erfolgreichen Sanierungsmaßnahmen hat die chronische Tonsillitis in dieser Beziehung die größte Effektivität.

## Symptomatik und Diagnose

Eine stärker ausgeprägte Wirbelsäulenverformung ist blickdiagnostisch erfaßbar und führt dann routinemäßig zur weiteren Röntgenexploration, welche die typischen Veränderungen mit Keilform eines oder mehrerer Wirbelkörper und die Unebenheiten der Grund- und Deckplatten feststellt. Einbrüche des Diskus durch die Deckplatten in die Wirbelspongiosa in Form der sogenannten *Schmorl*schen Knötchen sind möglich *(Abb. 28).*

> Die Röntgendiagnose »Morbus *Scheuermann*« hat meist keine klinische Relevanz!

Die Motilitätsprüfung der Wirbelsäule zeigt einen Beweglichkeitsverlust des Kyphosegebietes mit Betonung der Retroflexionseinschränkung. Bestehen Schmerzen, sind diese von einem Hartspann der regionären Muskulatur und lokaler Druckempfindlichkeit begleitet und eine zusätzliche schmerzbedingte Beweglichkeitseinschränkung in mehreren Ebenen wird wirksam.
Im Laufe des Lebens entstehen in dem in der Jugendzeit angelegten pathologischen Kyphosegebiet bevorzugt spondylarthrotische Veränderungen, die ihrer-

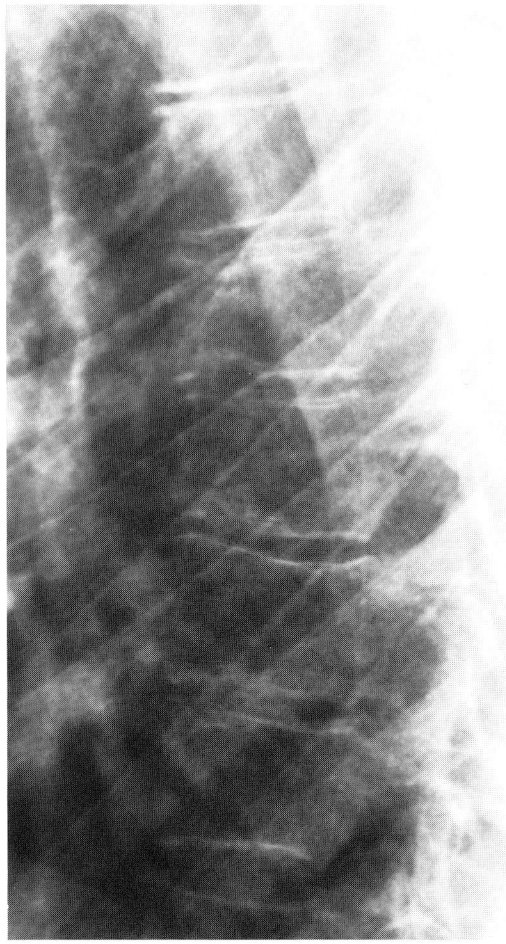

Abb. 28 Morbus *Scheuermann*. Die Unregelmäßigkeiten der Grund- und Deckplatten sind typisch.

seits ein neues Krankheitspotential vor allem für Funktionsstörungen von Wirbelgelenken darstellen können.

## Therapie

Beschwerdefreie *Scheuermann*-Patienten kommen kaum zur Behandlung. Entdeckt man anläßlich einer Routineuntersuchung am Jugendlichen Zeichen einer noch nicht fixierten juvenilen Kyphose, genügen unspezifische Allgemeinanordnungen zur Lebensführung.
Nächtliche Hartflachlagerungen, Sportlenkung mit Bevorzugung des Schwimmens und einfache Gymnastikanweisungen (Bauchdecken-, Gesäß- und interskapuläre Muskeln sind besonders zu beachten) wirken dahingehend. Zusätzliche Aufmerksamkeit erfordert der Tonuszustand des M. pectoralis major, der zur Verkürzung neigt und solcherart das Vorziehen der Schultern und die Rundrückenbildung unterstützen würde. Als geeignete Gegenmaßnahme empfiehlt sich die manuelle Dehnungsbehandlung des Muskels (siehe Gymnastikkapitel).
Die Vermeidung bzw. Reduzierung von Übergewicht ist zweckdienlich. Das vielfach empfohlene Reklinationskorsett bzw. die Gipsliegeschalenruhigstellung halten wir auch beim sogenannten »floriden *Scheuermann*« meistens für überflüssig, gehen diese Maßnahmen doch am Kern des Schmerzgeschehens vorbei. Wie bereits erwähnt, ist die Schmerzbegleitung bei der juvenilen Kyphose der Aus-

druck einer Sekundärreizaufpfropfung. Es ist weiterhin keine Frage, daß die Progredienz der Grundstörung durch das Sekundärgeschehen ungünstig beeinflußt wird.
Eine gezielte Therapie ist daher nur dann gegeben, wenn die Auslösungsmechanismen erkannt und beseitigt werden.
Liegen mechanische Auslöser vor, etwa Gelenkblockierungen in kaudalen oder kranialen Wirbelsäulenanteilen, sollen diese nach subtiler manualmedizinischer Art exploriert und manipulativ gelöst werden. Das im Reizstadium befindliche Kyphosegebiet dagegen ist ein noli me tangere für manuelle Eingriffe. Zur unmittelbaren Schmerzbehandlung ist die paravertebrale Infiltration der irritierten Wirbelgelenke mit Lidocain zu empfehlen.
Bei der überaus häufigen tonsillogenen Schmerzauslösung muß ohne Verzug die Tonsillektomie angeordnet und post operationem das Tonsillennarbengebiet einige Male mit einem Lokalanästhetikum unterspritzt werden.
Bei Beachtung dieser Fakten ist eine definitive Schmerzbefreiung innerhalb kürzester Zeit zu erreichen und der Patient, versehen mit den schon erwähnten Allgemeinanweisungen und der Empfehlung einer späteren Kontrolluntersuchung, aus der Behandlung entlaßbar.

## 5.6 Thorakaler medialer Massenprolaps

Er gehört zu den seltenen chondrotisch bedingten Auslösern thorakaler Schmerzbilder.

### Ätiopathogenese

Die degenerative Schädigung des Diskus in seinem dorsalen »neuralen« Anteil und daraus entstehende radikuläre Irritationen durch Nucleus-pulposus-Sequester sind, wie bereits erwähnt, äußerst selten. Die Häufigkeit wird nach einer umfangreichen Statistik der Majo-Klinik mit 2–3 thorakalen Prolapsbildungen auf 1000 lumbale angegeben.

### Symptomatik und Diagnose

Die zu beobachtenden Symptome sind lange nicht so charakteristisch wie die geradezu prägnante Symptomatik lumbaler Kompressionssyndrome. Beginn und Verlauf der Beschwerden lassen die lumbale Dramatik vermissen. Die Schmerzausstrahlungen haben neuralgiformen Charakter und entsprechen den befallenen Segmenten. Neben sensiblen Störungen treten durch Reizung vegetativer Strukturen gerne Pseudoorganbeschwerden auf, die Anlaß zu diagnostischen Irrtümern geben.
Bei hohem Sitz des Prolapses kann eine kompressionsbedingte ischämische Rükkenmarkschädigung unter dem Bilde einer spinalen Form der MS oder dem Syndrom des extramedullären Tumors verlaufen und ebenfalls Anlaß zur Fehldeutung sein. Die Diagnose läßt man am besten mit den neuen bildgebenden Verfahren, der Computertomographie bzw. Kernspintomographie verifizieren.

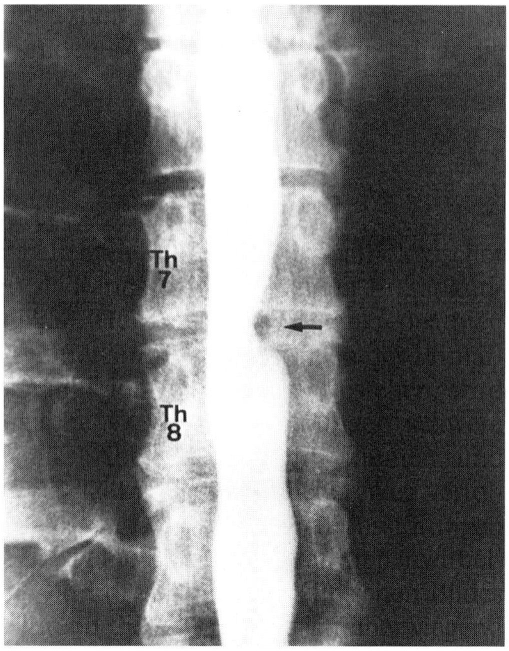


Abb. 29 Deszendierende Myelographie mit wäßrigem Kontrastmittel. Deutliche Eindellung im Bereiche zwischen dem 7. und 8. Brustwirbel bei einem lateralen thorakalen Bandscheibenprolaps.

**Therapie**

Paravertebrale Lidocainblockaden in Höhe der betroffenen Wurzel sind als konservative Behandlungsmaßnahme zusammen mit abschwellender entzündungshemmender Medikation (NSAR) zu versuchen.
Ausgeprägte therapierefraktäre progrediente Beschwerden sind der operativen Dekompression zuzuführen (neurologische Symptomatik!).

## 5.7 Blockierungsbedingte thorakale Syndrome

Die mit der Bezeichnung Blockierung bedachte Funktionsstörung von Gelenken wurde ja bereits analysiert und ihre pathogenetische Effektivität immer wieder herausgestellt, so daß ohne weiteres mehr bei der Besprechung blockierungsbedingter Syndrome darauf zurückverwiesen werden kann. Blockierungen stellen bei den folgenden Erkrankungen einen ätiopathogenetischen Hauptfaktor dar.

### 5.7.1 Akute thorakale Wirbelgelenkblockierung

Das schlagartige Auftreten ist mit einem auslösenden Überlastungsfaktor verbunden. Unkoordinierte oder Reflexbewegungen, wie sie z. B. beim Ausrutschen gemacht werden, um das Gleichgewicht wiederzufinden, oder die bei Ausübung mancher Sportarten unvermeidbar sind, lassen im funktionsmechanisch überlasteten Segment solche Störungen entstehen.

### Symptomatik und Diagnose

Der augenblicklich auftretende Schmerz verstärkt sich binnen kurzer Zeit ganz beträchtlich, die ursprünglich eng begrenzte Schmerzlokalisation breitet sich überwiegend halbseitig aus und über die nozizeptiv gestörte Segmentreflektorik kommt es zur seitendifferenten muskulären Verspannung und schmerzbedingten Bewegungseinschränkung speziell der Rotation und Seitneigung des Rumpfes. Die über der Blockierung liegenden Gewebepartien sind druckschmerzhaft, seitlicher Druck auf den segmental zugehörigen Processus spinosus löst gleichfalls Schmerzen aus und hilft bei der Blockierungslokalisation.

### Therapie

Frische Blockierungen lassen sich recht eindrucksvoll manipulativ lösen und gehören zu den Paradefällen der manuellen Medizin. Bestehen die Blockierungen schon etwas länger und hat sich reflektorisch eine myalgische Reizphase mit erhöhtem muskulärem Binnendruck und Irritationszustand der Schmerzrezeptoren aufgebaut, sind alle mechanischen Behandlungsmaßnahmen (Extensionen, Manipulationen, Massagen etc.) zu verschieben. Lidocaininfiltrationen an die blockierten Gelenke, Impulsstrombehandlungen, Kryotherapie und entzündungshemmende Medikation sind in der Lage, diese Reizphase abzubauen und die Blockierung einer anschließenden Manipulationsbehandlung zuzuführen.

## 5.7.2 Mechanisch-dyspnoisches Syndrom

Dieses von *Maigne* beschriebene Syndrom stellt eine akute, blockierungsbedingte Atemstörung in den Mittelpunkt der Beschwerden. Die Auslösung erfolgt über traumatische Blockierungen der Kostotransversal- und Kostovertebralgelenke, ähnlich wie es im vorigen Kapitel beschrieben wurde. Auch *Kuhnert* hat solche Fälle erwähnt und auf die begleitende Einschränkung der Vitalkapazität verwiesen.

### Symptomatik und Diagnose

Akut einsetzender halbseitiger Thoraxschmerz, meist im kausalen Zusammenhang mit Überlastungen und einer asthmaähnlichen Durchatemstörung verbunden mit dem Gefühl der Atemnot und Verschlechterung der Beschwerden beim Bewegen des Rumpfes sind charakteristisch.
Das betroffene Kostotransversalgelenk ist druckempfindlich und die zugehörige Rippe in Inspirationsstellung abgewichen. Die seitengleichen örtlichen Muskelpartien sind verspannt.

### Therapie

Die gezielte Manipulation des gestörten Kostotransversalgelenkes ist die eleganteste Behandlungsmaßnahme. Fehlen die notwendigen Voraussetzungen, ist die Lidocaininfiltration des blockierten Kostotransversalgelenkes einzusetzen.

Eine häufige Ursache thorakaler Blockierungen: die gestörte Viszerovertebralreflektorik

### 5.7.3 Vertebro-pulmonales Syndrom

Organreflektorische Beeinflussungen der Wirbelsäule sind schon lange bekannt. Ende des vorigen Jahrhunderts veröffentlichte *Mackenzie* den bekannten Fall der Schmerzprojektion eines unerkannten Magenkarzinoms in die thorakale Wirbelsäule und *Head* stellte seine segment- und organzugehörigen Hautzonen vor. Die Ausbildung von Skoliosen bzw. deren Abhängigkeit von Organerkrankungen wurde später verschiedentlich gezeigt und so wurden weitere Konnexe zwischen Viscus und Wirbelsäule hergestellt.

*Bergsmann* und *Eder* haben für den Thoraxbereich anhand pulmologischer Studien die Relation Lunge-Wirbelsäule weiter untersucht und das Ergebnis als *vertebro-pulmonales* Syndrom vorgestellt.

Bei chronisch Lungenkranken fanden sich als vorzügliche vertebrale Manifestation Blockierungen des zervikothorakalen Überganges (C6–Th3) und der Kostotransversalgelenke, sowie eine kurzbogige zur Erkrankungsseite konvexe Skoliose. Damit verbunden zeigte sich ein Abweichen der konvexseitig gelegenen Rippen in Richtung Inspirium, der konkavseitig gelegenen in Richtung Exspirium. Diese asymmetrische Thoraxeinstellung ergibt zwangsläufig eine asymmetrische Atembewegung. In der inspiratorisch eingestellten Thoraxhälfte wird so die Flankendehnung und das Anheben der ventralen Rippenpartien verringert und damit ein Großteil der Zwerchfellamplitude absorbiert. Die klinische Bedeutung liegt in der erschwerten Atemarbeit. Entsprechende Parameter, wie Vitalkapazität, Atemgrenzwert und Atemstoß, sind herabgesetzt.

Die mechanisch bedingte Distributionsstörung der Atemluft kann bis zum Gefühl der Dyspnoe heranwachsen, die in Verbindung mit der gestörten Segmentreflektorik und Beeinflussung der Kreislaufsituation die allgemeine Leistungsfähigkeit reduziert.

Die Beeinflussung der Kreislaufsituation durch vertebrale Funktionsstörungen ist nicht an die thorakale Wirbelsäule alleine gebunden.

Untersuchungen an einer gesunden Vergleichsgruppe ergaben mit hoher Signifikanz anhand bestimmter Kreislaufparameter (modifizierter Schellong-I-Test, seitenvergleichende Rheographie und Oxyhämoglobinbestimmung des Venenblutes), die Wirksamkeit von Blockierungen. Diese Veränderungen in Verbindung mit den vertebralen Funktionsstörungen wurden von den vorgenannten Autoren als *vertebro-zirkulatorisches Syndrom* deklariert.

Die Realität beider Syndrome wurde durch pulsgeregelte Ergometrieuntersuchungen erhärtet, wie eine Leistungssteigerung erheblichen Ausmaßes nach erfolgreicher Manipulation der Blockierungen bewies.

#### Symptomatik und Diagnose

*Vertebro-pulmonales* und *vertebro-zirkulatorisches* Syndrom liegen primär im subklinischen Bereich und zeigen erst nach Zusatzreizen durch Streß, Infekt, Überlastung etc. klinische Bilder.

Das Vollbild der Erscheinungen springt wesentlich weniger ins Auge als beim akuten mechanisch-dyspnoischen Syndrom. Die Dyspnoe wird lediglich bei Belastung manifest. Das Schmerzgefühl ist unterschwellig und nur als dumpfes Gefühl vorhanden. Im zervikothorakalen Übergang sind bei manueller Untersuchung die Blockierungen zu erkennen, ebenso die inspiratorisch eingestellten Rippen der befallenen Seite und eine Druckdolenz über den Kostotransversalgelenken. Die Veränderung bestimmter Atemparameter wurde bereits angegeben.

**Therapie**

Die im Vordergrund stehende Organtherapie richtet sich nach dem Charakter der Grunderkrankung und versucht von dieser Seite aus eine Entstörung des segmental-reflektorischen Komplexes zu erzielen. Da jedoch Organerkrankungen in den zugehörigen vertebralen Segmenten Blockierungen aufbauen können, die bei längerem Entstehen autonom werden und so ein weiteres Reizzentrum ergeben, welches sich wiederum negativ auf die Grunderkrankung auswirkt, stellt die gezielte Manipulation dieser Blockierungen eine kausale Therapie dar und ermöglicht in vielen Fällen erst die volle Rehabilitation chronisch Lungenkranker.

## 5.8 Kardiovertebrale Syndrome

Auf dem Wege der viszerovertebralen Reflektorik bzw. vice versa wird die Entstehung von kombinierten vertebralen und kardialen Sensationen möglich, wobei der primäre Auslösungsfaktor nicht immer leicht erkennbar ist. Diesbezügliche Zusammenhänge wurden schon vor 200 Jahren - allerdings ohne das Wissen um den neurophysiologischen Mechanismus - von *Heberden* erkannt und beschrieben. Seither, speziell aber in den letzten Jahren, häufen sich Publikationen, wobei je nach Grundeinstellung des Referenten die Wertigkeit des vertebralen und kardialen Faktors ganz verschieden eingestuft wurde. Zweckmäßig erscheint die von *Schwarz* vorgenommene Einteilung in Syndrome »mit« und »ohne« ischämische Herzkrankheiten, wobei fließende Übergänge beachtet werden sollen.

### 5.8.1 Kardiovertebrale Syndrome mit ischämischer Herzerkrankung

Auslöser des Syndroms ist die ischämische Organreizung, die mit Einspeisung nozizeptiver und vegetativer Impulse die segmentale Ordnung stört und in der Lage ist, reflektorisch Blockierungen von kleinen Wirbelgelenken aufzubauen.

**Symptomatik und Diagnose**

Die Schmerzauslösung ist belastungsabhängig, die Lokalisation wird häufig retrosternal empfunden, mit Ausstrahlung in Schultern und Arme unter Betonung der Ulnarseite. Nitroglycerinpräparate bringen sofortige Erleichterung. Im EKG sind die Zeichen der Koronarerkrankung zu sehen und an der Wirbelsäule findet man bei manueller Untersuchung meist multisegmentale Blockierungen im zervikothorakalen Übergang und in der mittleren Brustwirbelsäule. Am ausgedehntesten und hartnäckigsten sind diese Blockierungen nach Myokardinfarkten, so daß eine graduelle Relation zwischen ischämischer Grunderkrankung und vertebraler Projektion gegeben scheint. Die Reizung der segmentalen Myotome äußert sich vorzüglich in schmerzhaften Spannungen des Musculus pectoralis major und minor. Als weitere segmentale Manifestation können kostosternale Synchondrosen und die Kostotransversalgelenke 3 bis 5 druckdolent erscheinen.

#### Therapie

Neben der im Vordergrund stehenden Koronartherapie hat die Behandlung der reflektorisch entstandenen Blockierungen einen festen Platz im Therapieprogramm zugeordnet bekommen. Wie bereits bei der Besprechung des vertebropulmonalen Syndroms hervorgehoben, ist die weitgehende Entstörung der Segmentalreflektorik ein wichtiger Punkt aller Rehabilitationsbemühungen. Manipulationen der Gelenkblockierungen, sowie Lidocain-Infiltrationen ins Dermatom, Myotom und die WS-Gelenke haben sich dazu bewährt.

### 5.8.2 Kardiovertebrale Syndrome ohne ischämische Herzerkrankung

Hier liegt die ätiologische Präferenz an der vertebralen Funktionsstörung. Bei Ausschluß organischer Herzerkrankungen und manualmedizinisch explorierter Blokkierungen sind wir berechtigt, die vertebragene Auslösung von Herzsensationen zu diagnostizieren. Reizzentrum und Initiator der segmentalen Regelkreisstörungen ist dann einmal mehr das kleine Wirbelbogengelenk.

#### Symptomatik und Diagnose

Im Gegensatz zum vorgenannten Syndrom sind die Schmerzen nicht belastungsabhängig. Hingegen bestehen Beziehungen zu statisch-dynamischen Verhältnissen. Bestimmte Einstellungen der Wirbelsäule sind in der Lage, Beschwerden auszulösen, wobei ein pseudoanginöser Charakter dominiert. Als Ausdruck der vegetativen Begleitirritation kommen Rhythmusstörungen in Form von ventrikulären und supraventrikulären Extrasystolen, sowie paroxysmale Tachykardien zur Beobachtung. Die Blockierungen beschränken sich auf weniger Segmente, mit Bevorzugung der obersten BWS und Kopfgelenke. In einem erheblichen Prozentsatz läßt sich ein interspinaler ligamentärer Druckschmerz auslösen. Die Schmerzen sprechen auf Nitropräparate nicht an, bessern sich dagegen eher auf einfache Schmerzpräparate und Antirheumatika.

#### Therapie

Die manipulative Lösung der Blockierungen ist zweifelsohne die optimale Therapie und durch kein anderes Behandlungsverfahren voll zu ersetzen. Die vielfach versuchte Glisson-Extension bringt nach unseren Erfahrungen nicht nur wenig Erfolg, sondern bewirkt über das Setzen von Negativreizen in funktionsgestörten Gelenken auch öfters eine Exazerbation der Beschwerden. Vegetativ manifest gewordene Rhythmusstörungen ohne organischen Grundcharakter sind gelegentlich eine Indikation für eine Stellatumblockade, die probandi causa primär mittels geeigneter Impulsstrommodulation getestet werden kann. Medikamentös stehen für diese Fälle Betarezeptorenblocker zur Verfügung.

Abschließend zum Kapitel der kardiovertebralen Syndrome und als Anregung für weitere Untersuchungen soll noch die Möglichkeit eines vertebragenen Risikofaktors zur Diskussion gestellt werden. Neben den bekannten Risikofaktoren ischämischer Herzerkrankungen, scheint die über eine funktionsgestörte Wirbelsäule ausgelöste Irritation des segmental-reflektorischen Komplexes durchaus die Voraussetzungen zu bieten, die Durchblutungsverhältnisse des Herzens funktionell zu verschlechtern. Von dieser Warte aus betrachtet wäre es dann auch denkbar, daß bei Vorliegen mehrerer Risikofaktoren die vertebragene Belastung an Bedeutung gewinnt.

## 5.9 Gastro-vertebrales Syndrom

Eine weitere Möglichkeit der Schmerzentstehung im Bereiche der BWS wird durch die viszerovertebrale Reflextätigkeit aus erkrankten Oberbauchorganen gegeben. Auch diese Zusammenhänge sind schon lange bekannt und *Mackenzies* Magenkarzinomfall mit Schmerzprojektion in die BWS wurde schon erwähnt. Weniger ernste Primärerkrankungen sind jedoch ebenso in der Lage, ein viszerovertebrales Reflexgeschehen zu starten. Zu nennen sind in diesem Zusammenhang vor allem Magen- und Duodenalulzera.

### Symptomatik und Diagnose

Eine Ulkusanamnese kann, muß aber nicht unbedingt gegeben sein. Die Patienten klagen über Schmerzen im Rücken, in Höhe der Schulterblattspitzen und tiefer, die vorwiegend nachts auftreten und vielleicht als Äquivalent des Nüchternschmerzes betrachtbar sind. Bei der Untersuchung der Wirbelsäule erscheinen die segmental zugehörigen Processus spinosi (Th6 bis 9) druckempfindlich. Die Funktionsprüfung deckt über mehrere Segmente gehende Blockierungen auf. Das pseudovertebragene Beschwerdebild kann so im Vordergrunde stehen und die Grunderkrankung kaschieren, daß daraus diagnostische und therapeutische Irrtümer erwachsen. Eine definitive Abklärung ist nur über die Röntgenuntersuchung von Magen und Duodenum zu erreichen.

### Therapie

Nach Abheilen der ulzerösen Phase verblassen auch die reflektorischen Rückenschmerzen. Die kausale Therapie ist demzufolge die der Grunderkrankung.
Die Fehlaktivität des Vegetativums, eine Voraussetzung für die Ulkusentstehung, macht jedoch Therapiemaßnahmen, die dort segmental gezielt eingreifen, überlegen wirksam. Die therapeutische Blockade der Nervi splanchnici mit 0,5%igem Lidocain hat sich diesbezüglich bewährt. Manchmal genügt eine einzige Blockade zur Auflösung des Syndroms und beschleunigten Abheilung des Ulkus.

## 5.13 Psychovertebrales Syndrom

Psychosomatische Schmerzlokalisationen betreffen die einzelnen Wirbelsäulenabschnitte mit verschiedener Häufigkeit. Thorakale Manifestationen sind keineswegs selten. Ätiopathogenese und Klinik psychosomatischer Störungen mit dem Manifestationsort Wirbelsäule werden in einem eigenen Kapitel vorgestellt.

## 5.14 Skapulokostales Syndrom

Zwischen den Schulterblättern lokalisierte Beschwerden stehen vielfach bereits mit von der HWS ausgehenden Irritationen im Zusammenhang und ihre Besprechung bildet so den Abschluß der Schilderung thorakaler Wirbelsäulensyndrome und leitet zu der Darstellung der Zervikalsyndrome über.

### Ätiopathogenese

*Mumenthaler* und *Schliack,* welche die Bezeichnung skapulokostales Syndrom geprägt haben, beschuldigen dafür die subskapulären Thoraxmuskeln, *Lewit* die Kostotransversalgelenke und *Cyriax* Irritationen der Dura durch zervikale Diskusprotrusionen. *Maigne* meint mit seiner Bezeichnung interskapulovertebrales Schmerzsyndrom das gleiche Erscheinungsbild und führt es auf zervikale Störungen hauptsächlich in den Abschnitten C6 und C7 zurück. Von ihm und anderen Autoren werden auch noch Irritationen der dorsalen Äste der oberen thorakalen Spinalnerven ins Gespräch gebracht.
Zu erwähnen bleibt noch ein interskapulärer Schmerz, der über das Ganglion stellare bei dessen Blockade auslösbar ist.
*Tilscher* hat nun versucht, die ätiologische Vielschichtigkeit in eigenen Versuchsreihen zu sichten und zu ordnen. Die Untersuchungen haben die ätiologische Mannigfaltigkeit noch erweitert und eine multistrukturelle Bahnung aus den verschiedensten Formationen des oberen Körperquadranten aufgezeigt. Zusammenfassend ist zu sagen, daß der interskapuläre Schmerz nicht isoliert betrachtet werden kann und die gefundene Druckschmerzhaftigkeit allein keinerlei diagnostische Schlüsse zuläßt.

### Symptomatik und Diagnose

Das sogenannte skapulokostale Syndrom zeichnet sich durch teils spontane, teils nur auf Druck auftretende Schmerzen im interskapulären Bereich aus. Das Punctum maximum der Druckempfindlichkeit liegt in der Höhe von Th3–Th6, 7–8 cm paramedian auf den Rippen und ist am besten bei vor der Brust gekreuzten Händen des Patienten (Pharaonengriff) zu palpieren. Die Punkte entsprechen anatomisch am ehesten dem Angulus costae und sind gleichzeitig Muskelansätze (M. iliocostalis pars cervicalis).
Gehäuftes Auftreten wird beobachtet bei Zervikalsyndromen mit radikulären Läsionen, bei Schmerzprozessen im gleichen Körperquadranten, bei thorakalen Organopathien, bei Störstellen (Fokalbelastung) im Kopfbereich und sogar bei psychischen Alterationen.

## Therapie

Die ätiologische Vielschichtigkeit erfordert zuerst das Aufdecken des auslösenden Hauptfaktors, um eine kausale Therapie beginnen zu können. Daneben bewährt sich die zusätzliche Lokalbehandlung der Schmerzstellen mit Lidocain-Infiltrationen.

Die Technik ist einfach. Der Patient sitzt wie bei der Untersuchung mit vor der Brust gekreuzten Armen. Die Einstichstellen liegen etwa 7 bis 8 cm paramedian auf den Rippen. Nach Auspalpieren der Maximalschmerzstelle geht man mit der Kanüle neben dem tastenden Finger senkrecht bis zum Knochenkontakt ein und instilliert pro Stelle 1 ccm Procain. Wird das Kriterium »Knochenkontakt« dabei streng beachtet, sind Verletzungen der Pleura und Setzen eines Pneumothorax sicher ausgeschlossen.

Tab. 9 **Thorakalsyndrome**

| Syndrom | Ätiopathogenese | Symptomatik | Diagnose | Therapie |
|---|---|---|---|---|
| Medianer Massenprolaps | Diskopathie, Degeneration | Segm. Neuralgien, Pseudoorganbeschwerden | CT, NMR | Lidocainblockaden, evtl. Operation |
| Destruktionssyndrome | Tumor, Metastasen, Spondylitis | Segm. Schmerzen | Röntgen, Serologie | je nach Grundleiden |
| Osteoporosesyndrom | metabol-hormonelle Dysbalance | Interkostalschmerz, Ermüdungsschmerz, Rundrücken | Röntgen | Lidocaininfiltration, Diät, Gymnastik Cave! Kortison |
| Morbus *Scheuermann* | Fehlsteuerung d. Epiphysenschlusses, Gewebsmängel | Rundrücken, meist symptomlos, Schmerz nur bei Zweiterkr. (Fokus) | Röntgen Fokaldiagnose | Gymnastik, Sport, Fokalsanierung |
| Morbus *Bechterew* | entzündlich-rheumatisch, Beckenherde | zunehmende Versteifung, behinderte Atmung, typ. Aspekt | Röntgen, BSR, HL-A B27 (Antigen) | antirheum. Atemtherapie, Gymnastik, *Böckstein*-Stollen |
| Blockierungssyndrome: Ak. Wirbelgelenkblockierung | Überlastung, Sport pseudoradik. Typ | bewegungsabh. Schmerz | Chirodiagnostik | manuelle Therapie |
| mechan.-dysp. Syndrom | Block. der Kostotransversalgelenke | lokal. Schmerz, Durchatemstörung | Chirodiagnostik | manuelle Therapie |
| vertebro-pulm. Syndrom | viszerovertebrale bzw. vice versa Fehlreflektorik | subklinisch, asymm. Atembewegung Leistungsreduktion | pulmolog., Chirodiagnostik | manuelle Therapie Therapie der Grunderkr. |
| Costa-fluctuans-Syndrom | fehlende Verwachsung der 10. oder 9. Rippe | Rippenbogenschm., Verstärkung beim Beugen etc. | Palpation | Lidocaininfiltration |
| *Tietze*-Syndrom | Dauerfissur bei chron. Traumen | Schwellung Costa 2–4 Arbeitsschmerz | Inspektion, Palpation, Rö-negativ | Lidocaininfiltration |

(Fortsetzung)

| Syndrom | Ätiopathogenese | Symptomatik | Diagnose | Therapie |
|---|---|---|---|---|
| Serratus-Syndrom | traumatische i.m. Fibropathie | Schmerz in seitl. Brustwand, DS der Serratusinsert. | Palpation | Lidocaininfiltration |
| Sylvester-Syndrom | Coxsackievirus, Myositis | zweigipfl. Fieberverlauf, ringförm. Thoraxschmerz | Fieber, BSR Virolog. | Symptomat. |
| kardiovertebr. Syndrome: mit ischäm. Kardiopathie | Koronarinsuff., Organreflektorik | belastungsabh. Schmerzen | EKG, Nitropräp., | Organtherapie |
| ohne ischäm. Kardiopathie | vertebroviszerale Projektion | belastungsunabh., veget. Symptome | EKG Chirodiagnostik | manuelle Therapie |
| gastrovertebr. Syndrom | Magenerkr., Organreflektorik | Schmerzen in mittlerer BWS, besonders nachts | Röntgen, DS Th 6–9 und reflekt. Blockierung | Organtherapie, Lidocaininfiltrationen |
| skapulokostales Syndrom | multifaktoriell, Organreflektorik, C-Syndrom, Fokus | interskapul. Schm., DS am Angulus Costae 3.–6. Rippe | Palpation, | Lidocaininfiltration, manuelle Therapie |
| psychovertebr. Syndrome | psychosomat. Reaktionen, Depression | uncharakteristisch, Depressionssymptome | psychiatrisch | Psychopharmaka |

# 6. Schmerzsyndrome der Halswirbelsäulenregion

> Die HWS ist der beweglichste, aber auch der störanfälligste Abschnitt des Achsenorgans

Praktisch nahtlos und vielfach segmental nicht trennbar schließen die aus Störungen der Halswirbelsäule resultierenden Beschwerdebilder an die bereits abgehandelten Syndrome kaudalerer Abschnitte an. Die Mitbeteiligung der Halswirbelsäule an zahlreichen Erkrankungen, die mit »tieferliegenden« vertebralen Störorten verquickt sind, klang in den vorausgegangenen Kapiteln ja immer wieder an und ließ so schon eine übergeordnete Bedeutung der Halswirbelsäule am Regulationsspiel der Gesamtwirbelsäule erahnen. Daß man geradezu von einer Regulationsdominanz sprechen kann, erhellen zahlreiche Untersuchungen, die sich speziell mit Bau, Funktion und Steuerungswirkung des kraniozervikalen Abschnittes auseinandergesetzt haben. Vorausgegangene Untersuchungen von *Conroe* und *Schmidt* zeigten bereits Fernmeldefunktionen von peripheren Gelenken, die erst nach totaler Kapseldenervation zu unterbinden waren. *Matthews* bewies dann die Zusammenhänge zwischen Gelenkrezeptoren und Muskelspindelrezeptoren durch Längenmessung von Muskelfasern in Relation zur Gelenkstellung.

Das klassische Experiment jedoch, welches die propriozeptive Wertigkeit der Halswirbelsäule herausstellte, demonstrierten dann *McCouch* und Mitarbeiter an den tonischen Nacken- und Halsreflexen der Katze. Nach Durchtrennung bzw. operativer Abtragung der gesamten Halsmuskulatur wurden tonische Nackenreflexe ausgelöst, die dann erst nach Unterbrechung der Nervenfasern zu den oberen Halswirbelgelenken zum Erlöschen kamen.

Die Bedeutung dieser Voruntersuchungen und die klinische Relevanz in der Vertebrologie scheint erstmalig in einem Referat von *Gutmann* und *Vele* auf, die mittels elektromyographischer Aufzeichnungen und Registrierung der Gewichtsverteilung auf Mehrkomponentenwaagen vor und nach Manipulation an den kraniozervikalen Gelenken einmal die tierexperimentell gewonnenen Vorstellungen bestätigt fanden und zum anderen zur Verifizierung der Effektivität der Chirotherapie beitragen konnten. Erklärlich werden damit auch die von Manualtherapeuten immer wieder apostrophierten Zusammenhänge zwischen Lumbosakralregion und Kopfgelenken bzw. das besonders bei jugendlichen Patienten gar nicht selten zu beobachtende Sistieren von Lumbalgien nach erfolgreicher Manipulation von Blockierungen der kranialen Halswirbelsäule. Hier bewirkt die Wiederherstellung eines ungestörten Gelenkspieles in den propriozeptiven Schlüsselgelenken der Halswirbelsäule den Abbau pathologischer Afferenzmuster mit konsekutiver Tonussenkung der verspannten Rückenmuskulatur und Normalisierung der statischen Balance. Natürlich kann auch die muskuläre Balance primär durch überlastungsbedingte Noxen überfordert werden und über Fehlstereotypien die Gelenke der Wirbelsäule negativ beeinflussen.

Darüber hinaus greifen Afferenzen aus ligamentären und bindegewebigen Strukturen sowie die Viszeralreflexe in das Regulationsgeschehen ein und bilden mit den vorerwähnten Faktoren zusammen die Basis multifaktorieller Störbarkeit der Zervikalregion. Der im Kapitel der Thorakalsyndrome herausgestellte segmentalreflektorische Komplex schafft somit weiterhin das gedankliche Rüstzeug zur Analyse der Halswirbelsäulen-Syndrome.

Diese kurze Einführung in die experimentelle Arthrologie, Grundlagenforschung und Arbeitshypothetik wurde bewußt an den Anfang des Kapitels zervikaler Krankheitsbilder gestellt, um die Dominanz der Funktion über die Pathomorphologie neuerlich zu unterstreichen. Gerade bei den Erkrankungen der Halswirbelsäule wird in vielen klinischen Lehrbüchern der degenerativen Morphologie, wie den Spondylarthrosen, Osteochondrosen und unkovertebralen Exophyten eine pathogenetische Bedeutung zugemessen, die weit über den wahren Wert hinausgeht und so je nach Einstellung therapeutischen Heroismus oder Resignation begünstigt.
Abschließend zu dieser Einleitung ist zu sagen, daß auch die Einteilung der Zervikalsyndrome in solche der unteren und oberen Halswirbelsäule genauso problematisch ist, wie jede etagenmäßige Fixierung vertebragener Beschwerden. Trotzdem soll aus didaktischen Gründen und um die kaudokranial ausgerichtete Abwicklung des Buchinhaltes zu wahren, die weitere Besprechung so gehandhabt werden. Vor Besprechung der einzelnen Syndrome erscheint es jedoch angebracht, auf die Röntgendarstellung der Region kurz einzugehen und aufzuzeigen, was durch erweiterte Röntgenverfahren erreicht werden kann.

## 6.1 Röntgenologische Aufnahmetechnik der Halswirbelsäulenregion

Während sich bei der Aufnahme im seitlichen Strahlengang nur geringe Unterschiede zum Standardverfahren ergeben, ist für die a.-p.-Aufnahme eine deutliche geänderte Einstellung zu fordern, da die üblicherweise ausgeführte Technik den Kopfgelenkbereich vernachlässigt.
Eine sowohl morphologische als auch funktionelle Gesichtspunkte befriedigende Darstellung der Halswirbelsäule unter Einschluß des Kopfgelenkbereiches gelingt am besten mit der Aufnahmetechnik nach *Sandberg-Gutmann.*
Für die a.-p.-Aufnahme liegt der Patient auf der Mitte des Röntgentisches (Analfalte genau auf Mittellinie). Durch mehrmaliges Aufsetzen und Hinlegen wird dabei eine natürliche Haltung der Wirbelsäule gesichert. Anschließend muß der Patient den Mund weit öffnen und einen Flaschenkorken zwischen den Zähnen haltend so liegen bleiben, daß Stirn und Oberlippe auf einer Horizontalen ausgerichtet sind. Bei der Einstellung des Zentralstrahles der Röntgenröhre ist darauf Bedacht zu nehmen, daß er von fingerbreit unterhalb der oberen Prämolaren zu einem Punkt fingerbreit oberhalb der tastbaren Okzipitalbasis verläuft (als Einstellhilfe kann ein Bindfaden verwendet werden). Der Röhren-Film-Abstand soll genau 1 m betragen.
Für die seitliche Aufnahme wird eine sitzende Haltung des Patienten gewählt, der Kopf bleibt horizontal (Blick in die Ferne) und darf nicht seitgeneigt gehalten werden. (Unterkieferhälften müssen sich im Röntgenbild decken.) Der Zentralstrahl ist auf die Spitze des Processus mastoideus auszurichten und der Röhrenabstand soll, um Verprojizierungen auszuschließen, mindestens 1,5 m betragen. Mit Hilfe dieser Einstellungstechnik ist es nun möglich, die Halswirbelsäule einschließlich des Kopfgelenkbereiches zu analysieren und die Basis für vergleichbare und reproduzierbare Ergebnisse auch in funktioneller Hinsicht zu schaffen.
Ergänzend erwähnt werden soll, daß in gewissen Fällen durch zusätzliche Funktionsaufnahmen in Ante- und Retroflexion bzw. Seitneigung weitere Aufschlüsse

zu gewinnen sind. Eine ausführliche Darstellung der Röntgenologie der Halswirbelsäule bleibt den entsprechenden Standardwerken vorbehalten.
Für die Zervikalregion besitzt der Ausschluß gravierender pathomorphologischer Veränderungen einen besonders hohen Stellenwert, und es sei nachdrücklich darauf verwiesen, speziell manuelle Behandlungen erst nach Erstellung einer Röntgenabklärung anzusetzen, um gestörte von zerstörten Funktionen *(Tab. 10)* sicher abgegrenzt zu haben.

Tab. 10 **Zervikalsyndrom – Zervikobrachialgie**

| gestörte Funktion | zerstörte Funktion |
|---|---|
| Kopfgelenke:<br>Kopfschmerz, Vertigo,<br>vegetative Störungen | pathomorphologische<br>Veränderungen durch: |
| Wirbelbogengelenke:<br>Nacken-Kopfschmerz, referred pain | Entzündungen:<br>*Bechterew*, cP |
| Muskulatur:<br>pseudoradikuläre Schmerzen<br>(typische Ausstrahlungen) | Destruktionen:<br>Tumor/Metastasen<br>schwere degenerative<br>Veränderungen |
| Bandscheibe:<br>radikuläre Symptomatik | |

## 6.2 Fehlbildungen, entzündliche und neoplastische Destruktionen

Wie bereits bei der Besprechung der kaudaleren Wirbelsäulenabschnitte herausgestellt wurde, gehören gravierende Pathomorphologien als Auslöser vertebragener Beschwerden nicht zu den häufigen Ätiologiefaktoren. Das besagt natürlich keineswegs, daß ihre Existenz im medizinischen Alltag zu vernachlässigen wäre. Ganz im Gegenteil. Der Hauptgrund für das stets zu fordernde Minimaldiagnostikprogramm bei Wirbelsäulenschmerzsyndromen ergibt sich aus der Notwendigkeit, entsprechende Veränderungen mit größtmöglicher Sicherheit ausschließen zu können.
Auch im Halswirbelsäulenabschnitt behalten die zu diesem Thema bereits ausgeführten diagnostischen und therapeutischen Einzelheiten ihre Gültigkeit. Bezüglich neoplastischer Prozesse muß in Erinnerung gebracht werden, daß hartnäckige Zervikobrachialgien durch eine besondere Verlaufsform des Lungenkarzinoms, den Pancoasttumor, ausgelöst werden können und des weiteren, daß alle therapieresistenten und persistierenden Kopfschmerzen, auch wenn sie vertebragen verursacht scheinen, eine Tumorexploration veranlassen sollten *(Abb. 30)*.
Bei schweren Mißbildungen gilt speziell im Halswirbelsäulenbereich ein »cave« für chirotherapeutische Eingriffe, wobei in dieser Hinsicht vor allem die *Klippel-Feil*-Erkrankung und das Os odontoideum zu beachten sind.
Der Morbus *Bechterew* benötigt keine separierte Besprechung. Alles Wesentliche dazu wurde bereits ausgeführt *(Abb. 31)*. Ergänzend ist nur zu vermerken, daß dabei die Versteifung der Halswirbelsäule eine überschießende Kompensation in den Kopfgelenken, also eine echte Hypermobilität, erzeugen kann, die ihrerseits wiederum in der Lage ist, eine entsprechende Kopfschmerzsymptomatik nachzuziehen. (Anteflexion wirkt meist als Hauptauslöser.)

In manchen Lehrbüchern wird eine Sonderform eines diskogenen Zustandsbildes unterschieden und wir geben hier der Vollständigkeit halber diese an, möchten dazu aber bemerken, daß eine Abtrennung eigentlich nicht sinnvoll erscheint. Es ist dies die isolierte Daumenballenatrophie (Opponensatrophie).
Wie schon angedeutet, ist die diskogene Schädigung der entsprechenden Wurzeln im Foramen intervertebrale für die Atrophie verantwortlich. Im Falle der Opponensatrophie werden die motorischen Anteile der Radices C6 und C7 betroffen, die an der Anspeisung des Nervus medianus beteiligt sind und deren Fasern den M. opponens pollicis versorgen. Bei monoradikulärer Schädigung motorischer Wurzelanteile tritt infolge der multisegmentären Muskelversorgung der Handmuskulatur keine Atrophie auf. Der Ablauf beginnt meistens akut mit Schmerzen und Steifigkeit des Nackens sowie Mißempfindungen und Schwächegefühl des Daumenballens. Bereits nach wenigen Tagen ist die muskuläre Atrophie deutlich zu erkennen und im Elektromyogramm (EMG) beweisbar.
Eine Synopse zur klinischen Diagnostik zervikaler Wurzelkompressionssyndrome ist *Tabelle 11* zu entnehmen.

Tab. 11 **Orientierungstabelle der radikulären Symptomatik**

| Segment | Dermatome | Kennmuskeln | Reflexausfälle |
|---|---|---|---|
| C5 | über der Schulter und dem M. deltoideus | M. deltoideus u. M. biceps brachii | Abschwächung des Bizepsreflexes |
| C6 | Radialseite des Ober- und Unterarmes bis zum Daumen | Parese des M. biceps und M. brachioradialis »Hand zum Mund« | Ausfall des Bizepsreflexes |
| C7 | lateral vom Dermatom C6 zum 2. bis 4. Finger | Parese des M. triceps brachii (evtl. auch Mm. pectoralis major, pronator teres und Daumenballenatrophie) »Hand zum Knie« | evtl. Ausfall des Trizepsreflexes |
| C8 | lateral-dorsal vom Dermatom C7 bis zum Kleinfinger | kleine Handmuskeln Atrophie) »Abspreizen des Kleinfingers« | Abschwächung des Trizepsreflexes |

Während bei der rein radikulären Irritation außer der klinischen Untersuchung zusätzliche Hilfsbefunde negativ bleiben, sind die gravierenden radikulär-medulären Verlaufsformen röntgenologisch und labormäßig zu untermauern. Die behinderte Liquorpassage führt zum Eiweißanstieg (Sperrliquor) und mittels Kernspintomographie ist die Prolapslokalisation erkennbar. Standardaufnahmen der Halswirbelsäule liefern keine verwertbaren Ergebnisse.
Die Kernspintomographie bietet die Möglichkeit der bildmäßigen Prolapsdarstellung und Lokalisierung auf nichtinvasivem Weg.
Beim medullär-vaskulären Erscheinungsbild erfolgt die Prolapsentwicklung langsam nach dorsal und entsprechend schleichend entwickeln sich die Symptome. Neben der Kompressionsmyelopathie kommt hier eine vasospastisch initiierte Ernährungsstörung der Medulla zum Tragen. Histologische Untersuchungen brachten den Beweis, daß länger anhaltende chondrotisch bedingte Gefäßirritationen zu organischen Angiopathien führen. Reichen diese über mehrere Segmente

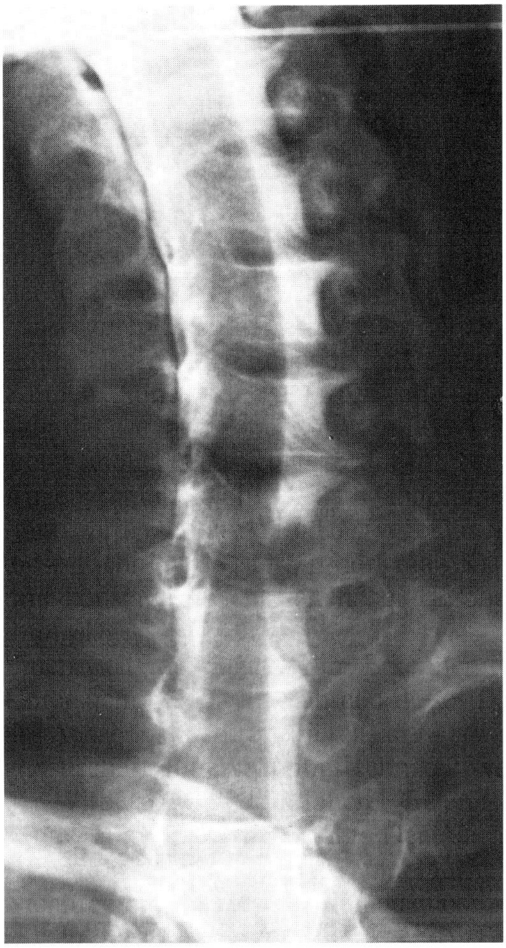

Abb. 33 Die deszendierende Myelographie mit wäßrigem Kontrastmittel zeigt eine prolapsbedingte Verdrängung bei C7.

und entfällt so die Kompensationsmöglichkeit über zwischensegmentäre Anastomosen, tritt die erwähnte vaskuläre Rückenmarkschädigung auf. Beide Komponenten zusammen entwickeln eine oft schwer zu durchschauende Symptomatologie. Spastische Para- oder Tetraparesen mit oder ohne Sensibilitätsstörungen (oder auch bei Schädigung der Vorderwurzel schlaffe Lähmungen und Atrophien) werden beobachtet. Der Gesamtverlauf imitiert funikuläre Spinalerkrankungen, die Syringomyelie und bei gleichzeitigem Auftreten von Atrophien und Pyramidenbahnzeichen eine amyotrophe Lateralsklerose. Vorsicht ist auch bei der Diagnose der spinalen MS geboten, die von manchen Autoren überhaupt angezweifelt wird, unter Hinweis auf die wahrscheinliche zervikal-diskogene Ätiologie der Beschwerden. Differentialdiagnostisch ist auch das Syndrom des extramedullären Tumors in die Überlegungen einzubeziehen. Das medullär-vaskuläre Erscheinungsbild läßt Sperrliquorbildung vermissen und auch myelographische Untersuchungen bringen keine Abklärung.

## Therapie

Rein radikuläre Verlaufsformen sind meistens einer konservativen Therapie zugänglich. Ruhigstellung der Halswirbelsäule mittels Schaumstoffkrawatte verhindert eine bewegungsbedingte weitere Wurzelreizung und begünstigt die Abschwellung des Begleitödems. Zusätzlich wird medikamentös durch NSAR,

Äsculinpräparate (z.B. Reparil®) und Kortikosteroide antiinflammatorisch behandelt und die Schmerzspirale durch gezielte paravertebrale Lidocain-Blockaden an die betroffene Wurzel unterbrochen.
Die Technik der zervikalen Wurzelblockade ist keineswegs schwerer als im lumbalen Abschnitt. Die erforderliche Nadel soll eine Länge von 6 cm haben. Sie wird bei mäßiger Flexionshaltung der Halswirbelsäule ca. 2 cm neben der Mittellinie eingestochen und gerade bis zum Knochenkontakt mit der Rückseite des Querfortsatzes vorgeschoben, dann etwas zurückgezogen und über den Querfortsatz leicht nach schräg außen und oben gezielt, in voller Länge eingeführt. Nach negativem Aspirationsversuch injiziert man hier 2 bis 3 ccm Lidocain. Dringt der Prolaps medullärwärts vor, ist nach radiologischer Verifizierung die ehestmögliche operative Dekompression notwendig, um bleibende Schädigungen zu verhindern. Das medullär-vaskuläre Erscheinungsbild bringt im Falle radiologischer Negativität keine befriedigenden Operationsergebnisse und kann nur symptomatisch behandelt werden. Eine manuelle Therapie ist bei der medullären Form kontraindiziert. Bei radikulärem Verlauf wirkt die Manipulationsbehandlung von Begleitblockierungen günstig, sollte aber nur von manualmedizinisch voll ausgebildeten und wirklich erfahrenen Ärzten ausgeführt werden, da nur eine gezielte Manipulation in den absolut schmerzfreien Raum gestattet und ungefährlich ist.

## 6.4 Unteres zervikales Schmerzsyndrom (Zervikobrachialsyndrom)

Darunter versteht man ein hauptsächlich durch Schmerzen geprägtes Krankheitsbild der Nacken-Armregion, das durch eine nur geringe vegetative Begleitsymptomatik gekennzeichnet ist.

### Ätiopathogenese

Die Funktionsstörung des Bewegungssegmentes, die unabhängig von zufälligen degenerativen Veränderungen auftritt, kann durch zahlreiche Noxen ausgelöst werden. Akute oder chronische Überlastungen, Sport, Arbeitsstereotypien, Unterkühlungen, Infekte und anderes sind in der Lage, die Kompensationsfähigkeit der segmentalen Regelkreise zu überfordern und radikuläre oder pseudoradikuläre akute bis chronische Schmerzsyndrome anzuregen.

### Symptomatik und Diagnose

Die segmentale Lokalisation bestimmt das Ausstrahlungsareal der Schmerzen. Überwiegend betroffen sind die Segmente C6/C7, wobei mono- und plurisegmentale Störungen vorkommen können. Die Höhenlokalisation des oder der Störungssegmente kann aus dem Schmerzausstrahlungsgebiet abgelesen werden und erhärtet dann die manualmedizinische Funktionsdiagnose. So strahlen Irritationen aus C5 in die vorderen Schulterpartien und die Vorderseite des Armes aus, C6 projiziert sich über die rückwärtigen oberen Schulterteile und die Außenseite des Armes bis zum Daumen, Zeige- und Mittelfingerbefall weisen auf C7 hin, und C8 schließlich irritiert längs der ulnaren Armseite bis zum Ring- und Kleinfingergebiet. Die Schmerzcharakteristik ist neuralgiform, Begleitparästhesien sind häufig.

Das Röntgenbild liefert keinen Anhaltspunkt für die Segmentdiagnostik. Zur Darstellung kommende osteochondrotische oder spondylarthrotische Veränderungen können, aber müssen keinesfalls mit den funktionsgestörten Segmenten übereinstimmen. Die Diagnose wird durch die kombinierte neurologisch-chirodiagnostische Untersuchung gestellt.

### Therapie

Akute Krankheitsbilder mit hochgradiger schmerzbedingter Bewegungseinschränkung der Halswirbelsäule, Wurzelödem und myalgischer Reizphase stellen ein noli me tangere für manuelle Maßnahmen dar.
Ruhigstellung, Kryotherapie, NSAR, sowie paravertebrale Injektionen von Lidocain mit Kortikosteroidlösungen an das blockierte Gelenk sind im akuten Stadium das Richtige. Nach Abklingen dieser Phase ist eine volle Rehabilitation durch Manipulationsbehandlung der Blockierung anzustreben. Von vornherein chronisch verlaufende Fälle sind einer kombinierten physikalisch-manuellen Behandlung gut zugänglich. Gezielte Manipulationen, Bindegewebsmassagen, Impulsstromanwendungen sowie krankengymnastische Maßnahmen zum Ausgleich und Abbau von Fehlstereotypien haben sich bewährt.

## 6.5 Skalenus-Syndrom

Obwohl die Autoren dieses Buches ein großes Patientengut aus Klinik und freier Praxis überschauen, ist darunter kein einziges klassisches Skalenussyndrom enthalten, welches die ursprünglich dafür aufgestellten Kriterien erfüllen würde. Auch anderen Untersuchern scheint es so ergangen zu sein, wie der Versuch vermuten läßt, durch Bezeichnungsänderungen Teilsymptome zu separieren. Da das Skalenussyndrom zum festen Begriff des klinischen Sprachgebrauches geworden ist, soll in diesem Rahmen gar nicht versucht werden, einen neuen Terminus dafür aufzustellen. Die Analyse und Darstellung ätiopathogenetischer Faktoren rückt dabei den Musculus scalenus sogar in den Brennpunkt der Ereignisse, ausgehend allerdings von einem Blickwinkel, der wieder einmal die Funktion über die Morphologie stellt.

### Ätiopathogenese

Zum Unterschied von radikulären Störungen wird beim Skalenussyndrom ein peripher gelegener Irritationsort angenommen, die Skalenuslücke. Bei entsprechender Einengung sollen daraus faszikuläre Störungen resultieren, die hauptsächlich Fasern aus den Segmenten C7 und C8 betreffen. Ursprünglich wurden anatomische Variationen wie Halsrippen oder Megatransversusbildungen von C7 am Zustandekommen des Syndroms beschuldigt und gaben auch Anlaß zu großen Operationen. Zu Unrecht, wie verständlich wird, wenn man überlegt, daß diese Variationen schon in der beschwerdefreien Vorphase, ja seit Geburt vorhanden waren und außerdem bei vielen gesunden Menschen als bedeutungslose Nebenbefunde erhoben werden können. Die einzig variable Komponente der Skalenuslücke stellt der Musculus scalenus selbst dar. Tonuserhöhungen und Hartspann des Muskels führen über eine pseudoradikuläre Schmerzausbildung mit begleitenden Dysästhesien zum Bild des sogenannten Skalenussyndroms. Ursächlich verantwortlich für solche Tonusentgleisungen sind Blockierungen von Halswirbelsäulengelenken und der 1. Rippe. Das läßt sich ex juvantibus aus erfolgreichen Manipulationsbehandlungen ableiten. Paretische Erscheinungen und stärkere Muskelatrophien werden durch Skalenusverkürzungen jedoch niemals hervorgerufen und sind, wenn vorhanden, auf eine radikuläre oder medulläre Schädigung zurückzuführen.

### Symptomatik und Diagnose

In der Anamnese findet man immer vertebragene Beschwerden angegeben. Die aktuellen Symptome bestehen in Schulter-Armschmerzen, die die Innenseite des Oberarms und die Ulnarkante von Unterarm und Hand bevorzugen. Schmerzhafte Parästhesien und vegetative Begleitsymptome werden geschildert. Sowohl der Hyperabduktionstest, bei dem nach Hyperabduktion des Armes unter gleichzeitiger Drehung des Kopfes zur gesunden Seite der Radialispuls verschwindet, als auch der *Adson*-Handgriff, der bei tiefster Inspiration und Maximalrotation des Kopfes zur kranken Seite Schmerzausstrahlung und Pulsveränderung ergibt, sind nicht beweisend, wie vergleichende Untersuchungen an Gesunden ergaben (*Schliack* u. *Mumenthaler*). Bei zwei Drittel aller untersuchten Vergleichspersonen waren diese Phänomene ebenfalls positiv.
Etwas besser bestellt ist es um den »foraminal compression test« nach *Bradford* zur Differenzierung von radikulären Läsionen. Retroflexion und Lateralflexion des Kopfes zur kranken Seite führt zur Schmerzauslösung bei radikulärer Irritation, während Retroflexion und Lateralflexion zur gesunden Seite bei Skalenusirritation Schmerzen entstehen lassen.
Konstant hingegen sind Blockierungsbefunde an Halswirbelsäulengelenken aufzudecken.
Differentialdiagnostisch sind echte raumfordernde Prozesse der oberen Thoraxapertur zu erwägen. *Pancoast*-Tumor sowie Metastasierungen kommen in Frage.

### Therapie

Ziel der Therapie ist die Tonusnormalisierung der Skalenusgruppe. Bei primärer Blockierung von Halswirbelsäulen- und Rippengelenken ist daher die Manipulation an die Spitze therapeutischer Bemühungen zu stellen und in vielen Fällen auch ausreichend. Die manualmedizinische Behandlungspalette ermöglicht außerdem mit einer manuellen Dehnungstechnik der Skalenusmuskulatur, die muskuläre Komponente ergänzend anzugehen.
Finden sich bei der sorgfältigen Palpation der Skalenusmuskulatur typische Triggerpunkte, so unterstützt eine topische Infiltration mit einem Lokalanästhetikum die manuelle Therapie.
Sollten infolge langer Krankheitsdauer aber gewebliche Veränderungen der Skalenusmuskulatur wie Schwielen, Nekrosen und sekundäre entzündliche Infiltrate aufgetreten sein, und bleibt die konservative Therapie wirkungslos, ist die Durchführung einer operativen Muskeldurchtrennung, die Skalenotomie, manchmal angezeigt.

## 6.6 Akutes Blockierungssyndrom der Halswirbelsäule (akuter Tortikollis)

Das häufig zu beobachtende akute Schmerzbild gehört zum täglichen Brot aller Allgemeinpraxen, und natürlich besonders der Manualtherapeuten. Obwohl plötzliche Bewegungssperren der Halswirbelsäule auf mechanische Auslösungen suspekt erscheinen, sind differentialdiagnostische Überlegungen auch dabei erforderlich.

### Ätiopathogenese

Verantwortliches Störungssegment für den akuten Schiefhals ist in der überwiegenden Mehrheit der Fälle der Abschnitt C2/C3. *Spisack* fand bei seinem Krankengut in 97% die Blockierung dort lokalisiert. Auch unsere diesbezüglichen Untersuchungen bestätigen das. Die Ursache dafür ist in anatomischen Vorbedingungen zu suchen, die diesen Wirbelsäulenanteil charakterisieren. So zeigt der unter den Kopfgelenken erste bandscheibenversorgte Abschnitt der Wirbelsäule wie alle Übergangsabschnitte eine gesteigerte Störanfälligkeit, wobei auch die Form der Gelenkflächen und die Ausbildung der ligamentären Verhältnisse mitbestimmend sind. Neben traumatischer oder überlastungsbedingter Auslösung muß speziell bei der akuten Tortikollis die »feuchte Blockierung«, ein sekundärer Irritationszustand der Wirbelgelenke, hier speziell im Anschluß an entzündliche Erkrankungen des Nasen-Rachenraumes, bedacht werden.

### Symptomatik und Diagnose

Die Erkrankung setzt häufig beim morgendlichen Erwachen ein bzw. wird zu diesem Zeitpunkt bewußt und entwickelt sich rasch zum Vollbild, das durch starke Nackenschmerzen und Schiefhaltung des Kopfes gekennzeichnet ist. Der Schmerz wird von den Patienten vielfach nur seitenbezüglich, aber sonst nicht genauer lokalisiert. Ausstrahlungen in die Schulter und in den gleichseitigen Arm kommen vor. Der Kopf selbst wird seitgeneigt und zur Gegenseite rotiert ängstlich ruhiggehalten, da jede kleinste Bewegung eine Exazerbation der Beschwerden auslöst.

Bei der klinischen Untersuchung ist abzuklären, ob es sich bei der Blockierung um eine vorwiegend mechanisch oder entzündlich ausgelöste Störung handelt. Abgesehen von anamnestischen Angaben und objektiven Infektbefunden zeigen entzündlich bedingte akute Tortikollisfälle bei manualmedizinischer Exploration fast immer eine Bewegungssperre in allen Richtungen, während mechanische Läsionen meist eine freie Seite erkennen lassen. Die Palpation des Wirbelbogengelenkes der kranken Seite ist stark schmerzhaft, die paravertebrale Muskulatur verspannt, und reflektorische Zeichen im Dermatom sind nachweisbar. Die Segmentdiagnostik ist durch die Tatsache präformiert, daß fast alle Störungen im Abschnitt C2/C3 auftreten. Die Abgrenzung gegenüber den selteneren C1/C2-Läsionen ist durch gelenkmechanische Überlegungen möglich.

Die Hauptrotation des Kopfes erfolgt zwischen Atlas und Axis um den Axisdorn, mit einem Umfang von ca. 25 Grad für jede Seite. Erst eine weitere Drehung benötigt auch tiefere Halswirbelsäulengelenkabschnitte. Auf die spezielle Fragestellung C1/C2- oder C2/C3-Blockierung umgemünzt heißt das, daß der leicht palpable

Dornfortsatz des Axis bei freier Funktion des Abschnittes C1/C2 und initialer Bewegung nicht seitlich auswandert, bei Blockierungen hingegen sofort. Andererseits findet man bei Läsionen im Segment C2/C3 natürlich bei geringen Kopfrotationen keine Bewegung des Axisdornfortsatzes.

### Therapie

Wieder einmal gilt die Regel, daß hochakute vollbewegungsgesperrte Läsionen mit begleitenden exsudativ-entzündlichen Reizzuständen eine Kontraindikation für manuelle Eingriffe darstellen. In solchen Fällen bringt die Infiltration von Lidocain-Hydrokortison an das blockierte Wirbelgelenk die besten Ergebnisse. Unterstützend wirken entzündungshemmende Medikamente (NSAR) und Kryotherapie günstig. Die *Schanz*sche Wattekrawatte wird als angenehm empfunden. Bei weniger akutem Krankheitsverlauf, und wenn die osteopathische Untersuchung eine freie Seite erkennen läßt, stellt die Manipulation oder aber die Mobilisation der Blockierung über die freie Bewegungsrichtung die optimale Therapie dar. Richtige Behandlungswahl vorausgesetzt, ist mit einem Abklingen der Schmerzen in 2–3 Tagen zu rechnen.

## 6.7 Okzipitalneuralgie

Halb- oder doppelseitige Hinterhauptschmerzen ohne vegetative Randsymptomatik werden gerne unter dieser Bezeichnung geführt, die allerdings nicht mehr ganz unseren heutigen Vorstellungen der Schmerzauslösung entspricht.

### Ätiopathogenese

Die aus dem Bewegungssegment C2 ausgehende Irritation ist sicherlich pseudoradikulären Charakters, eine radikuläre Läsion mit darauf basierender echter Neuralgie schon aus anatomischen Gründen unwahrscheinlich.

### Symptomatik und Diagnose

Rezidivierende halb- oder beidseitige Hinterkopfschmerzen von vertebragenem Charakter ohne vegetative Begleitsymptome bilden die Beschwerden. Objektiv findet sich eine Blockierung in den Kopfgelenken, und regionale Druckschmerzhaftigkeit mit Ausstrahlungen im Versorgungsgebiet des Nervus occipitalis major. Die Austrittsstellen des R. dorsalis, 2–3 Querfinger paramedian der Protuberantia occipitalis externa gelegen, sind besonders druckdolent, was sicher zu der nicht ganz glücklichen Benennung beigetragen hat.

### Therapie

Die gezielte Manipulation der Blockierung führt zum raschen Abklingen der Beschwerden. In seltenen Fällen ist eine zusätzliche Lidocaininfiltrationsbehandlung der Schmerzstellen notwendig.

## 6.8 Vertebragener Kopfschmerz und Vertigo

Die Kopfgelenkregion weist eine besonders reiche neurale Verschaltung mit verschiedenen Gehirnzentren auf. Im Falle von Funktionsstörungen dieses Wirbelsäulenabschnittes kann daraus eine Symptomatik entstehen, die neben Kopfschmerzen Begleiterscheinungen produziert, die prima vista schwer einzuordnen sind. *Tabelle 12* gibt eine Übersicht über die anatomischen Relationen und hilft so bei der Klärung von Zusammenhängen.

Tab. 12 **Reflexbeziehungen der Kopfgelenkregion (Okz. – C3)**

| Interferenzgebiete der Afferenzen |
|---|
| • Trigeminuskerngebiet<br>• Abduzens-Motoneuronen<br>• Vestibulariskerne<br>• Vegetative Stammhirnzentren<br>(RR, Atmung, Brechzentrum, Reaktionsbereitschaft)<br>• Tonische Nackenreflexe (motorische Koordination) |

Im Gegensatz zu den meisten bis jetzt besprochenen Syndromen, die unschwer eine Korrelation mit der Wirbelsäule erlauben, existieren eine Reihe von zervikalen Kephalgieformen, die keineswegs schon auf den ersten Blick Zusammenhänge mit Wirbelsäulenstörungen erkennen lassen. Die möglichen Krankheitsbilder sind untereinander so verschieden und nur durch das Haupt- und Allgemeinsymptom »Kopfschmerz« miteinander verbunden, daß der dafür üblicherweise geläufige Ausdruck zervikokephales Syndrom eine detaillierte Unterteilung in strukturelle und funktionelle Gesichtspunkte rechtfertigt.
Da der Kopfschmerz an sich eines der häufigsten Allgemeinsymptome überhaupt ist, Zahl und Art der Auslösungsmöglichkeiten nicht annähernd abschätzbar sind und praktisch alle medizinische Fachgebiete betreffen können, gehört die Differentialdiagnose der Kephalgie zu den schwierigsten ärztlichen Aufgaben. Im Rahmen dieser Monographie soll das Problem der diesbezüglichen Differentialdiagnostik nur erwähnt werden. Nur soviel ist zu sagen, daß wir nur dann berechtigt sind, eine vertebragene Kopfschmerzform zu diagnostizieren, wenn neurologische, ophthalmologische und otolaryngologische Untersuchungen negativ verlaufen, Blutdruck und Laborbefunde den Verdacht in keine andere Richtung lenken und neoplastische Prozesse mit größtmöglicher Sicherheit ausschließbar sind. Dies gilt vollinhaltlich auch dann, wenn die chirodiagnostische Untersuchung Funktionsstörungen der zervikokephalen Region aufgedeckt hat.

### 6.8.1 Blockierungsbedingte Kopfschmerzen

Die funktionelle Einheit des Achsenorgans bringt es mit sich, daß Funktionsstörungen von Bewegungssegmenten verschiedenster segmentaler Ebenen die primäre Störstelle für die Auslösung vertebragener Kopfschmerzen bilden können. So ist es durchaus möglich, daß Blockierungen im Bereich der LBH-Region dafür verantwortlich sind. Freilich bleiben solche manifestationsfernen Auslöser eine Ausnahme, und zervikale Störstellen die Regel für blockierungsbedingte Kephalgieformen. Ergänzend zum Terminus »blockierungsbedingte Kopfschmerzen« ist zu sagen, daß damit der ätiologische Hauptfaktor betont wird, dessen Beseitigung alleine oft genügt, Beschwerdefreiheit zu erreichen.

### Ätiopathogenese

Die eben angeführte Funktionsstörung der Halswirbelsäule ist das primäre Geschehen. Daraus lassen sich, wie schon wiederholt aufgezeigt wurde, verschiedenste Feedback-Entgleisungen ableiten. Arthromuskuläre sowie segmentalvaskuläre und weiter quadrantenorientierte Fehlmechanismen dürften für diese Kephalgieform die Hauptfaktoren stellen.

### Symptomatik und Diagnose

Vorwegzunehmen ist die Tatsache, daß die Lokalisation der Kopfschmerzen kein Kriterium für die Diagnose bildet. Sowohl Hinterhauptschmerzen als auch Manifestationen im Stirn- und Schläfen- oder Scheitelbereich werden angegeben. Eine gewisse Präferenz der Okzipitalregion mit Ausstrahlungen in Nacken- und Schultergegend ist jedoch nicht übersehbar und eine Seitenbetonung fast immer festzustellen *(Tab. 13)*. Die Beschwerden sind lage-, haltungs- und witterungsabhängig, beginnen gerne nachts und in den frühen Morgenstunden und weisen paroxysmalen Charakter auf. Permanente Kopfschmerzen mit gleicher Intensität sprechen gegen eine vertebragene Auslösung. Die Dauer der Erkrankung ist oft viele Jahre, ja Jahrzehnte zurückverfolgbar.
Die objektive Untersuchung zeigt funktionsgestörte Bewegungssegmente mit Hauptlokalisationen in den atlantookzipitalen Gelenken, Atlas-Axisverbindungen und C2/C3. Ferner finden sich reflektorische Veränderungen im zugehörigen Dermatom und Myotom. Der Ursprung der nuchalen Muskulatur am Hinterkopf weist dann entsprechende Druckdolenzpunkte auf.
Die Röntgenuntersuchung der Halswirbelsäule liefert dabei nur wenige diagnostisch verwertbare Aussagen. Das Bestehen osteochondrotischer oder spondylarthrotischer Veränderungen ist diesbezüglich genauso nichtssagend wie bei der Beurteilung des größten Teils aller vertebragenen Syndrome.

Tab. 13 **Die Häufigkeit der Schmerzlokalisation im Bereich von Kopf, Nacken, Hals und Trapezius** (nach *Tilscher*); n = 50

| | | davon einseitiger Befall |
|---|---|---|
| Okziput | 44 | 7 (16%) |
| Nacken | 39 | 8 (20%) |
| Trapezius | 35 | 13 (37%) |
| Scheitel | 24 | 3 (13%) |
| Stirne | 19 | 3 (16%) |
| Schläfe | 12 | 4 (33%) |
| Orbita | 9 | 2 (22%) |
| Oberkiefer | 6 | 3 (50%) |
| Unterkiefer | 3 | 1 (33%) |
| Hals | 2 | 0 ( 0%) |

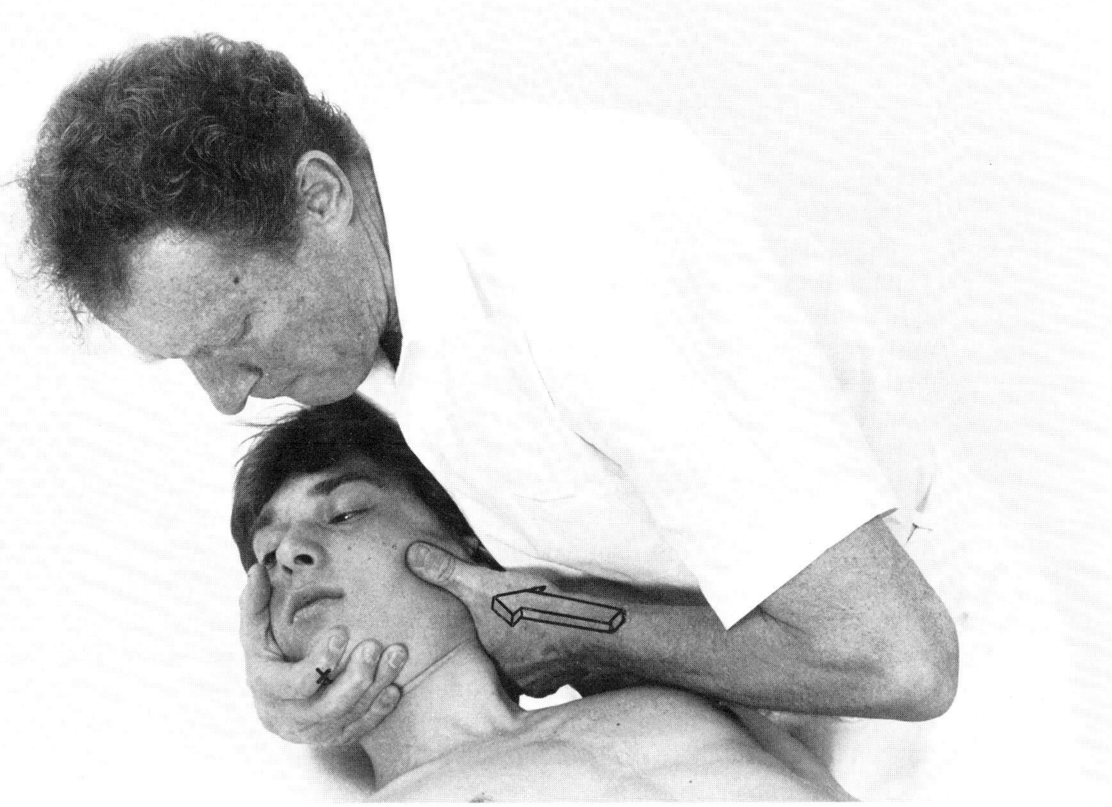

Abb. 34 Ausgangsposition zur Manipulation der Kopfgelenke.

**Therapie**

Der therapeutische Hauptschritt ist die Manipulation der Blockierungen *(Abb. 34)*. Das langjährige Bestehen schafft aber gerade in diesen Fällen oft schwer auflösbare Funktionsstörungen, die zusätzliche Behandlungsmaßnahmen erforderlich machen. Extensions- und Lymphdrainagemassagen, rhythmische manuelle Traktionen und Mobilisationsübungen, sowie Infiltrationsbehandlungen mit Lidocain in die tendomyotischen Spannungszonen am Hinterhaupt und den medialen oberen Skapularand (Ansatzstelle des Musculus levator scapulae) bereiten dann das Terrain für anschließende erfolgreiche Manipulationen vor. Blockierungsbegünstigende Faktoren sind auch hier zu berücksichtigen. Arbeitsüberlastungen sowie Fehlstereotypien verlangen nach krankengymnastischen Maßnahmen, psychische Noxen sollen erkannt und abgeschirmt werden. Schließlich ist auch die Aktivität fokaler Störimpulse aus oronasalen Herden, die rezidivfördernd einwirken, ebenfalls bedeutungsvoll und läßt gegebenenfalls Sanierungsmaßnahmen notwendig erscheinen.

### 6.8.3 Vertebragener Schwindel

Es fragt sich, ob eine Trennung vom eben abgeschlossenen Kapitel der Zervikalmigräne überhaupt gerechtfertigt ist. Zuviel Gemeinsames weisen beide Krankheitsbilder auf und vielfach ist das in den Vordergrund tretende Hauptsymptom der Grund zur nosologischen Differenzierung.

**Ätiopathogenese**

Die bewegungsabhängige Auslösung zervikaler Schwindelzustände läßt mehrere Erklärungsversuche zu, wobei ein Zusammenwirken der einzelnen Faktoren der Wirklichkeit am nächsten kommen dürfte.
Eine mechanische Irritation ist vor allem bei Retroflexionsbewegungen der Halswirbelsäule denkbar, speziell bei kompensatorischer Hypermobilität, die sich über bewegungsreduzierten Segmenten entwickelt und eine Kontaktreizung des sympathischen Geflechtes der Vertebralarterie durch den Proc. articularis superior des nächsttieferen Wirbels begünstigt. Ein Aufbruch der Reserveschlinge der A. vertebralis im Kopfgelenkbereich *(Gutmann)* ist dabei als zusätzlicher Teilfaktor anzunehmen. Um aber auch die bei Anteflexion und Rotation entstehenden Schwindelzustände erklären zu können, müssen wir wieder auf die informationstheoretische Basis zurückgreifen und das Wirbelgelenk als Steuerungsfaktor im segmental-reflektorischen Komplex in Erinnerung bringen und implizieren, daß aus dem Segment C2/C3 bei Funktionsläsionen pathologische Afferenzen die mit dem Innenohr gekoppelten Regelkreise belasten und Vertigoattacken provozieren können. Störungen der Propriozeption, die aus Blockierungen im Kopfgelenkbereich erwachsen, sind am Zustandekommen der Gleichgewichtsirritation sicherlich beteiligt.

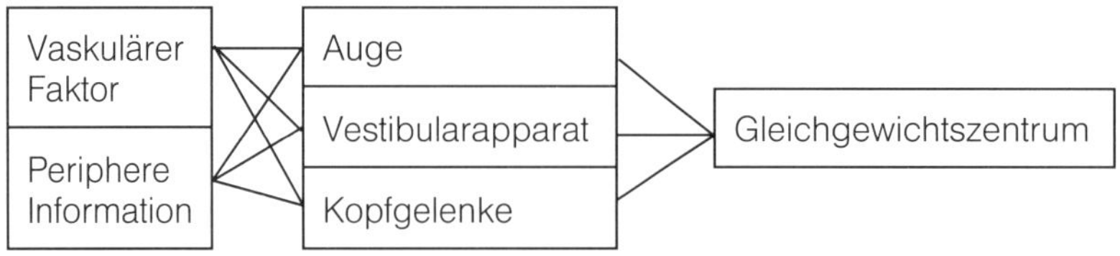


Abb. 35 Fehlinformationen an das Gleichgewichtszentrum = Vertigo. Der Störungsaufbau erfolgt über die verantwortlichen Sensoren, als solche wirken auch die Kopfgelenke.

**Symptomatik und Diagnose**

Der Schwindelbegriff ist im allgemeinen Sprachgebrauch so wenig differenziert, daß von leichter Unsicherheit beim Gehen oder Stehen über Kollapsneigung bis zum anfallsartigen Drehschwindel alles unter diesen Sammelbegriff fällt. Die Anamnesenerhebung hat deshalb bei der Vertigoexploration darauf zu achten und sollte für die Anamnese des zervikalen Schwindels Kriterien festhalten.
Einmal ist es die Abhängigkeit der Schwindelauslösung von bestimmten Kopfhaltungen und das anfallsartige Auftreten meist kurzdauernder Attacken, wobei die Richtung des Schwindels nicht immer genau erfaßt werden kann, zum anderen die anamnestische Angabe von vorhergegangenen oder begleitenden Wirbelsäulensyndromen. Die Verwandtschaft zum zervikokephalen Syndrom zeigt sich darüber hinaus darin, daß bei diesen Vertigofällen fast immer begleitende Kopfschmerzen

angegeben werden. Die klinische Untersuchung bemüht sich, die Abhängigkeit des Schwindels von Kopfhaltungen zu verifizieren. Positiver Ausfall der *Hautant*schen Probe und Auftreten von Nystagmus nach bestimmten Kopfbewegungen sprechen für die zervikale Genese. Die vertigoauslösende Kopfhaltung stimmt dann vielfach mit der Richtung der festgestellten Blockierungsmechanismen der Kopfgelenke überein. Demzufolge bringt eine Probemanipulation oder manchmal auch der einfache Traktionsversuch an der Halswirbelsäule das Verschwinden der Symptome.
Trotz allem ist die Abgrenzung zu sogenannten echten *Menière*-Anfällen und Lageschwindel nicht immer exakt möglich, da Überschneidungen mit zervikogenen Formen häufig vorkommen.

### Therapie

Sie deckt sich mit den bei der Besprechung der Zervikalmigräne gemachten Angaben.

## 6.8.4 Syndrom der basilären Impression

Die basiläre Impression stellt eine angeborene Mißbildung dar, die hauptsächlich dadurch gekennzeichnet ist, daß der Axisdens die palatookzipitale Linie (*Chamberlain*-Linie) wesentlich überschreitet, den Vorderrand des Foramen occipitale magnum erreicht und ein verkürzter Clivus besteht. Abgesehen von der angeborenen Form kann sich eine basiläre Impression in fortgeschrittenen Stadien des Morbus *Paget* entwickeln.

### Ätiopathogenese

Bei schweren Formen der basilären Impression kommt es zu Kompressionsveränderungen des Hirnstammes mit entsprechenden neurologischen Ausfallserscheinungen. Im Zusammenhang mit der Schilderung vertebragener Krankheiten ist jedoch vor allem ein weiterer pathogenetischer Faktor funktioneller Natur aufzuzeigen. Die vorgegebene anatomische Situation prädisponiert zu Funktionsstörungen in den Kopfgelenken und schafft so wiederum die Ausgangssituation für Pathomechanismen, die ja bereits von der Darstellung der zervikokephalen Symptome her bekannt sind.

### Symptomatik und Diagnose

Schwere Formen mit Kompressionssymptomatik und entsprechenden neurologischen Befunden ausgeklammert, sind die Hauptbeschwerden, die vorgebracht werden, der Kopfschmerz und Schwindelzustände vertebragenen Charakters. Bei der klinischen Untersuchung fällt auf, daß es sich bei den Erkrankten häufig um Personen mit kurzem Hals und schwer palpablem Axisdorn handelt. Die Beweglichkeit der Halswirbelsäule ist auf Grund der anatomischen Situation schlechter als normal, in den Kopfgelenken sind Funktionsstörungen nachweisbar.
Das Röntgenbild läßt allerdings nur bei richtiger Aufnahmetechnik (transorale a.-p.-Aufnahme sowie genügend große Formatwahl im seitlichen Strahlengang)

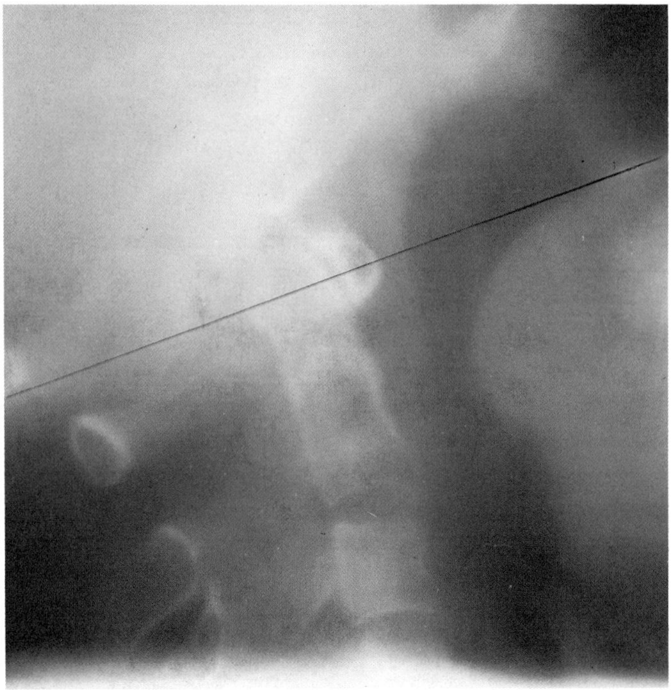

Abb. 36 Tomographie: Basiläre Impression bei Kondylenhypoplasie. Der Axisdorn überragt die palato-okzipitale Linie (*Chamberlain*sche Linie)

die Fehlbildung erkennen *(Abb. 36)*. Erwähnt werden soll noch, daß die basiläre Impression gerne mit anderen Anomalien vergesellschaftet ist. Platybasie, Atlasmißbildungen (gespaltener Bogen etc.) aber auch neurale Defekte wie die Malformation nach *Arnold-Chiari* sind zu beobachten.

**Therapie**

Ex juvantibus kann behauptet werden, daß Blockierungen in den Kopfgelenken die krankheitsauslösende Noxe darstellen. Unterstützt wird diese Ansicht durch die Tatsache, daß es sich bei der basilären Impression ja meist um ein angeborenes Leiden handelt, die Beschwerden aber durchweg erst in fortgeschrittenen Lebensjahren auftreten und abgesehen von traumatischer Auslösung, mit chronischen zervikalen Symptomen zusammen zu finden sind. Demzufolge ist die Therapie der Wahl die gezielte Manipulation der Blockierungen. In speziellem Fall ist daran zu erinnern, daß Manipulationen bei vorliegenden Anomalien große Erfahrung und feinfühliges Arbeiten des Therapeuten voraussetzen. Bei Beachtung dieses Umstandes sind auch mittelschwere Fälle ohne ausgeprägte neurologische Symptomatik noch gut manualtherapeutisch angehbar. Darüber hinausgehende Verlaufsformen können einer operativen Dekompression zugeführt werden, wobei speziell Fälle mit gestörter Liquorzirkulation gut ansprechen.

## 6.8.5 Stenosierungskopfschmerz

Die nachfolgenden Ausführungen über Ätiopathogenese und Klinik dieses Krankheitsbildes gehen hauptsächlich auf die Erkenntnisse und Berichte von *Gutmann* zurück, der diesem Syndrom besondere Aufmerksamkeit gewidmet hat.

### Ätiopathogenese

Ohne auf die differentialdiagnostisch zu bedenkenden raumfordernden Prozesse näher einzugehen, sollen hier die krankheitsaufbauenden Faktoren in massiven Funktionsstörungen des Kopfgelenkbereiches liegen, verbunden mit daraus resultierenden Behinderungen der Liquorzirkulation. Die subforaminale Region mit ihrem elastischen, gut ausgebildeten Bandapparat, die mittels Windkesselfunktion für den notwendigen raschen Liquordruckausgleich sorgen muß, stellt das Zentrum des pathogenetischen Geschehens dar. Funktionsstörungen, wie sie vor allem durch extreme Fehlstellungen des Atlas angebahnt werden können, dürften die krankheitsauslösende Hauptkomponente des Stenosierungskopfschmerzes bilden. Sowohl massive Superior- und Inferiorstellungen des Atlas, aber auch Densverformungen, eine Insuffizienz des Lig. transversoatlantis, oder spontane Atlassubluxationen beim *Grisel*-Syndrom, desweiteren auch schwere Halswirbelsäulentraumen können in dieser Hinsicht wirksam werden.

### Symptomatik und Diagnose

Das Beschwerdebild entwickelt sich langsam, über viele Jahre hinweg, wobei die Symptomatik anfangs nur durch rezidivierende Kopfschmerzen, hauptsächlich im Okzipitalbereich, gekennzeichnet ist. Dieser Kopfschmerz entwickelt sich allmählich zu einem Dauerzustand mit beinahe unerträglicher Intensität. Neben dem ständigen dumpfen Druck im Nacken befallen die Schmerzen den ganzen Schädel und zusätzlich entwickeln sich unangenehme vegetative Begleitstörungen. Des weiteren kann es zu Schwindelzuständen und nächtlichen Ohnmachten kommen, aber auch Schmerzausstrahlungen in den Schulter-Armbereich mit Kribbelparästhesien und muskuläre Verkrampfungen sowie Hyperreflexionen treten häufig auf. Die Chronizität der Beschwerden und das Nichtansprechen auf übliche Behandlungsmaßnahmen bewirken fast immer das Auftreten schwerer depressiver Verstimmungen. Gelegentlich entwickeln sich sogar klinische Bilder, die denen einer sekundär chronischen Myelopathie oder eines engen Spinalkanals ähneln.
Alle den Liquordruck steigernden Momente verstärken die Beschwerden. Berufsstereotypien mit monotoner erzwungener Kopfhaltung, aber auch geistige Anstrengungen und Streßsituationen wirken in dieser Hinsicht, genauso wie Schlafgewohnheiten, die eine starke Kopfrotation beinhalten (Bauchschläfer!).
Entscheidend für die Diagnose ist die Röntgenuntersuchung der Halswirbelsäule, die möglichst durch eine Tomographie in der Medianebene in Anteflexionsstellung ergänzt werden sollte. Wesentliche morphologische und funktionelle Besonderheiten, die sich aus den Röntgenbildern ergeben und für ein subforaminales Kompressionssyndrom sprechen, sind (nach *Gutmann*):

- Atlasassimilation,
- Verkürzung des Arcus dorsalis atlantis,
- Proc. supertransversarius atlantis,
- Densformabweichungen (anguläre Denslordose),
- vordere und mediale basiläre Impression,
- irreversible Superior- oder Inferiorpositionen des Atlas,
- pathologische Atlasverschiebungen in der Frontalebene.

In vielen Fällen sind mehrere der aufgezeigten Varianten nachzuweisen, bzw. bedingen morphologische Gegebenheiten funktionelle Fehlstellungen.

**Therapie**

In den Frühstadien des Syndroms bringt die gezielte Manipulation der funktions- und röntgendiagnostisch explorierten Kopfgelenkblockierungen zumindest eine temporäre, manchmal auch länger anhaltende Schmerzbefreiung. Lidocaininfiltrationen in die okzipitalen Triggerzonen wirken ebenfalls vorübergehend.
In schweren progredienten Fällen ist eine operative Entlastung angezeigt, wobei die subforaminale Dekompression über eine Laminektomie des Arcus dorsalis atlantis erfolgt. Entgegen früheren Gepflogenheiten, die eine zusätzliche Eröffnung der Dura vorsahen, bringt die heute übliche absolute Duraschonung, mit dem Wegfall postoperativer arachnoidaler Verklebungen, sehr gute Operationsergebnisse mit der Aussicht auf volle Beschwerdefreiheit.

### 6.8.6 Atlasblockierungssyndrom beim Kind

Ein weiteres, ebenfalls von *Gutmann* herausgestelltes und unter manualmedizinischen Aspekten bearbeitetes blockierungsbedingtes Syndrom betrifft vor allem das Kleinkindesalter. Gerade für Kinderärzte, deren Fachgebiet scheinbar weit weg von der in diesem Buch vorgestellten Materie liegt, dürfte daher das laufende Kapitel von besonderer Bedeutung sein, behandelt es doch ein Krankheitsbild, oder besser ausgedrückt, eine Entwicklungsstörung des Kleinkindes, die gar nicht so selten, wenig bekannt, aber therapeutisch gut beeinflußbar ist.

**Ätiopathogenese**

Auf die Bedeutung der tonischen Nackenreflexe wurde bereits in der Einleitung zu den Zervikalsyndromen hingewiesen. Einen besonderen Stellenwert besitzen diese im Kleinkindesalter, da die normale ontogenetische Entwicklung der Sensomotorik mit dem ungestörten Funktionieren der tonischen Nackenreflexe eng verknüpft erscheint. Kopfgelenkblockierungen, in erster Linie handelt es sich dabei um solche der atlanto-okzipitalen Gelenke, sind durchaus in der Lage, die reflektorische Ordnung und den verbundenen Aufbau normaler, individueller motorischer Stereotypien, empfindlich zu stören. Aber nicht nur die zentrale Programmierung motorischer Funktionen, sondern auch die in Entwicklung befindlichen vegetativen Regulationsmechanismen werden durch Blockierungen des Kopfgelenkbereiches fehlgesteuert und färben das klinische Bild. Als Auslöser und Starter des Syndroms lassen sich bei sorgfältiger Anamnesenführung häufig Geburtstraumen oder frühkindliche (Bagatell!)-Traumen erheben.

**Symptomatik und Diagnose**

Im Vordergrund steht die in körperlicher und psychischer Hinsicht gestörte Entwicklung des Kindes. Sowohl motorische Unruhe, aber auch gegenteilige Bewegungsarmut sind mögliche Symptome. Letztere kann dazu führen, daß durch die stereotyp beibehaltene Liege- und Schlafhaltung Gesichts- und Schädelasymmetrien angebahnt werden. Die freie Kopfhaltung ist häufig behindert, oder drückt sich in manchen Fällen schon als »angeborener Schiefhals« aus. In weiterer Folge zeigen sich ein verzögertes Erlernen des Stehens und Laufens sowie später auch schmerzhafte unklare Gelenksensationen in den Kniegelenken und Kreuzschmer-

zen. Die vegetativen Störungen äußern sich in Appetitlosigkeit, unruhigem Schlaf, Launenhaftigkeit und rascher Ermüdbarkeit. Auffällig erscheint darüber hinaus die Neigung zu gehäuften oronasalen Infekten und Mittelohraffektionen.
Die Diagnose stützt sich auf die Anamnese (Geburtstrauma, o. ä.), die vorgestellten Symptome der Entwicklungsstörung, die manuelle Funktionsuntersuchung der Halswirbelsäule mit einer typischen Schmerzreaktion bei Palpation der Atlasquerfortsätze und die zur Absicherung stets notwendigen Röntgenbefunde.
Von *Seifert* wird ein Test zur Prüfung auf Kopfgelenkblockierungen bei Neugeborenen angegeben, wobei dem Säugling in Rückenlage der Kopf zur Seite rotiert wird. Normalerweise schwenkt dabei das Becken zur Gegenseite und auch die Wirbelsäule skoliosiert entgegen der Rotationsrichtung. Blockierungen unterbinden diesen Ablauf. Bei einer weiteren Untersuchungsvariante kann der kindliche Kopf in eine Seitnickposition gebracht werden, die eine homolaterale Skoliosierung nachziehen muß. Ihr Fehlen weist ebenfalls auf eine Blockierung hin.

### Therapie

Hier dürfte außer dem gezielten Handgriff keine andere gleich effiziente Therapieform zur Verfügung stehen.
Allerdings, und das soll ganz klar zum Ausdruck kommen, ist die frühkindliche Atlasblockierung sicherlich kein Versuchsgelände für unerfahrene Behandler! Nur manualmedizinisch voll ausgebildete und routinierte Ärzte sollten sich daher an diese Manipulation heranwagen, die am besten in Rückenlage des Kindes, mit zarter, fast kraftfreier Impulsgebung erfolgen kann.

## 6.9 Anteflexionskopfschmerz

Die vorwiegend bei Schulkindern, aber nicht nur bei diesen, anzutreffende Kopfschmerzart, wurde vor allem von *Gutmann* analysiert und nach jahrelanger Arbeit abgeklärt. Interessante Aspekte ergeben sich dazu auch aus den augenärztlichen Untersuchungen *Höflings.*

### Ätiopathogenese

Prinzipiell handelt es sich um eine Belastungsirritation der ligamentären Strukturen im kraniozervikalen Übergang und eine unproportionale Strapazierung der Tonusfunktion der Nackenmuskulatur. Als bahnende Faktoren sind konstitutionelle Momente (Bänderschwäche, Traumen und Infekte) wirksam. Die erwähnten augenärztlichen Aspekte betreffen optokinetische Mechanismen, die anlaufen, wenn ein Blickwinkel von 18 Grad zur Achse der Primärstellung des Auges bei Blicksenkung überschritten wird. Sowohl Strapazierung der Ligamente als auch optokinetische Mechanismen werden durch die Sitzhaltung beim Schreiben und Lesen mit horizontalen Unterlagen gefördert.

### Symptomatik und Diagnose

Das Charakteristikum des klinischen Bildes ist ein beim Kopfvorbeugen auftretender Kopfschmerz. Bei längerem Schreiben oder Lesen werden diese immer uner-

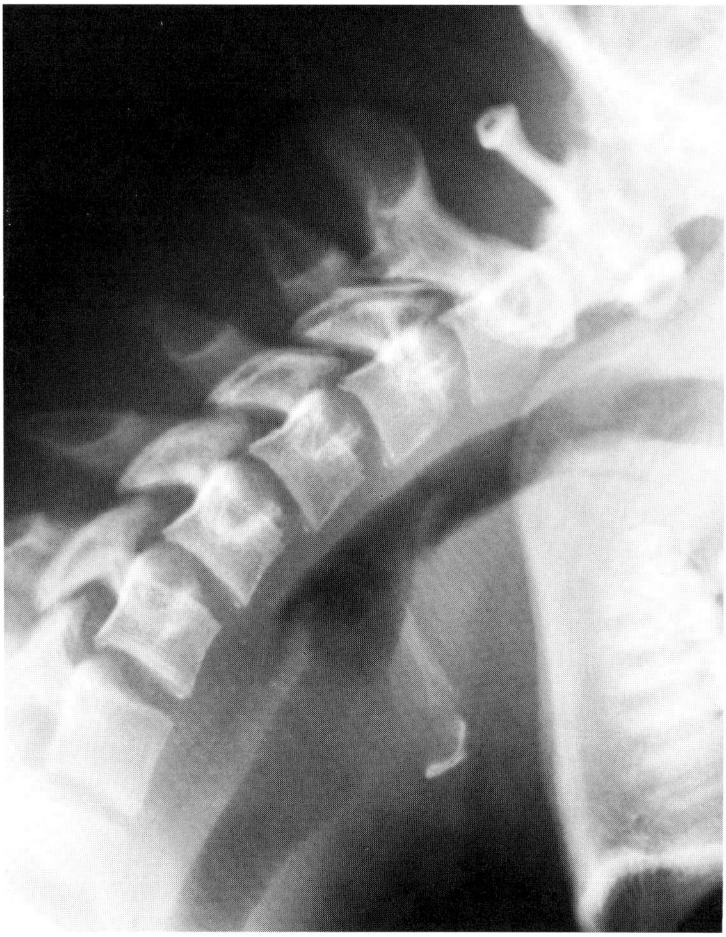

Abb. 37 Anteflexionsaufnahme der HWS bei Anteflexionskopfschmerz. Man sieht die vergrößerte atlanto-dentale Distanz und die angedeutete Dreiecks- bzw. Trapezform des Spalts.

träglicher, ändern sich aber sofort oder klingen ab, wenn die Anteflexionshaltung des Kopfes aufgegeben wird *(Abb. 37)*. Kinder zeigen Konzentrationsstörungen und auffällige Unrast, da sie versuchen, im Unterbewußtsein der pathogenen Einstellung ihrer Halswirbelsäule zu entgehen.
Die Diagnose stützt sich auf die erfragbaren Zusammenhänge zwischen Kopfhaltung und Kopfschmerzen und eine oft feststellbare Begleitblockierung in den Atlantookzipitalgelenken.

## Therapie

| Prophylaxe und Therapie = Schreib- und Lesepult |
|---|

Die logische Konsequenz in therapeutischer Hinsicht ist das prophylaktische Vermeiden der Auslösungsmechanismen. Dies geschieht am nachhaltigsten durch Verordnung eines schräggestellten Schreibpultes anstelle der ebenen Arbeitsplätze. Vorübergehend ist die Verordnung einer Halsstütze (*Lohmann*-Krawatte o. a.) zur Entlastung zulässig.
Letztlich aber soll durch krankengymnastische Maßnahmen die Tonussituation der Halsmuskulatur ausbalanciert und so der Bandapparat entlastet werden. Wur-

den Funktionsstörungen der Atlantookzipitalgelenke festgestellt, sind diese selbstverständlich manuell zu behandeln.

## 6.10 Gnatho-faziale Cephalaea (Costen-Syndrom)

Eine relativ seltene und außerdem kaum bekannte Art der Kopfschmerzentstehung wurde von *Moser* bei Okklusionsstörungen beschrieben. Das Wissen um diese Entstehungsursache ist der therapeutische Schlüssel für sonst nicht beherrschbare Kopfschmerzen und verdient daher eine weitere Verbreitung.

### Ätiopathogenese

Wie elektromyographische Untersuchungen ergaben, sind am neuromuskulären Regelspiel des Kauvorganges auch zahlreiche Muskeln des Kopfes und Nackengebietes beteiligt, die mit der Kieferbewegung selbst nicht direkt verknüpft sind. Die Störung dieser Vernetzung erfolgt über Afferenzen aus Kiefergelenk, Parodontium und Gingiva. Okklusionsstörungen (unter Okklusion sind Kontaktbeziehungen der Zähne beim Kauen, Schlucken und bei Leerbewegungen des Kiefers zu verstehen), die als Folge von konservierenden und prothetischen zahnärztlichen Arbeiten auftreten, sind in der Lage, die neuromuskuläre Balance zu belasten und nach Erschöpfung der adaptiven Kapazität des Kausystems bei vorbelasteten Patienten eine weitergehende Dysfunktion aufzubauen, die Trigeminusgebiete mit zugeordneten Zentren, nuchale Muskulatur und Halswirbelsäulengelenke mit erfaßt.

### Symptomatik und Diagnose

Kopfweh migränoiden Charakters, Nackenbeschwerden, Spannen und einseitige Schmerzen in der Kiefergegend, die ins Gesicht und zur Schläfe ausstrahlen, stellen die häufigsten anamnestischen Angaben dar. Die weitere Untersuchung deckt eine Druckempfindlichkeit des Kiefergelenkes und der regionären Muskulatur (M. masseter und M. temporalis), die begleitende Tonuserhöhung der mitbeteiligten Halsmuskeln (oberer Trapeziusanteil, M. sternocleidomastoideus) und sekundäre Blockierungen von Halswirbelsäulengelenken wiederum mit Bevorzugung des kranialen Abschnittes, auf. Die zahnärztliche funktionelle Gebißanalyse mittels geeignetem Artikulator verifiziert die Okklusionsstörung und schafft die Grundlage für eine kausale Behandlung.

### Therapie

Eine Entstörung der Okklusion von zahnärztlicher Seite durch richtiges Einschleifen nach vorheriger Analyse beseitigt die Beschwerden. Als Überbrückung wirkt die intraartikuläre Lidocaininjektion ins Kiefergelenk für einige Zeit beschwerdenlindernd. Autonom gewordene Begleitblockierungen in der Halswirbelsäule müssen manualtherapeutisch gelöst werden.

## 6.11 Psychovertebrales Syndrom der Halswirbelsäule

An dieser Stelle soll nur darauf verwiesen werden, daß die Zervikalregion als Lieblingsprojektionsort der verschiedensten Depressionsformen anzusehen ist und dieser Umstand bei der Exploration von Zervikalsyndromen eine gebührende Beachtung finden muß. Die näheren Details über entsprechende psychosomatische Krankheitsabläufe und ihre Behandlung werden in einem selbständigen Kapitel zusammengefaßt.

## 6.12 Schleudertrauma (Whiplash-Syndrom)

Die ständig zunehmende Motorisierung und eine darauf zurückzuführende Häufung von Verkehrsunfällen, hat eine traumatische Läsion der Halswirbelsäule, die unter dem Sammelbegriff Schleudertrauma bekannt wurde, zu einem alltäglichen Krankheitsbild gemacht und darauf beruhende Beschwerden des öfteren zu einer juristischen Streitfrage werden lassen. So scheint es zweckmäßig, auch diese Form von wirbelsäulenbezogenen Störungen im Rahmen der Zervikalsyndrome abzuhandeln und klarzustellen, inwieweit schicksalhafte morphologische Veränderungen und Traumafolgen in ihrer Wertigkeit zu beurteilen sind.

### Ätiopathogenese

Die ursprüngliche Bezeichnung whiplash injury, die, wie wir sehen werden, einer Unterteilung bedurfte, zeigt schon die verantwortlichen traumatischen Pathomechanismen auf. Wie bei einem Peitschenschlag geraten Kopf und Halswirbelsäule beim Auffahrunfall in eine zuerst rückwärts und anschließend vorwärts gerichtete Schleuderbewegung, wobei beim Angefahrenwerden von hinten der übersteigerten Retroflexion die größere zerstörende Kraft zukommt. Die auffahrbedingten, den Rumpf treffenden Beschleunigungskräfte (acceleration injury) und das bei fehlender Kopfstütze entgegengesetzt wirkende Verzögerungsmoment am Kopf addieren sich zu einer Scherwirkung, die zur Gewebszerstörung führt.
Dazu kommt der Wegfall der protektiven Muskelstützung durch den Überraschungseffekt des »Ereignisses von hinten«. Vorzüglich betroffene Strukturen sind Halsmuskulatur, Bandapparat, Gelenkkapseln und Bandscheiben, also hauptsächlich Weichteile, die durch Zerrungen, Risse und Blutungen geschädigt werden.
Frontale Kollisionen haben einen umgekehrten Mechanismus (deceleration injury). Hier ist die primäre Hyperflexion die schädigende Phase und die überlasteten Strukturen liegen im dorsalen Halswirbelsäulenanteil.

### Symptomatik

Unmittelbar einsetzende Beschwerden sind abgesehen von eventuellen Schockzuständen seltener, meist verstreichen einige Stunden bis sich Schmerzen einstellen. Der auf den Unfall folgende Tag bringt dann erst die Hauptbeschwerden, aber auch ein längeres Latenzstadium von 1–2 Wochen ist nicht ungewöhnlich.

Schmerzen im Nacken-Schulterbereich, begleitet von Kopfschmerzen und Ausstrahlungen in die Arme, teils radikulären, meist pseudoradikulären Charakters, entstehen als Traumafolge.
Bei der klinischen Untersuchung bemerkt man sofort die ängstliche schmerzbedingte Ruhighaltung des Kopfes und manchmal auch Zeichen der Haltungsinsuffizienz nach Band- und Muskelrissen, wobei der Kopf mit den Händen abgestützt wird. Natürlich ist die ganze geschädigte Region deutlich druckempfindlich. Einen Prädilektionsort traumatischer Gewebsschädigungen stellt das Segment C2/C3 dar *(Gogler-Forsyth)*, welches daher besondere Aufmerksamkeit verdient.
Die Röntgenuntersuchung ist primär auf die Feststellung oder den Ausschluß von Luxationen oder Frakturen ausgerichtet. Bei vorgegebenen degenerativen Veränderungen müssen auch diese auf eventuelle Frakturstellen abgesucht werden, weil spondylotische und unkovertebrale Exophyten zum Abbrechen neigen. Wesentlich ist ferner eine mindestens einjährige radiologische Verlaufskontrolle in zweimonatigen Abständen. Nur auf diesem Wege läßt sich die Entstehung posttraumatischer Dauerschädigungen (progrediente Diskopathie, reaktive Spondylose etc.) feststellen und vor allem beweisen.
Erheblich schwieriger gestaltet sich die Beweisführung der Dauerschädigung, wenn lediglich Funktionsstörungen ohne deutlich sichtbare röntgenologische Veränderungen zurückbleiben. Eine nach ligamentären Verletzungen entstandene Hypermobilität kann ja röntgenmäßig durch zusätzliche Funktionsaufnahmen in Ante- und Retroflexionseinstellung sowie Lateralflexion der Halswirbelsäule gerade noch verifiziert werden, die Hypomobilität als Folge von Blockierungen ist jedoch, abgesehen von aufwendigen röntgenkinematographischen Verfahren, nur durch eine exakte manualmedizinisch ausgerichtete Untersuchung aufzudecken. Die Prüfung der Gesamtbeweglichkeit der Halswirbelsäule, die immer wieder von gutachterlicher Seite zu diesbezüglichen Beurteilungen herangezogen wird, ist dazu ungeeignet. Die Überkompensation hypermobiler Abschnitte verdeckt den Bewegungsausfall der hypomobilen und täuscht so eine scheinbar ungestörte Gesamtfunktion der Halswirbelsäule vor. Wie bekannt, sind aber sowohl hypermobile als auch hypomobile Bewegungssegmente permanente Reizdonatoren und als solche in der Lage, trotz scheinbar normaler Halswirbelsäulenbeweglichkeit, ein chronisches posttraumatisches Zervikalsyndrom zu unterhalten. Diesbezügliche Beschwerden werden dann vielfach unschuldigen, schicksalhaft entstandenen Spondylosen und Osteochondrosen der unteren Halswirbelsäule zugeschrieben und der Betroffene gerät in Beweisnot, die vor dem Unfall ungetrübte vertebrale Beschwerdefreiheit glaubhaft zu machen.
Was die Dauer der unfallbedingten Beschwerden betrifft, ist zu sagen, daß unkomplizierte leichtere Fälle ohne gröbere Strukturschäden bei richtiger Behandlung im Durchschnitt in 6–8 Wochen abheilen. Schwere Formen mit Bandzerreißungen, Diskusschädigung, konsekutiven Hyper- und Hypomobilitäten brauchen trotz konsequenter Therapie lange Abheilungszeiten, bzw. liegen auch Dauerschäden im Bereich des Möglichen. Einschlägige Untersuchungen (*Binder, Gerstenbrand, Tilscher*) haben klargestellt, daß jahrelang anhaltende traumatogene Nachwirkungen vorkommen, pseudoradikuläre Schmerzsyndrome aufgebaut werden können und ein Abgleiten in ein chronisches zervikokephales Syndrom möglich ist. Bei begleitenden Hirnstammschädigungen und resultierender vegetativer Symptomatik ist auch die Bildung echter Depressionen zu beobachten.
Die immer wieder auftauchende Frage einer Begehrungsneurose muß mit großem Verantwortungsbewußtsein behandelt werden. Eine psychiatrische Beurteilung allein genügt dazu keineswegs. Unfallserleben, Schock und posttraumatische Schmerzphase, Schwierigkeiten im Berufsleben und bei der Rechtsfindung führen

nur allzu leicht zu einer depressiv verfärbten Stimmungslage. Liegt nun beim sachverständigen Psychiater ein orthopädisches Fachgutachten auf, das der Halswirbelsäule eine »normale Beweglichkeit« attestiert und bestehende Beschwerden auf die degenerativen Veränderungen bezieht, so ist es verständlich, daß dann von nervenfachärztlicher Seite eher eine psychosomatische Fixierung in Betracht gezogen werden wird. Nur eine koordinierte unfallchirurgische, nervenfachärztliche und manualmedizinische Exploration kann in strittigen Fällen Klarheit bringen.

### Therapie

Schwere Gewebeverletzungen erfordern eine unfallchirurgische Behandlung und werden im Rahmen dieser Monographie nicht besprochen.
Ambulant behandelbare Fälle reagieren aber auch auf einfache ruhigstellende Maßnahmen günstig. Als solche stehen die *Schanz*-Krawatte oder industriell vorgefertigte ähnliche Erzeugnisse zur Verfügung. Eine zusätzliche analgetische antiphlogistische medikamentöse Therapie (NSAR und Aesculinpräparate) sowie Lidocain-Infiltrationen gehören gleichfalls zur Initialbehandlung. Von seiten der Physiotherapie bewähren sich Impulsstromanwendungen, die schmerzlindernd und resorptionsfördernd wirken und die Kryotherapie, die vom Patienten zu Hause angewendet werden kann.
Nach Abklingen der primären Schmerzphase, das heißt, wenn alle Zeichen schmerzreflektorischer Bewegungseinschränkungen abgeklungen sind - erfahrungsgemäß ist das kaum vor der 3. bis 6. Woche zu erwarten - soll durch eine manualmedizinische Untersuchung der Funktionsstand des Achsenorgans abgeklärt werden. Dabei diagnostizierte Blockierungen müssen manuell gelöst, hypermobile Bewegungssegmente aber sicher von mobilisierenden Behandlungen ausgeschlossen werden. Anschließende krankengymnastische Arbeit führt zu der erwünschten muskulären Stabilisierung und protektiven Wirkung auf den ligamentären Apparat.

## 6.13 Vertebragene Dysphagie

Schluckbeschwerden, die ohne wesentliche Begleitsymptome ablaufen, sind gelegentlich ein Quell diagnostischer Irrtümer und ins Leere gehender Behandlungsversuche, wenn nicht auch an die Möglichkeit der Vertebragenität gedacht wird.

### Ätiopathogenese

Die Mißempfindungen, die beim Schluckakt stören, sind sicherlich nicht, wie von einigen Autoren angenommen wurde, die Folge einer durch Wirbelkörperexophyten erzeugten direkten Druckreizung von Ösophagus oder Oropharynx, sondern der Ausdruck einer vertebroviszeralen Projektion funktionsgestörter Bewegungssegmente.

### Symptomatik und Diagnose

Schluckbeschwerden und Mißempfindungen, die sich in Pharynx und oberer Speiseröhre lokalisieren, sind nach Ausschluß organischer Ursachen hinsichtlich einer zervikalen Genese zu explorieren, auch wenn keine deutlichen Begleitbeschwerden von Seiten der Halswirbelsäule angegeben werden. Finden sich bei manualmedizinischer Untersuchung Blockierungen und bringt ein eventueller Traktionsversuch durch leichtes Ziehen am Kopf des liegenden Patienten ein Schwinden der Dysphagie, ist man berechtigt, eine zervikogene Ursache der Beschwerden zu diagnostizieren.

### Therapie

Die gezielte Behandlung der blockierten Gelenke bringt eine endgültige Beseitigung dieser Mißempfindungen.

## 6.14 Vertebragener Singultus

Noch seltener wie das im letzten Kapitel besprochene Beschwerdebild, aber immerhin im Bereiche des Möglichen und in der Literatur auch bereits dargestellt, ist eine vertebragene Singultusentstehung.

### Ätiopathogenese

Eine Reizung der motorischen Wurzeln von C3 und C4, aus denen der Nervus phrenicus hauptsächlich gespeist wird, läßt eine zervikale Komponente der Singultusauslösung diskutabel erscheinen.

### Symptomatik und Diagnose

Hartnäckiger, therapieresistenter Singultus ohne organischen Hintergrund mit begleitenden Blockierungen in den zugehörigen Bewegungssegmenten bilden die diagnostischen Kriterien.

### Therapie

Die gezielte Manipulation der Blockierungen ist zugleich Probebehandlung des Singultus und bestätigt im Erfolgsfalle die Diagnose ex juvantibus.

## 6.15 Schulterschmerzsyndrome

Diese bekannt therapieresistenten Syndrome sind komplexer Natur und ätiologisch vielschichtig. Obwohl den eigentlichen Krankheitsort das Schultergelenk und die umgebenden Weichteile darstellen, ist eine vertebragene Startphase sehr häufig und die Besprechung im Rahmen der Wirbelsäulensyndrome daher gerechtfertigt. Bezüglich der zu besprechenden Schultererkrankungen bringt die Strukturdifferenzierung eine Lösung.

**Ätiopathogenese**

Das Schultergelenk in toto stellt einen beliebten Projektionsort pathologischer Reflexgeschehen dar. Schulterschmerzen als Randsymptome innerer Erkrankungen sind seit langem bekannt. Gallenkoliken, Herzinfarkte und Pankreopathien verursachen häufig begleitende Schulterschmerzen. Nach Abklingen der Primärerkrankung bleibt nicht selten die Begleitaffektion der Schulter bestehen, wird autonom und entwickelt über pathologische Gewebeveränderungen schwere Funktionsstörungen der Schultermechanik. Aber auch nach Traumen und Mikrotraumen, Infekten sowie Fokalaktivität läßt sich ein ähnlicher Weg verfolgen. Nahezu nie fehlt die zervikale Beteiligung in Form von Funktionsstörungen der kleinen Wirbelgelenke und gelegentlich ist eine Beteiligung der Rippenwirbelgelenke der oberen Rippen nachweisbar. Die Entwicklung des klinischen Bildes läßt zwei Hauptrichtungen erkennen. Während die eine Form sich überwiegend am Kapselapparat manifestiert, bevorzugt die andere das periartikuläre Gewebe.

### 6.15.1 Schulterkontraktur (frozen shoulder)

Sie stellt den Endzustand der gelenkkapselbetonten Verlaufsform dar. Schmerzen und Dauerkontraktur der regionären Muskulatur und die Reizung sympathischer Fasern mit entsprechenden Durchblutungsstörungen bewirken letztlich die daraus resultierenden Veränderungen der Weichteilstrukturen. Knochen- und Knorpelgewebe bleiben konturmäßig intakt. Als Ausdruck der schmerzbedingten Inaktivität und gestörten Trophik kann sich jedoch eine reversible Begleitatrophie und Osteoporose einstellen.

**Symptomatik und Diagnose** *(Tab. 14)*

Der Erkrankungsbeginn ist abhängig von ätiologischen Faktoren, akut einsetzend bis schleichend und je nach Fall verschieden. Die Schmerzen exazerbieren nächtlich und die Beweglichkeit im Schultergelenk nimmt kontinuierlich ab. Die Gelenkkapsel als Hauptträger des pathologischen Prozesses richtet die Bewegungseinschränkung in den verschiedensten Ebenen streng nach einem für das Schultergelenk typischen Kapselmuster, wobei die Relation der Einzelwerte zueinander konstant bleibt.

> Das Kapselmuster des Schultergelenkes zeigt die Außenrotation als erstes und am deutlichsten eingeschränkt

Das Kapselmuster des Schultergelenkes beinhaltet beispielsweise bei einer Abduktionseinschränkung auf 15 Grad eine Außenrotation von nur 5 Grad und eine Innenrotation bis 45 Grad. Diese Relationen bleiben auch bei anderen Einschränkungswinkeln immer konstant bestehen. Des weiteren zeigt die kranke Seite einen Schulterhochstand, eine zunehmende Atrophie des Deltamuskels,

besonders des rückwärtigen Anteils, und bei vegetativ Labilen die omonuchale sympathische Hyperpathie.
Im Extremfall imponiert die Schulterkontraktur als »frozen shoulder«, als nahezu bewegungsunfähiges »eingefrorenes« Schultergelenk.
Die zweite Verlaufsform, als Periarthropathia humeroscapularis besser bekannt, zeigt schon, wie der Name vermuten läßt, eine Krankheitsaffinität zu den periartikulären Strukturen und erlaubt eine erweiterte Diagnostik im Hinblick auf die betroffenen anatomischen Substrate.

Tab. 14 **Symptomatik und Diagnose häufiger Schultererkrankungen**

| | Kapsel-muster | aktive Beweglichkeit | passive Beweglichkeit | Anspannungs-schmerz |
|---|---|---|---|---|
| Schulter-kontraktur | ja | schmerzt, eingeschränkt | schmerzt, eingeschränkt | nein |
| Supraspinatus-tendinose | nein | painful arc | painful arc | bei Abduktion geg. Widerstand |
| Infraspinatus-tendinose | nein | painful arc | painful arc | bei Außenrotation geg. Widerstand |
| Subskapularis-tendinose | nein | painful arc | painful arc | bei Innenrotation geg. Widerstand |
| akute Bursitis | nein | total schmerz-gehemmt | frei | nein |
| chronische Bursitis | nein | painful arc | painful arc | nein |
| Irritation des Akromioklavi-kulargelenks (ACG) | nein | endlagen-behindert | forc. Adduktion schmerzt | nein |

## 6.15.2 Periarthropathia humeroscapularis

Bevorzugt die Erkrankung die Strukturen der Sehnen-Muskelmanschette, sind die funktionellen Ausfälle gering und je nach Hauptsitz des Prozesses charakteristisch und diagnostisch verwertbar *(Tab. 14)*. Ein gemeinsames diagnostisches Zeichen ist der »painful arc«, wobei die Elevation des Armes in Höhe der Horizontalen Schmerzen auslöst, die beim weiteren Heben des Armes wieder schwinden *(Abb. 38)*. Typisch dabei ist eine unterbewußte Supinationsbewegung beim Erreichen des Schmerzpunktes. Dieses Phänomen findet eine einfache Erklärung dadurch, daß sich das Tuberculum majus bei der Elevation dem Akromion und Ligamentum coracoacromiale so weit nähert, daß daran ansetzende Gewebeteile, sofern sie pathologisch verändert sind, irritiert und schmerzhaft werden. Beim weiteren Heben des Armes über die Horizontale hinaus und der Supinationsbewegung rückt der Humeruskopf tiefer in die Pfanne, das Tuberculum majus wird frei

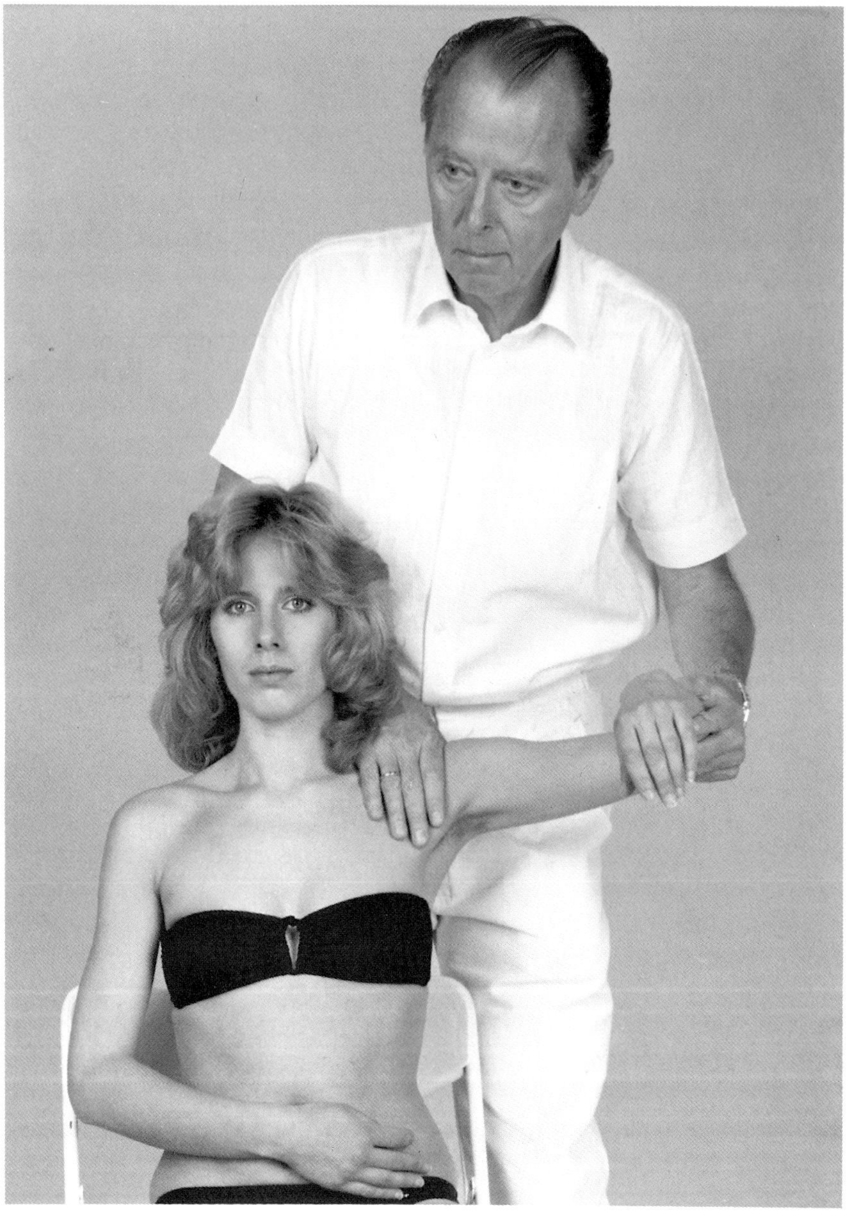

Abb. 38 Prüfung der Elevationsfähigkeit im Schultergelenk. Als »painful arc« wird eine Schmerzauslösung beim Erreichen der Horizontalen bezeichnet, die beim Weiterheben des Armes wieder schwindet.

und der schmerzauslösende Druck läßt nach. Entsprechend irritierbare Strukturen sind die Supraspinatussehne, die Infraspinatus- und Subskapularisansätze, die Bursa subacromialis und die Bursa subdeltoidea. Die Kenntnis der Muskelfunktion der einzelnen Muskeln erlaubt die diagnostische Differenzierung.
Die Tendinose der Supraspinatussehne wird durch Schmerzen erkennbar, die bei Initialabduktion gegen Widerstand auftritt.
Die Tendinose der Infraspinatussehne verursacht bei der Prüfung der Außenrotation gegen Widerstand entsprechende Beschwerden.
Die Tendinose der Subskapularissehne wird durch Innenrotation gegen Widerstand geprüft. Der Musculus subscapularis ist der dominierende Innenrotator des Schultergürtels und antagonistisch zum Musculus infraspinatus eingestellt.
Bursitiden der Bursa subacromialis und deltoidea sind bei akuter Verlaufsform äußerst schmerzhaft, jede aktive Bewegung im Schultergelenk ist unmöglich, jede passive Bewegung schmerzt enorm. Muskuläre Widerstandstests sind negativ.

Wenn das Gelenk selbst unbewegt bleibt, treten dabei keine Schmerzen auf. Chronische Formen zeigen nur den painful arc.
Eine isolierte Tendinose der langen Bizepssehne wird dadurch diagnostiziert, daß Schmerzen auftreten, wenn der Arm bei supinierter Hand gegen Widerstand gehoben werden soll. Hier fehlt der painful arc, die leicht palpable Sehne ist druckdolent.
Allen gezeigten Schulterschmerzzuständen gemeinsam ist die Wechselbeziehung zur Halswirbelsäule. Blockierungen in den Segmenten C4/C5, sowie in den Kopfgelenken sind häufig nachweisbar.
In der folgenden Aufstellung sind die wichtigsten Erkrankungen, die mit entsprechenden Schmerzen einhergehen, zusammengetragen. Die Übersicht orientiert gleichzeitig differentialdiagnostisch. Die gewählte Reihenfolge kann als Ausdruck von Bedeutung und Häufigkeit aufgefaßt werden.

1. Zervikale pseudoradikuläre Reizzustände
2. Organopathien (Gallenblase, Cor etc.)
3. Periarthropathia humeroscapularis
4. Epicondylitis humeri radialis
5. Frozen shoulder (Schulterkontraktur)
6. Funktionsstörungen der 1. bis 3. Rippe
7. Akromioklavikulare und sternoklavikulare Gelenkirritationen
8. Karpaltunnelsyndrom
9. Radikuläre Läsionen
10. Schwere Pathomorphologien (Traumen, Neoplasmen, Entzündungen)
11. Skalenussyndrom
12. Thrombose der V. brachialis

**Therapie**

Die Dauer der Erkrankung bis zum »Auftauen« der frozen shoulder beträgt über ein Jahr. Die Prognose ist insgesamt günstig zu stellen und garantiert bei der richtigen Rehabilitation die volle Funktionstüchtigkeit des Schultergelenkes. Es ist sehr wichtig, auf die ätiologischen Faktoren besonders zu achten und neben der Behandlung des Schultergelenkes nicht die eventuell auslösende Grunderkrankung (Galle, Leber, Herz, Tonsillen) zu vergessen. Ebenso müssen die in das pathologische Regelkreisgeschehen verquickten Funktionsstörungen der Halswirbelsäule mit berücksichtigt und entsprechend manualtherapeutisch versorgt werden.
Im akuten Stadium der Erkrankung ist jede aktive mobilisierende Behandlungsform kontraindiziert. Gewarnt werden muß vor der Verwendung von Dreiecktüchern zur Inaktivierung des Gelenkes, da die Adduktionshaltung bereits nach kurzer Zeit die Kapselschrumpfung und Bewegungseinschränkung begünstigt.
Initial wird eine entzündungshemmende medikamentöse Therapie eingeleitet (NSAR) und lokal wird das Gelenk mit intraartikulären Infiltrationen einer Lidocain-Hydrokortison-Lösung versorgt. Bei dieser Behandlung gelingt es oft, das Abgleiten der Erkrankung in die Chronizität und die Entwicklung zur frozen shoulder aufzuhalten.
Im chronischen Stadium, bei eingetretener Schultersteife, ist ein aktives Vorgehen gerechtfertigt. Zarte mobilisierende Maßnahmen, Krankengymnastik, vor allem in Form von Rollenzugübungen mit einer Gewichtsbelastung von nur 2 kg in Verbindung mit Lidocain-Gelenkumspritzungen und elektrotherapeutischen Anwendungen sind zur Dauerbehandlung geeignet.

In seltenen Fällen mit hochgradiger Versteifung und protrahiertem oder steckenbleibendem Krankheitsablauf kann ein Narkoseredressement indiziert sein. In Narkose wird dabei das Gelenk vorsichtig mobilisiert und sperrende Adhäsionen werden gelöst. Anschließend ist der Arm auf einer Abduktionsschiene für 2 Tage ruhigzustellen und dann durch weitere aktive und passive krankengymnastische Methoden die Rehabilitation fortzusetzen.
Isolierte Erkrankungen der Sehnen-Muskelmanschette, die den erwähnten painful arc aufweisen, nehmen bei gezielter Behandlung einen weniger langwierigen Verlauf. Die Infiltrationsbehandlung der am Tuberculum majus und minus ansetzenden Strukturen mit Lidocain-Hydrokortison-Lösungen ist der wesentlichste Schritt, der durch Gymnastik und Elektrotherapie unterstützbar ist.
Auch hier sind begleitende Blockierungen im Bereiche der Halswirbelsäule zu beachten und manipulativ zu beheben. Die Behandlung der besprochenen Schulterschmerzen erfordert viel Geduld und Einfühlungsvermögen, sowohl von seiten des Patienten, als auch des Arztes.
Diesen Punkt von vornherein klar herauszustellen ist wichtig, um dem Kranken die richtige Einstellung zu seinem Leiden zu geben und das Vertrauensverhältnis zum Behandler, das durch die lange Behandlungszeit sonst leicht getrübt werden könnte, abzusichern. Das Versprechen der vollen Restitution bei konsequentem gemeinsamem Rehabilitationsbemühen wirkt in diesem Sinne.

### 6.15.3 Akromioklavikuläres Schmerzsyndrom

Ein indirekter Zusammenhang mit zervikalen Erkrankungen besteht über eine pseudoradikuläre Verkettung mit der Halswirbelsäule und einer Symptomatik, die differentialdiagnostisch zu beachten ist.

#### Ätiopathogenese

Schmerzsyndrome, die ihren Ursprung aus den Akromioklavikulargelenken nehmen, sind auf mittelbare oder unmittelbare Traumatisierung zurückzuführen, wobei unter Traumatisierung auch chronische Überlastungszustände (Tragen schwerer Umhängetaschen u.a.) verstanden werden müssen. Die bereits erwähnte pseudoradikuläre Verkettung läuft über das Segment C4, welches primäre oder sekundäre Blockierungen aufweisen kann.

#### Symptomatik und Diagnose

Beschwerden treten besonders beim Liegen auf der kranken Seite auf und strahlen vom Gelenk ausgehend entlang des Trapeziusrandes bis zum Nacken.
Als diagnostisches Kriterium gilt die schmerzhafte passive Maximaladduktion des Armes, die so geprüft wird, daß man den Ellenbogen des abgewinkelten Armes zur gegenseitigen Schulter drückt. Diese Bewegung löst dann die typische Schmerzausstrahlung aus.

### Therapie

Die Behandlung stützt sich auf die Funktionsnormalisierung des Gelenkspiels des Akromioklavikulargelenkes durch Mobilisation und Manipulation. Daß man dabei nicht die pseudoradikuläre Begleitkomponente C4 vergessen soll und eventuelle Blockierungen im Halswirbelsäulenbereich entsprechend mitbehandeln muß, bedarf keiner weiteren Begründung. Bei hartnäckigen Beschwerden ist es manchmal notwendig, den bestehenden Gelenkreizzustand durch eine intraartikuläre Injektion von Lidocain-Hydrokortison ins Akromioklavikulargelenk abzubauen.

## 6.16 Epicondylitis humeri

Differentialdiagnostisch muß das Krankheitsbild der Epikondylitis besonders bei Ausstrahlungen der Schmerzen in den ganzen Arm (ein Zustand, der sich bei langer Beschwerdedauer entwickeln kann) und wenn zugleich Nackenbeschwerden angegeben werden, von Zervikobrachialgien unterschieden werden.

### Ätiopathogenese

Die Schmerzentstehung ist auf eine Insertionstendinose zurückzuführen, die aufgrund von Überlastungsschäden entsteht. Sie ist bei Tennisspielern so häufig zu beobachten, daß dieser Umstand dazu beigetragen hat, die Erkrankung auch als Tennisellenbogen zu bezeichnen. Bevorzugt befallen wird der laterale Epikondylus mit der Gegend des Ursprungs der Streckmuskulatur. Am Circulus vitiosus beteiligt ist ferner das Radiusköpfchengelenk, dessen joint play gestört ist und das so zum Donator pathologischer Afferenzen mit negativem Einfluß auf die arthromuskulären Regelkreise wird.

### Symptomatik und Diagnose

Charakteristisch sind starke lokale Schmerzen der Epikondylusregion, die bei längerem Bestehen in den dorsalen Unterarm ausstrahlen und sich bei Belastung verschlechtern. Der Epikondylus selbst ist druckschmerzhaft, die Unterarmstreckmuskulatur hyperton und reizbar.

### Therapie

Sie entspricht dem bei Myotendinosen üblichen Vorgehen. Infiltrationen mit Lidocain-Hydrokortison in die Maximalpunkte stehen an erster Stelle. Zur Entstörung der arthromuskulären Regelkreise empfiehlt sich eine zusätzliche manuelle Therapie, die am Radiusköpfchengelenk anzusetzen hat. Die stets verspannte Streckmuskulatur sollte zusätzlich mit postisometrischer Relaxationsbehandlung entspannt werden. Ultraschallbestrahlungen und Impulsstromanwendungen können unterstützend wirken. Ein operatives Vorgehen (Sehnenkerbung) oder die Gipsverbandruhigstellung, wie sie früher für die Therapie der Epikondylitis üblich war, ist durch das geschilderte Behandlungsprogramm meist vermeidbar.

## 6.17 Karpaltunnel-Syndrom

Da auch bei diesem Syndrom im fortgeschrittenen Stadium Schädigungen von medianusversorgten Handmuskeln auftreten, ist es differentialdiagnostisch gegenüber radikulären Läsionen der Wurzeln C6 und C7 abzuwägen.

### Ätiopathogenese

Das Wesentliche ist die Kompression und ischämische Schädigung des Nervus medianus bei seinem Durchtritt unter dem Ligamentum carpi transversum durch pathologisch verdickte und fibrosierte Sehnen und Sehnenscheiden. Zu berücksichtigen ist im Zusammenhang die chronische Polyarthritis (cP). Interessant erscheint ferner, daß hauptsächlich kreislaufhypotone Individuen zum Krankheitsbild tendieren. Begleitend ist das Gelenkspiel der Handwurzelgelenke gestört.

### Symptomatik und Diagnose

Hypästhesie, Kribbeln und Brennen der Volarseite von Unterarm und Hand bilden die Anfangssymptome. Nachts und am Morgen sind die Beschwerden am stärksten. Die Ausstrahlungen betreffen vor allem den 2. und 3. Finger. Sie verstärken sich beim Druck auf das Lig. carpi transversum, oder bei forcierter Dorsalflexion der Hand. Ebenso löst das Heben des Armes aus der Rückenlage heraus die Mißempfindungen aus. Die Kopfhaltung hat keinen Einfluß auf die Schmerzentstehung. Im Laufe der Zeit entwickeln sich bei nicht erkannten Fällen beträchtliche Atrophien des Daumenballens. Die Differentialdiagnose betrifft vor allem wie erwähnt das untere Zervikalsyndrom.

### Therapie

Die erfolgversprechendste konservative Behandlung ist die topische Infiltration einer Lidocain-Kortikosteroidmischung. Mit einer 4 cm langen, nicht zu dicken Kanüle geht man unter das Ligamentum carpi transversum ein und injiziert in den Karpaltunnel 2 bis 3 ccm der Injektionslösung. Als unterstützende Maßnahmen bewähren sich die Lymphdrainagemassage, Mobilisations- und Impulsstrombehandlungen. Medikamentös hat sich die Begleitbehandlung einer mitlaufenden hypotonen Regulationssituation mit Präparaten aus Nebennierenrindenhormonen als günstig erwiesen.
In resistenten Fällen kommt eine operative Dekompression mit Durchtrennung des Bandes in Frage.

Tab. 15 **Zervikalsyndrome**

| Syndrom | Ätiopathogenese | Symptomatik | Diagnose | Therapie |
|---|---|---|---|---|
| Zervikaler Diskusprolaps | Diskopathie, Degeneration | radikulär und medullär-vaskulär Opponens-atrophie (Kompr. C 6 und C 7) | Myelographie, Diskographie, EMG | Ruhigstellung Lidocain blockaden, Op. |
| Skalenus-syndrom | funktionelle Größenänderung d. Skalunslücke, reflektor., block. | Schulter-Arm-schmerz (Innen-seite), Parästhe-sien, vaskul. Symptome | Retroflex. und Neigung der HWS zur gesun-den Seite aus-lösend | manuelle Therapie, Lidocainin-filtration |
| Zervikobra-chialsyndrom | Störung im Bewe-gungssegment, Blockierung, | segmentdifferente Schmerzbahnen (C 6, C 7, C 8) | Chirodiagnostik | manuelle Therapie |
| ak. Blockie-rungssyndrom | meist Blockierung C 2/C 3 (mechan. od. entzündl.) | Nackenschmerz, Schonhaltung | Chirodiagnostik | Lidocaininfil-tration, NSAR, Kryotherapie |
| Okzipital-Neuralgie | pseudoradukul. Irritation C 2 | Hinterkopf-schmerz | Chirodiagnostik DS d. NAP C 2 | manuelle Therapie |
| vertebragener Kopfschmerz und Vertigo | verschiedene Typen: Migraine Cervikale Basilar-insuff., Blockie-rungen | Migränesymptome, lage- u. bewe-gungsabh. Kopf-schmerz, drop-attacks, Vertigo | Chirodiagnostik Arteriographie, Sonographie | medikament., manuelle Therapie, TLA, Akupunktur |
| Stenosierungs-kopfschmerz | Störung des Liquordruckaus-gleichs, Atlasposition! | therapierefrak-tärer Kopfschmerz | Röntgen, Chirodiagnostik | manuelle Therapie, evtl. op. Entlastung |
| Syndrom der basilären Impression | Irritation des Hirn-stammes, funk-tionelle Stör. der Kopfgelenke | Kopfschmerz, Schwindel, vegetat. Symptome | Röntgen | gezielte manuelle Therapie |
| Atlasblockie-rungssyndrom des Kindes | Kopfgelenk-blockierung | gestörte Entwick-lung des Kindes | Chriodiagnostik | manuelle Therapie |
| Anteflexions-Kopfschmerz | Irritation der ligam. Strukturen, optokinet. Mechan., Begleitblockie-rungen | Kopfschmerz Schreiben und Lesen (Ante-flexion) | Anamnese, Chirodiagnostik | Gymnastik, Schreibpult |
| gnatho-faziale Cephalaea | Okklusionsstörung des Gebisses, Irritation des Kiefergelenks | migränoider Kopf-schmerz, Kiefer-, Schläfenschmerz | Gebißanalyse (Artikulator) DS Kiefergelenk | zahnärztl. sym-ptom., Lidocain-infiltration d. Kiefergelenks |

(Fortsetzung)

| Syndrom | Ätiopathogenese | Symptomatik | Diagnose | Therapie |
|---|---|---|---|---|
| Whiplash-Syndrom | traumatische acceleration oder deceleration injuries | Latenzzeit, Nacken-Schulter-Armsymptome, Kopfschmerz, veget. Begleitsymptome | Röntgenverlaufskontrolle, Chirodiagnostik | Schanz-Krawatte, NSAR, Kryotherapie, später manuelle Therapie |
| vertebragene Dysphagie | vertebroviszerale Projektion bei Blockierungen | Mißempfindung beim Schluckakt | Chirodiagnostik Traktionsversuch | manuelle Therapie |
| vertebragener Singultus | Reizung d. mot. Wurzeln C3, C4 bei entspr. Block. | Singultus ohne org. Ursache | ex juvantibus | manuelle Therapie |
| psychovertebrale Syndrome | Depression | »Buntes Bild«, Depressionssymptome | psychiatrisch Chirodiagnostik | Psycho-Pharmaka |
| Schultersyndrome (Periarthr.h.sc., frozen shoulder) | traumatisch, reflektorisch, entzündlich, fokal | kapsuläres Bild: frozen shoulder, tendomyot. Bild: painful arc | klinisch osteopatisch, Röntgen | manuelle Therapie, Lidocaininfiltration, evtl. Narkose-Redressement |
| akromioklavikuläres Schmerzsyndrom | akute oder chron. Traumen | Schmerz längs Trapeziusrand, Maximaladduktion d. Armes schmerzauslösend | Chirodiagnostik | Lidocain-infiltration |
| Epicondylitis humeri | traumatisch, fokal, reflektorisch | Ellbogenschmerz | Palpation | Infiltrationen, manuelle Therapie |
| Karpaltunnel-Syndrom | Fibropathie d. Sehnen u. Sehnenscheiden, pseudoradik. Bahnung über die HWS | Parästhesien, Schmerzen, bes. Digit. 2. u. 3., nächtl. Exazerbat | DS bei Druck auf Lig. carpi tr. EMG | Infiltration mit Lidocain u. Kortison, evtl. Op. |

# 7. Das Fokalgeschehen

Eine Betrachtungsweise, die Erkrankungen des Achsenorgans in ihrer Gesamtschau erfassen will, kommt nicht darüber hinweg, offen der Tatsache ins Auge zu schauen, daß Pathomorphologien allein keine genügende Erklärung für das Auftreten von Beschwerden liefern. Die Eingliederung akuter oder chronischer Traumatisierungen, muskulärer Fehlleistungen und viszeraler Einflüsse als Starter des Geschehens ergibt aber noch immer keine befriedigende Gesamtschau. Psychogene Effekte und Stoffwechselfaktoren sind dann weitere Bildabschnitte, die den Gesamteindruck ergänzen, ohne ihn allerdings zu vervollständigen. Wenn aber im Rahmen der ätiopathogenetischen Beurteilung vertebragener Krankheitsbilder das Reizwort »Fokus« fällt, dann teilen sich die Lager und einer kleinen Gruppe derer, die das Herdgeschehen als krankheitsmitbestimmend gelten lassen, steht die Menge jener gegenüber, die aus teilweise begründeten Vorurteilen im großen und ganzen ablehnend eingestellt sind, oder zumindest diesbezügliche Aussagen in den Bereich des Spekulativen einordnen. Schuld daran hat sicher auch die medizinhistorische Situation, denn die erste Welle der Herdlehre, die Europa vor mehr als 50 Jahren überflutete, wirbelte in ihrem Sog auch eine Unmenge von Fehldeutungen und Pseudoerkenntnissen auf. Revolution und Konterrevolution forderten wie immer ihre Opfer und selbst ein halbes Jahrhundert später sind die Wellen noch immer nicht geglättet. Um Vorurteile und Emotionen abzubauen und das Herdgeschehen in die Position zu bringen, die ihm zukommt, ist es daher notwendig, jene Sprache zu sprechen, die in der klinischen Medizin verstanden wird: die Sprache der Zahlen, der Statistiken. Ohne diese überbewerten zu wollen, stellen sie doch als einzige klar, mit welcher prozentualen Wertigkeit Einzelfaktoren die Gesamtpathogenese belasten. Für die Beziehungen zwischen Wirbelsäule und Herdgeschehen sollen daher im folgenden entsprechende Untersuchungsergebnisse vorgelegt werden *(Tab. 16, 17).*

## 7.1 Störstelle

Aus einem Gesamtkollektiv von 682 Patienten mit Erkrankungen des degenerativ-rheumatischen Formenkreises wurden Lumbal- und Zervikalsyndrome separiert und deren Beziehungen zum Fokalgeschehen, sowohl der Häufigkeit nach, als auch in bezug auf die kausale Störstellenlokalisation aufgeschlüsselt. Dabei stechen vor allem Differenzen in der regionalen Belastungsbereitschaft der einzelnen Wirbelsäulenabschnitte und des weiteren die unübersehbare Dominanz der Zahn-Kieferregion als auslösendes Störstellengebiet hervor.

Tab. 16 **Störherde**

| n = 682 | Zahn-Kiefer-Bereich | Nasen-neben-höhlen | Ton-sillen-region | Becken-herde | stör-aktive Narben | Gesamt |
|---|---|---|---|---|---|---|
| Anzahl der Herd-belasteten | 118 | 58 | 55 | 8 | 3 | 242 |
| in% | 17,3% | 8,5% | 8,1% | 1,2% | 0,4% | 35,5% |

Diesen Aufschlüsselungen liegt das angesprochene Kollektiv *(Eder)* von 682 Patienten zugrunde, wobei die anschließende Tabelle die anzahlmäßige und prozentuale Verteilung aktiver Störstellen ausweist.

Von diesem diagnostisch nicht näher detaillierten Patientengut wurden jene Patienten mit Lumbal- und Zervikalsyndromen, also den häufigsten vertebralen Krankheitsmanifestationen, separiert und sowohl vertebrologisch als auch herdbezüglich weiterverfolgt. Die nächste Tabelle zeigt die entsprechenden Herdbelastungsraten und läßt die deutliche Präferenz des Herdgeschehens für Zervikalsyndrome erkennen *(Tab. 17a/b).*

Tab. 17a **Störfeldverteilung in %** (vgl. *Tab. 16*)

| Gesamtkollektiv: | Herdbelastungsrate |
|---|---|
| n = 682, davon | 35,5% |
| LBH-Region n = 280 | 26,4% |
| Zervikal-Region n = 331 | 36,8% |

Tab. 17b **Störfelder** (vgl. *Tab. 16*)

| n = 280 | Gesamt | Fokus | Zähne | NNH | Tons. | Becken | Narben | Gesamt-belastung |
|---|---|---|---|---|---|---|---|---|
| Hypom. Syndr. | 113 | 28 | 12,4 | 0,9 | 8 | 2,7 | 0,9 | 24,9% |
| Hyper. Syndr. | 87 | 37 | 28,8 | – | 7 | 5,8 | 1,2 | 42,8% |
| Radik. Syndr. | 57 | 5 | 7,1 | – | 1,7 | – | – | 8,8% |
| Hüftg. Erkr. | 23 | 4 | – | – | 17,4 | – | – | 17,4% |

Diese Aufschlüsselung wurde auch für die Zervikalregion vorgenommen, eine herdbelastete Gruppe von 122 Patienten erfaßt und hinsichtlich der Störstellenrelationen zum oberen und unteren Zervikalsyndrom *(Tab. 17c)* differenziert.

Tab. 17c **Störfeldverteilung** (vgl. *Tab. 17a*)

n = 122

| | Zähne | NNH | Tonsillen | Übrige |
|---|---|---|---|---|
| Oberes Zervikalsyndrom n = 92 | 67,5 | 21,7% | 8,6% | 2,2% |
| Unteres Zervikalsyndrom n = 30 | 70,0% | 6,6% | 16,7% | 6,6% |

Bei 74 Patienten mit Beschwerden der LBH-Region, das sind jene 26,4%, die aus dem Kollektiv der 280 entsprechend Erkrankten als herdbelastet gelten konnten, wurde nun zuerst die Störstellenhäufigkeit exploriert *(Tab. 17d)*.

Tab.17d **Störfelder** (vgl. *Tab. 17c*)

| n = 74, davon: | Anzahl: | % |
|---|---|---|
| Zahn-Kiefer-Bereich | 43 | 58,1 |
| Nasennebenhöhlen | 1 | 1,4 |
| Tonsillen | 20 | 27,0 |
| Beckenorgane | 8 | 10,8 |
| Narben | 2 | 2,7 |

Um Einzelsyndrome hinsichtlich ihrer fokalen Anfälligkeit beurteilen zu können, erfolgte auch eine statistische Auswertung über funktionelle und strukturelle Momente bei 280 Patienten mit Beschwerden der LBH-Region.
Die Vorstellung dieses Zahlenmaterials wirft zwangsläufig die Frage auf, welche Kriterien zur Festlegung der Herdbelastung herangezogen wurden und wie die zweifellos schwierige Abgrenzung potentieller Störstellen von aktiven Herden erfolgte. Damit schneidet man eines der Hauptprobleme des gesamten Herdgeschehens an und muß ehrlicherweise auch gleich vorwegnehmen, daß hier, streng wissenschaftlich genommen, nach wie vor Ansatzpunkte zur Kritik bestehen bleiben, da absolute Beweismöglichkeiten, von wenigen Ausnahmen abgesehen, fehlen. So bleibt nur die Möglichkeit, anhand mehrerer sich ergänzender Einzelkriterien, also über die Summe herddiagnostischer Anhaltspunkte, zu einer Wahrscheinlichkeitsdiagnose zu gelangen. Als Beweis der Richtigkeit kann praktisch nur der Erfolg durchgeführter Sanierungsmaßnahmen angesehen werden, wobei diese Beweisführung natürlich nur bei Sanierungswilligkeit gelingt.
In den einzelnen Unterkapiteln zum Thema Fokalgeschehen sollen nun jene Kriterien vorgestellt werden, die, den aktuellen Wissensstand berücksichtigend, herddiagnostische und -therapeutische Entscheidungen erleichtern helfen.
Zuerst muß der »Herd« definiert werden. Hier setzen sonst bereits die initialen Fehldeutungen ein. Die frühere Vorstellung bakterieller Streuung oder Toxinaus-

schüttung ist unhaltbar geworden und man versteht heute unter einem Fokus eine Störungsstelle an einem beliebigen Körperort, die über unphysiologische Gewebeveränderungen und Fehlreaktionen das komplexe Regelkreisgeschehen der Gesamtregulation durch Reizüberflutung überlastet und an vorbelasteten Strukturen Fernstörungen auslöst. Mit dieser Begriffsbestimmung ergibt sich von selbst die didaktische Gliederung der Darstellung der Grundlagen in:

- Herd bzw. Störstelle in topographischer, histologischer und pathologischer Betrachtung,
- Reiz und Regulation,
- Fernstörungen, Prämorbiditäten und Achsenorgan.

Die pathophysiologischen Grundlagen, histologischen Beweise und Erkenntnisse über die Reizverarbeitung in biologischen Systemen sind darüber hinaus integrierende Anteile einer übergeordneten allgemeinen Regulationslehre, die im menschlichen Organismus die höchst entwickelte Summation sich selbst regulierender dynamischer Systeme den perfekten Homöostat erkennt (*Drischl, Kellner, Pischinger, Wieser* u.a.).

Die topographische Lage der Störstellen zeigt eine deutliche Präferenz für den Kopfbereich. Pathologische Veränderungen von Zähnen und Zahnhalteapparat, Tonsillen und Nasennebenhöhlen stellen die eindeutige Mehrheit herdwirksamer Störstellen. Organe des kleinen Beckens (Adnexe, Prostata) sind im Falle chronischer Entzündungen aber ebenfalls gar nicht so selten als Auslöser von Fernstörungen anzusehen. Dasselbe gilt für Narben, die einen gestörten Heilungsverlauf aufweisen und darüber hinaus die Diktion bestätigen, daß die Störstellen ubiquitären Charakter besitzen. Eine weitere Klarstellung in diesem Zusammenhang erfordert die Frage, welche Veränderungen der angesprochenen Störstellen erfahrungsgemäß Herdaktivität inkorporieren. Die Beantwortung macht eine Zweiteilung erforderlich, die einmal die klinischen und zum anderen die histopathologischen Aspekte darstellen muß.

Im Tonsillenbereich ist es die chronische Tonsillitis, die entweder im Anschluß an wiederholte akute Schübe persistiert oder a priori chronisch und klinisch fast stumm ablaufen kann. Die Größe der Tonsillen ist dabei kein verwertbares Kriterium. Im Gegenteil, kleine unscheinbare Mandeln weisen eher in diese Richtung, überhaupt wenn sie und die Gaumenbögen livid verfärbt erscheinen. Bedeutsam ist ferner die Herdwirksamkeit bestimmter Tonsillektomienarben. Das Persistieren kleiner Tonsillarreste und ein gestörter Heilungsverlauf charakterisieren sie. Für die Erfolglosigkeit der Tonsillektomie in Sanierungshinsicht sind solche Zustände häufig mitverantwortlich.

Im Zahn-Kiefer-Bereich finden wir eine Vielfalt von Störstellenvoraussetzungen, deren Erfassung einen kompletten röntgenologischen Zahnstatus unter Einbeziehung der Leerkieferstellen und einen Vitalitätstest der Zähne erfordert. Will man ganz genau sein, dann sind auch Elektropotentialdifferenzen, die durch verschiedene zahnärztlicherseits eingebrachte Metalle und Legierungen aufgebaut wurden, zu bedenken.

Eine Reihung der häufigeren diesbezüglichen Veränderungen legt auch deren Wertigkeit im Rahmen des Herdgeschehens fest. Sie deckt sich leider nur selten mit der üblichen zahnärztlichen Interpretation.

| | |
|---|---|
| 1. Devitale Zähne | 5. Granulome und Wurzelzysten |
| 2. Restostitiden | 6. Distale Osteolyse *(Sollmann)* |
| 3. Wurzelreste | 7. Tiefe parodontotische Taschen |
| 4. Versprengtes Wurzelfüllmaterial und Amalgamreste | 8. Verlagerte und retinierte Zähne |

Auf den ersten Blick erkennt man schon, daß das immer wieder herausgestellte Granulom in dieser Reihung keinen Spitzenplatz einnimmt und der von der Zahnmedizin in Herdhinsicht kaum gewürdigte devitale und wurzelgefüllte Zahn die Spitzenposition beansprucht.
Es würde den Rahmen dieser Monographie sprengen, wollte man auf die Fragwürdigkeit der Zahndevitalisierung im Detail eingehen. Es gibt ernste wissenschaftlich erarbeitete und fundierte Bedenken dagegen und der Leser dieser Zeilen sollte nur in Erinnerung behalten, daß die von vielen Zahnärzten postulierte Unbedenklichkeit der Devitalisierung in bezug auf das Herdgeschehen unhaltbar geworden ist und eine noch so exakte Wurzelbehandlung in keinem Falle eine zweckdienliche »Herdbehandlung« darstellen kann.
Im direkten Zusammenhang mit dem eben Ausgeführten steht eine weitere Störstellenlokalisation im Kopfbereich, die herdwirksame chronische Sinusitis. 90% dieser Sinusitiserkrankungen weisen eine odontogene Entstehung über die Durchwanderung des Antrumbodens auf. Eine infiltrierende, vom Zahnbereich ausgehende chronische Ostitis gelangt nach Überwindung der Knochen-Periost- und der Submukosa-Epithelgrenze zum Antrum und entwickelt dort eine von vornherein chronisch verlaufende Sinusitis meist polypösen Charakters *(Abb. 39)*. Die gesamte Entwicklung spielt sich gerne im subklinischen Bereich ab und ist deshalb erschwert explorierbar. In einer eigenen Untersuchungsreihe wurden 688 Patienten mit degenerativ-rheumatischen Erkrankungen in dieser Hinsicht untersucht und dabei 8,4% herdwirksame dentogene Sinusitiden erfaßt. Das heißt mit

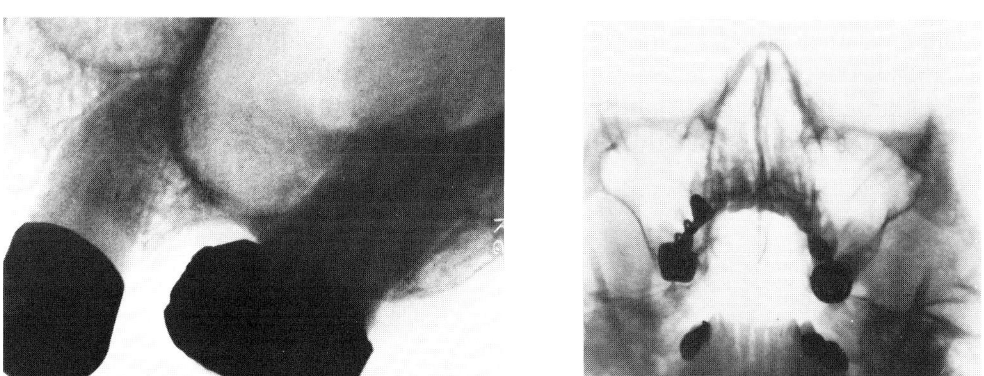

Abb. 39 Dentogene Sinusitis. (a) Zahnröntgenaufnahme: über dem überkronten devitalen Molaren kommt ein rundlicher Schatten zur Darstellung, der einem basalen Antrumpolyp entspricht. (b) An der Röntgenaufnahme der Nasennebenhöhlen ist derselbe Polyp als halbkugeliger Schatten am Boden der linken Kieferhöhle deutlich zu erkennen.

## 7.3 Fernstörungen, Prämorbiditäten und Achsenorgan

Die Präferenz der vertebragenen Komponente des Fokalgeschehens klang schon bei der Besprechung der Reizverarbeitung an. Der Umstand, daß herdbedingte Impulse mit besonderer Vorliebe Strukturen des Bewegungsapparates belasten, mag darin begründet sein, daß dieses System durch Zivilisationsnoxen auf breitester Basis vorgeschädigt ein prädisponiertes Substrat für Herdwirkungen liefert. Prämorbiditäten sind dann ja wiederum Donatoren unphysiologischer Afferenzen, die den herausgestellten segmental-reflektorischen Komplex (srK) labilisieren. Das Zusammentreffen dieser mit den vertikal eingespeisten Störimpulsen belastet den srK bis zum Rande seiner Kompensationsfähigkeit. Jede weitere Reizeinmischung genügt, in dieser Situation eine Dekompensation einzuleiten. In der Praxis ist ein Bagatellereignis wie Unterkühlung, Trauma, Infekt oder ähnliches daher in der Lage, als Starter des bis dahin subklinisch verlaufenden Herdgeschehens zu wirken und Fokalimpulse mit der Prämorbidität zu koppeln. Phänomene ähnlicher Art wurden bereits von *Speransky* beschrieben und von ihm als Zweitschlag bezeichnet. Solche Ereignisse verleiten dann auch dazu, Auslöser als ursächlich zu deuten und am Kern des Problems vorbeizutherapieren. Die Analyse der allgemein bei Herderkrankungen erreichten Sanierungserfolge läßt gewisse regelmäßige Zusammenhänge zwischen Störstelle und Fernstörungslokalisation erkennen. Vor allem *Sollmann* ist diesen topographischen Konnexen systematisch nachgegangen und hat ein Relationsschema Störstelle-Fernstörungen zu bieten, welches Beachtung und breitbasige Überprüfung verdient.
Als gesichert gelten aber schon heute die primäre Seitenkonkordanz von Störstelle und Fernstörungen, sowie die Bevorzugung des Achsenorgans als Manifestationsort letzterer. Fernstörungslokalisationen tauchen so auch immer wieder als vertebragene Syndrome im speziellen Teil des Buches auf und erinnern durch das Vokabel »fokalbedingt« an die dargestellten Herderkrankungskomplexen.
Den Erfahrungen der Autoren entsprechend sind folgende **Relationen** besonders häufig zu beobachten.

**Herd-Fernstörungsrelationen**

Seitenregel: Herd- und Fernstörung liegen primär *homolateral.*

Regelmäßige Beziehungen bestehen ferner zwischen
- Tonsillen und Arthropathien der großen Gelenke (besonders Kniegelenke), hohem Lumbalsyndrom, Schmerzzuständen bei Morbus *Scheuermann*;
- Zahn-Kieferregion und tiefem Lumbalsyndrom (untere Molaren), neuralgiforme Schmerzen, Kopfweh sowie Migräne, (Weisheitszähne);
- Kieferhöhlen und Kopfschmerzen und interskapuläres Schmerzsyndrom.

*Alle* Kopfherde weisen eine Affinität zu den 3 obersten Zervikalsegmenten auf!

- Relation zwischen Adnexen, Prostata und Morbus *Bechterew,* Reiter-Syndrom, Ostitis condensans, ligamentär-muskulären Kreuzschmerzen;
- Narben und quadrantenorientierten Fernstörungen im Sinne neuralgiformer Schmerzen.

## 7.4 Spezielle Herddiagnostik

Einzelheiten dieses Diagnostikbereiches klangen schon bei der Besprechung der Störstellen an und brauchen nicht wiederholt zu werden. Ein Hinweis auf spezielle Kriterien aber ist bei der Darstellung der gezielten Anamnese und herdbezüglicher Untersuchungsvorgänge erforderlich.
Sowie eine gezielte Funktionsanamnese des Bewegungsapparates Aufschlüsse über die Ursache vorliegender Störungen zuläßt, so gestattet eine entsprechende herdbezügliche Anamnese Vermutungen auf fokale Impulse und gibt den Anstoß zur weiteren Exploration. Wiederholt aufgetretene Anginen, die chronische Tonsillitis, Nasennebenhöhlenerkrankungen, Infektneigung, Schwierigkeiten mit den Zähnen, Adnexitiden oder p.s. geheilte Narben müssen Aufmerksamkeit erwekken, die durch weitere Angaben über ständige Müdigkeit, Wetterfühligkeit, Kälteempfindlichkeit, Schlafstörungen, Neigung zu Allergien und entzündlichen Augenerkrankungen, unklare abdominelle Oberbauchbeschwerden dann verstärkt wird. Das bunte Bild der vegetativen Dystonie ist ebenfalls ein Fingerzeig in diese Richtung. Weiterhin hört man Klagen über flüchtige Gelenkbeschwerden und konstatiert nicht selten bei Herdbelasteten eine depressiv gefärbte Stimmungslage.
Einen weiteren Zugang zum Erkennen des Herdgeschehens liefert die klinische Untersuchung. Da im Rahmen dieses Buches vorzüglich die Auswirkungen auf das Achsenorgan interessieren, ist zu erwähnen, daß die nach den Regeln chirodiagnostischer Untersuchungstechniken vorgenommene Funktionsuntersuchung der Wirbelsäule und peripherer Gelenke ebenfalls Rückschlüsse auf eine bestehende Herdbelastung zuläßt. Der Nachweis multipler sonst nicht erklärbarer Druckdolenzen an Sehnen- und Muskelansätzen bzw. deren Überwiegen oder Nichtübereinstimmen mit den diagnostizierten Funktionsstörungen an Wirbelgelenken oder peripheren Gelenken, das Beobachten von Muskelfaszikulieren und die vielfach feststellbare Homolateralität des Gesamtbildes, sollten verstärkten Anlaß geben, die Herdexploration weiterzuführen.
Üblicherweise durchgeführte Laboruntersuchungen, wie Blutbild, Blut-Senkungsreaktion, CRP, ASL-Titer, Rheumafaktoren oder ähnliches sind nicht in der Lage, ein Herdgeschehen zu erfassen. Erst seitenvergleichende, in einem bestimmten Rhythmus und nach speziellen Belastungen wiederholte Blutentnahmen, fangen die Dynamik ein und geben Aufschluß über die aktuelle Regulationssituation. Dazu geeignete Verfahren sind:

- die bilaterale Bestimmung des Oxyhämoglobingehaltes des Venenblutes,
- die bilaterale Jodometrie des enteiweißten Serums nach *Pischinger,* bzw. die modifizierten Elektrotitrationen nach *Kellner,*
- seitenvergleichende Leukozytogramme u.a.

Die bilaterale Blutentnahme und die Erwartung seitendifferenter Befunde bei Herdbelastung erscheint vorerst befremdend, ist aber unschwer erklärbar. Diesem jederzeit reproduzierbaren Phänomen liegt die Tatsache zugrunde, daß humorale Parameter auch von Kreislauf- und Gewebefaktoren abhängen. Arterielles Blut weist diesbezüglich keine Seitenverschiedenheit auf. Venöses Blut dagegen ist Verbrauchsblut und Spiegelbild des Peripherieverhaltens. Der quadranten- und halbseitenorientierte Quellungsdruck des Bindegewebes und erhöhter Muskeltonus setzen auf der belasteten Seite den peripheren Widerstand hinauf und bedingen so ein kompensatorisches Aufgehen der homolateralen, arteriovenösen Anastomosen. Der auftretende Shunteffekt mischt unverbrauchtes Arterienblut dem venösen Rückfluß bei und ergibt so Seitendifferenzen der Parameter.
Bei der Seitendifferenz der Leukozytenzahlen muß außer dem Shunteffekt auch

die seitenverschiedene periphere Leukolyse zur Erklärung herangezogen werden. Während die Normalwerte des Oxyhämoglobins bei ca. 30% liegen, zeigt die belastete Seite bei Herderkrankung nicht selten Werte bis 75% (unsere Untersuchungen wurden mit dem A. u. O. Oxymeter von *Hellige* ausgeführt).
Die Leukozytenzahlen differieren bis zu 70% des Mittelwertes aus beiden Seiten und liegen somit weit über dem Standardfehler des Labors.
Die Normwerte der Jodometrie bewegen sich um 810 μg, die Reagibilität auf Belastungen bei ungestörtem Regulationsverhalten beträgt ca. 50 μg.
Die Bestimmung der Elektrolyte bringt eine weitere Klärung zur Frage der aktuellen Regulationssituation. Das schubweise ablaufende Herdgeschehen zeichnet sich durch entzündungsarme Phasen aus, deren Erfassung wesentlich ist. *Perger* hat in einer groß angelegten Versuchsreihe Grundlagen ermittelt, die ein Erkennen der entzündungsarmen Phase anhand der Bandbreiten der Elektrolyte Kalzium, Kalium, Magnesium möglich machen. In der normergischen Reaktionslage sind die entsprechenden Parameterbreiten schmäler als die lehrbuchmäßig fixierten Bereiche. Liegen die gewohnten Normalwerte des Kalziums bei 9–11 mg%, so ist eine sicher entzündungsarme Phase durch eine Bandbreite von nur 9,5 bis 10,3 mg% gekennzeichnet. Für Kalium betragen die entsprechenden Werte 17–20 mg% und für Magnesium 1,9 bis 2,4 mg%.
Ergänzend dazu kann eine Verlaufskontrolle der Serumelektrophorese eingeplant werden. Alpha-2-Globulinerhöhungen weisen auf den Beginn einer aktiv entzündlichen Phase hin. Betaglobulinvermehrung zeigt das Fortschreiten des Prozesses an. Gammaglobulingipfel liegen in der Endphase des Entzündungsschubes.
Die dargestellten Laboruntersuchungen erlauben also das Erkennen einer reizarmen Regulationssituation, die als optimaler Zeitpunkt für geplante Sanierungsmaßnahmen anzusehen ist.
Weitere in die Herddiagnostik einbeziehbare Parameter sind physikalischer Natur und können über die segment- und quadrantenorientierte Körperoberfläche meßtechnisch erfaßt und registriert werden. Wir bevorzugen aus der Fülle der dazu entwickelten Verfahren zwei Methoden, die ihre Effektivität vielfach bewiesen haben:

- Infrarotabstrahlungsmessung und
- Elektrohauttest (EHT) nach *Standel* u. *Gehlen.*

  Für Thermodiagnostik gut geeignet ist ein Infrarotstrahlungsdetektor, der kontaktlos mittels Bolometersonde festgelegte Punkte der Körperoberfläche mißt und mit einem synchron laufenden Schreibgerät die Meßergebnisse aufzeichnet *(Schwamm).* Nach Setzen eines Abkühlungsreizes bzw. Lidocaininjektion lassen anschließende Nachmessungen sowohl das generelle Regulationsverhalten erkennen als auch Störstellen direkt orten. So finden sich zum Beispiel asymmetrisch hypotherme Werte über den Nasennebenhöhlen bei chronisch polypösen oder zystischen Schleimhautveränderungen, hypertherme Werte bei akuten Entzündungen. Analog dazu werden über devitalen Zähnen oder Restostitiden hypotherme oder starre Werte, über einer Pulpitis hypertherme Werte registriert. Thermische Abweichungen über Störstellen sind gleichzeitig mit entsprechenden Temperaturabweichungen an den Projektionsfeldern der Fernstörungen des Achsenorgans verbunden und lassen sich durch therapeutische Maßnahmen gleichsinnig beeinflussen. Darüber hinaus beweisen diese Messungen die Realität der Zusammenhänge zwischen Störstelle und Fernstörung, sowie die betonte Ansprechbarkeit der Wirbelsäule auf herdbedingte Impulse.

Eine korrespondierende Aussage erlaubt der Elektrohauttest (EHT) *(Abb. 41).* Dazu wird ein mit physiologischer Kochsalzlösung angefeuchteter Elektrodenpinsel, der von einem Gerät mit Gleichstrom in regulierbarer Stromstärke versorgt

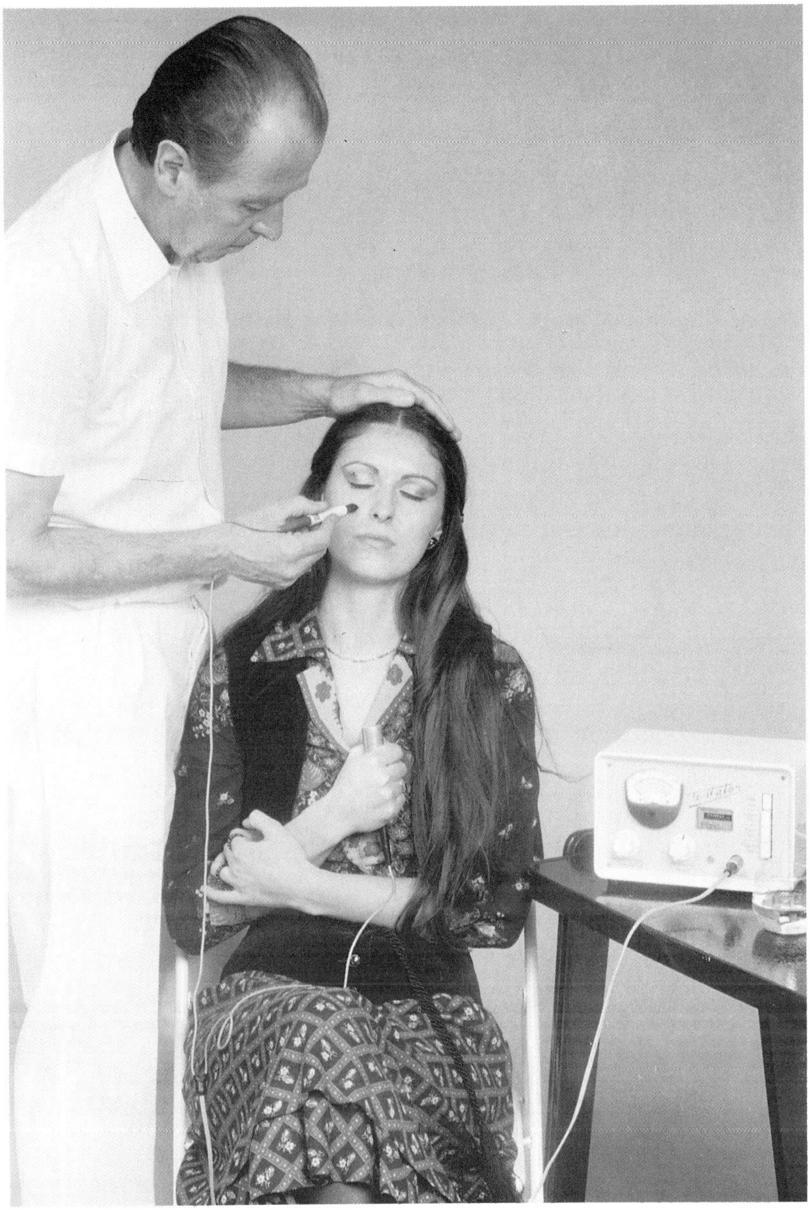

Abb. 41 Elektrohauttest (EHT): Der mit Kochsalzlösung angefeuchtete Elektrodenpinsel wird schlangenförmig über das Testgebiet geführt. Eine länger bestehende Hautrötung zeigt Irritationszonen über Herden an.

wird, über die Hautprojektionsfelder suspekter Störstellen geführt. Der in diesen Arealen bei Entzündungsvorgängen herabgesetzte elektrische Hautwiderstand verstärkt die Reizwirkung des Teststromes, die daraus resultierende deutliche und einige Zeit beständige Hautrötung zeigt die Störstelle an. Ein analoges Verhalten über den Fernstörungszonen ist gleichermaßen erfaßbar. Einarbeitung und Erfahrung vorausgesetzt, garantieren beide Testungen verläßliche Ergebnisse und sind ein wertvoller Baustein des Gesamtdiagnostikprogramms.

Allen herdbezüglichen Tests gemeinsam ist der Umstand, daß sie sich eines geringfügigen Reizes bedienen, um im vorbelasteten Organismus eine Reaktion zu erzeugen, die sich segmentär oder halbseitenorientiert abspielt. Der Vergleich einer belasteten mit einer freien Zone, das Erkennen zellulärer, humoraler, thermischer oder elektrischer Asymmetrien gibt entscheidende Hinweise für das Bestehen einer Herderkrankung. Eine Normalisierung nach Behandlung ist als sicheres Zeichen echter Heilung zu werten.

Zwischen den humoralen und physikalischen Testmethoden liegend, hat das Sekundenphänomen *(Huneke)* als Herdnachweismethode eine gewisse Berechtigung. Man versteht unter diesem Phänomen die schlagartige sekundenschnelle Annullierung von Schmerzzuständen nach Injektion eines Lokalanästhetikums an die aktive Störstelle. Als weiteres Kriterium dazu ist die Reproduzierbarkeit dieser Erscheinung bei wiederholten Injektionen und das Anhalten der Beschwerdefreiheit für jeweils ca. 8 Stunden zu fordern. Die theoretische Interpretation des Sekundenphänomens hat Anlaß zu ausgedehnten Diskussionen gegeben und erst eine reelle Basis gefunden, seit elektrobiologische und kybernetische Erkenntnisse dafür herangezogen worden sind. Es hat sich gezeigt, daß Lokalanästhetica als grenzflächenaktive Stoffe und Kalziumionenkonkurrenten die Zelle vor fortgesetzter elektrostatischer Depolarisation schützten und den Aufbau physiologischer Potentiale ermöglichen. Die von Störstellen ausgehenden Dauerreizimpulse sind aber letztlich nichts anderes, als fortgesetzte unphysiologische Depolarisationen und deren Aufhebung durch Lokalanästhetika normalisiert zunächst temporär das davon betroffene komplexe Regelkreisgeschehen.
Die praktische Durchführung der Störstellensuche mit Lidocain ist nur dann erfolgreich, wenn ein wahlloses Umspritzen aller Möglichkeiten vermieden und eine struktur- und seitenbedachte Vorwahl nach den in den Abschnitten »Störstelle, Reizverarbeitung und Fernstörung« dargestellten Überlegungen getroffen wird.
Die Wahl des richtigen Injektionsortes ist daher der Schlüssel zum Erfolg. In der Praxis hat sich gezeigt, daß die Vielfalt der Einsatzmöglichkeiten auf einige dominierende eingeengt bleibt.

Im **oronasalen Bereich**, dem Hauptsitz aktiver Störstellen, beschränkt sich die Testung hauptsächlich auf folgende Verfahren.

- Umspritzung der Tonsillen, bzw. suspekter Tonsillektromienarben *(Abb. 42)*. Mittels 4 cm langer dünner Nadel appliziert man beiderseits am unteren Tonsillenpol, also zwischen Zungenansatz und Ende des vorderen Gaumenbogens in einer Tiefe von 1 cm nach vorheriger Aspiration 0,5 ccm Anästhetikum.
  Die häufig angegebene Injektion an den oberen Mandelpol ist unserer Erfahrung nach unwesentlich. Die Rachentonsille erreicht man durch Einstich über der Basis der Uvula mit gleicher Technik.

- Umspritzungen im Zahn-Kieferbereich
  Durch die Ummantelung dentaler Störstellen mit intakter Knochensubstanz ist der Ausschalteffekt in dieser Region problematisch und schwankt nach Literaturangaben und eigener Erfahrung zwischen 30% und 50% maximal. Ein negativer Testausfall schließt hier also eine Irritationszone nicht aus. Entschließt man sich trotzdem zu dieser Testung, müssen alle potentiellen Störstellen der Kieferregion (devitale Zähne, Restostitiden, Fremdkörper, impaktierte Zähne, usw.) lingual und bukkal der Alveole mit dünnster Nadel bis zum Periost vordringend infiltriert werden.

- Testung der Nasennebenhöhlen *(Abb. 43)*

Über den Austrittsstellen der infraorbitalen Nerven beiderseits, sowie zwischen den Augenbrauen an der Nasenwurzel geht man mit dünner, kurzer Kanüle bis zum Knochenkontakt ein und verteilt auf die Injektionsstellen gleichmäßig eine Menge von 2 ccm Anästhetikum.

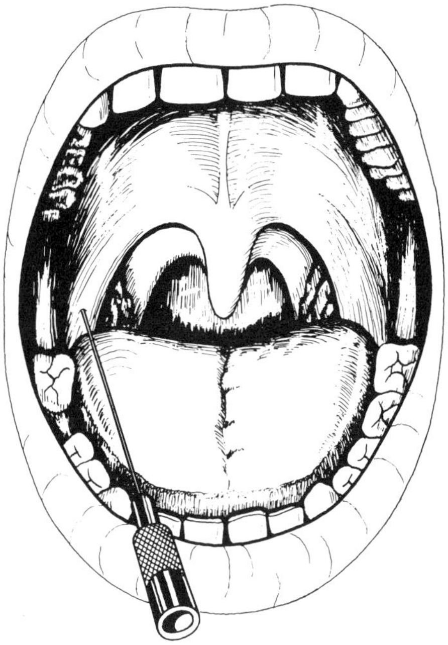

Abb. 42 Testinjektion an den unteren Mandelpol.

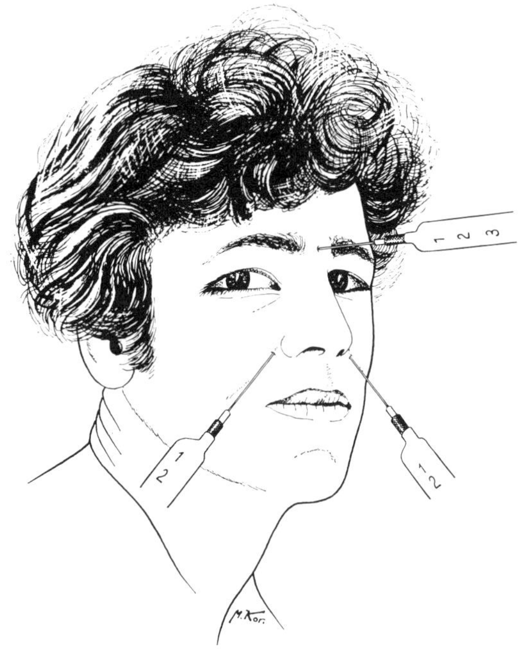

Abb. 43 Testinjektion für die Nasennebenhöhlen.

● Testung suspekter Narben

Die Narbenunterspritzung bereitet technisch keinerlei Schwierigkeiten. Je nach Größe der Narbe wählt man Nadellänge und Injektionsmenge und unterspritzt bei flacher Nadelführung in toto. Da irritationsaktive Narben gegenüber blanden bei entsprechender Untersuchung nicht nur histologisch differente Bilder, sondern auch geändertes elektrisches Meßverhalten zeigen, läßt sich an ihnen die Realität des Sekundenphänomens über die Normalisierung der Meßergebnisse objektivieren *(Stacher)*.

● Testung chronisch kranker Oberbauchorgane

Schmerzsyndrome der Wirbelsäule stehen nicht selten mit Störungen des Viscus in reflektorischer Wechselbeziehung. Eine probatorische Lidocaininstillation an die peripheren neuralen Zentren kann zur diagnostischen Abklärung beitragen. Als Ansatzpunkt kommt der Grenzstrang bzw. das Ganglion coeliacum in Frage *(Abb. 44)*.

Wir bevorzugen eine Injektionstechnik am liegenden Patienten. Der Einstichpunkt ist dort, wo die 12. Rippe und äußerer Rand des M. erector trunci einen nach außen offenen Winkel bilden. Die Nadelführung der 10 cm langen Nadel geschieht so, daß vom Einstichpunkt unter der 12. Rippe die Nadel in Richtung zur gegenüberliegenden Mamilla in voller Länge eingeführt wird. Nach Aspiration deponiert man dann pro Seite 5 ccm eines 1%igen Anästhetikums.

Der positive Erfolg von Organtestungen kann sich häufig infolge der zusätzlich durch Sekretions- und Stoffwechselfunktionen bedingten Besonderheiten nicht so dramatisch rasch manifestieren, wie bei oronasalen oder narbengebundenen Störstellen. Hier sehen wir meist »protrahierte Besserungsphänomene«, die allerdings auch länger anhaltend wirksam bleiben.

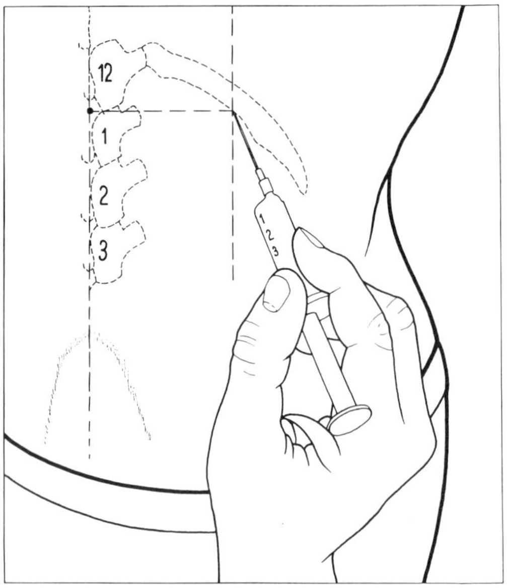


Abb. 44 Einstichpunkt und Nadelführung zur Injektion an den Grenzstrang bzw. an das Ganglion coeliacum.

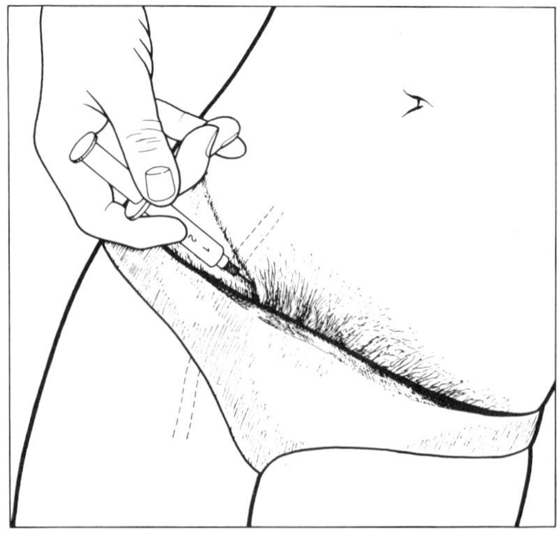

Abb. 45 Injektion an die vegetativen Geflechte des kleinen Beckens zur Testung herdaktiver Adnexitiden und Prostatitiden.

● Testung chronischer Erkrankungen von Organen des kleinen Beckens *(Abb. 45)*
Adnexitiden und Prostatitiden als Initiatoren von Vertebralsyndromen wurden schon erwähnt. Eine Testung dieser Störstellen ist ebenfalls durchführbar und ihre Beeinflussung über die vegetativen Geflechte des kleinen Beckens möglich. Wir verwenden dazu den sowohl beim Mann, wie bei der Frau wirkungsvollen ventralen suprapubischen Zugang. In Rückenlage des Patienten ist knapp suprapubisch das pulsierende Gefäßbündel mit Arteria und Vena femoralis tastbar. Unmittelbar medial davon geht man dann mit 5–7 cm langer, dünner Kanüle am Oberrand des Pecten ossis pubis vorbei, fast senkrecht mit voller Nadellänge ein und deponiert dort pro Seite 2 ccm der Injektionslösung. Versuche an Leichen mit Injektionen von Methylenblau in der beschriebenen Technik haben gezeigt, daß Stichkanal und Infiltrationsstelle extraperitoneal liegen und die Lösungen in gewünschter Richtung perfundieren.

Mit den dargestellten Techniken wird ein Großteil störstellenbedingter Vertebralsyndrome erfaßbar sein. Eine vollständige Schilderung bleibt neuraltherapeutischen Lehrbüchern vorbehalten und kann dort nachgelesen werden (*Dosch, Gross* u.a.). Bei Erreichen des Sekundenphänomens oder des gleichwertigen protrahierten Besserungsphänomens ist die gewünschte Störstellendiagnostik als geglückt anzusehen. Zur Problematik des sogenannten Sekundenphänomens ist zu ergänzen, daß mit dem generellen epidemiologischen Wandel der Krankheiten von Akutverläufen zur Chronizität, auch Herdgeschehen und Sekundenphänomen betroffen sind. Letzteres ist deutlich seltener zu beobachten. Jedoch spricht die Nichtauslösbarkeit dieses Phänomens *nicht gegen* die völlige Unbedenklichkeit der angespritzten Region im Sinne der Herdaktivität.
Die Komplexität dieser Materie ist selten durch ein einzelnes Diagnostikverfahren erfaßbar. Erst die Koinzidenz mehrerer übereinstimmender und sich ergänzender Befunde schafft Klarheit und ist in jedem Falle anzustreben.

## 7.5 Therapeutische Herdausschaltung

Hat die erfolglose lege artis vorgenommene Behandlung verschiedener Wirbelsäulensyndrome oder eine sonst nicht erklärbare Rezidivfreudigkeit den Verdacht auf ein Herdgeschehen geweckt und die anschließende gezielte Untersuchung die Vermutung bestätigt, tritt die Herdsanierung als therapeutische Konsequenz in den Vordergrund der Überlegungen. Erfolg oder Mißerfolg der dazu gesetzten Maßnahmen hängen von der Beachtung bestimmter Kriterien ab, es sind dies:

1. Zeitfaktor,
2. die aktuelle Regulationssituation,
3. Reihenfolge und Ausmaß des Sanierungsprogrammes,
4. die Abschirmung,
5. die Nachbehandlungsphase.

Der *Zeitfaktor* kann im Rahmen des Herdgeschehens vielfach als »der große Unbekannte« angesehen werden, da Dauer des Verlaufes und Progredienz der Entwicklung nicht exakt festlegbar sind. Als brauchbare Abschätzung hat sich eine Phaseneinteilung des »Badener Arbeitskreises« bewährt, die den Verlauf des Herdgeschehens unterteilt:

- Stadium I zeigt unspezifische Symptome ohne manifeste Organbefunde und temporäre reversible Gelenkbeschwerden.
- Stadium II bietet bereits manifeste Organbefunde, begleitet von unspezifischen Symptomen und ständigen Gelenkbeschwerden, die noch reversibel sind und keine wesentlichen morphologischen Veränderungen aufweisen.
- Stadium III zeichnet sich durch noch kompensierte manifeste Organbefunde irreversibler Natur mit Umbauvorgängen aus.
- Stadium IV stellt die Terminalphase mit fortgeschrittenen irreversiblen Organveränderungen dar.

Um die Autonomisierung der Fernstörungen, die im Bereiche zwischen Phase II und III liegen, zu unterbinden, ist es wichtig, Sanierungsmaßnahmen nicht auf die lange Bank zu schieben. Ebenso klar ist es, daß die Effektivität der Herdausschaltung in den frühen Stadien am größten ist und spätere Eingriffe nur als Palliativmaßnahmen zur Entlastung der Gesamtregulation betrachtbar sind.

Die Frage nach dem »Wann« des Sanierungszeitpunktes ist daher klar zu beantworten mit: »Sobald als möglich.«

Die *aktuelle Regulationssituation* ist über die im Diagnostikteil vorgestellten humoralen Parameter exakt erkennbar. Eine Abschätzung nach dem klinischen Verlauf des Beschwerdebildes bleibt ungenau und bedenklich, da sich der schubweise Verlauf des Herdgeschehens vielfach im subklinischen Bereich bewegt und Sanierungsmaßnahmen, die in eine unbekannte Aktivitätsphase fallen, Exazerbationen veranlassen können.

Der optimale Sanierungszeitpunkt wird also durch eine Regulationssituation gekennzeichnet, die im normergischen Bereich eingependelt ist.

*Reihenfolge und Ausmaß des Sanierungsprogrammes* sind gleichfalls nach den im theoretischen Teil festgelegten Gesichtspunkten auszurichten.

Bei multipler oronasaler Beherdung ist es ein nicht wieder gutzumachender Fehler, mit der Tonsillektomie das Sanierungsprogramm zu eröffnen. Die Aktivität der dann ungefiltert im Zahn-Kiefer-Bereich liegenden vorgeschalteten Störstellen nimmt zu und außer einer Verschlechterung des Gesamtzustandes resultieren daraus rezidivierende Seitenstrangaffektionen. Auf diese Tatsache kann gar nicht eindringlich genug hingewiesen werden, da der erwähnte Fehler überaus häufig gemacht wird, teils aus Unterbewertung des Problems, teils aus einer verständlichen Einstellung der Patienten heraus, die sich aus kosmetischen Gründen eher

von ihren Mandeln trennen, als von Zähnen. Für den Zahn-Kiefer-Bereich gilt als übergeordnete Sanierungsregel das Beachten der primären Homolateralität von Störstelle und Fernstörung. Extraktionen und Operationen müssen in jener Kieferhälfte gestartet werden, die der Körperseite mit den ursprünglichen und dominierenden Krankheitssymptomen entspricht. Bei exakter Führung der Anamnese wird das immer herauszufinden und feststellbar sein, daß die kranke Seite vielfach geradezu das Leben begleitet hat.
Sinnlos ist es, die Sanierung mit der Entfernung des größten Granuloms zu beginnen und abzuwarten, was dann geschieht. Genauso stellen Wurzelspitzenresektionen oder konservative Behandlungsversuche periapikaler Veränderungen *keine* wirksame Störstellenausschaltung dar. Der Erfolg der Sanierung im Zahnbereich ist an die Entfernung der immer nachweisbaren Ostitis gebunden und diese nur dann bleibend zu erreichen, wenn der auslösende pathologisch veränderte Zahn entfernt und der Ostitissitz im ossären Halteapparat nach chirurgischen Grundsätzen angegangen wird.
Die operative Ausschaltung herdwirksamer Sinusitiden ist ein weiteres heikles Problem. Von der bewiesenen Erkenntnis ausgehend, daß diese Sinusitisform in über 90% dentogenen Ursprungs ist, erhebt sich zwangsweise die Forderung nach Entfernung der im Antrumboden über den dentalen Störstellen entstandenen Ostitiszone. Berücksichtigt man diesen Umstand nicht, extrahiert nur den Zahn und operiert die Kieferhöhle in herkömmlicher Weise, rezidiviert die Sinusitis mit an Sicherheit grenzender Wahrscheinlichkeit. Zwei Sanierungsverfahren bedenken diesen Umstand und sind deshalb geeignet, Erfolg zu garantieren.
Während nach dem von *Altmann-Riccabona* entwickelten Vorgehen zuerst Zahn und Ostitisbezirk operiert werden, eine vorübergehende Dauerdrainage der Kieferhöhle angelegt, die Mukosareaktion abgewartet, endoskopisch nachkontrolliert und wenn erforderlich, die Kieferhöhle selbst in einer zweiten Sitzung nachoperiert wird, ist das von *Gaus-Gross* entwickelte Verfahren einzeitig. Dabei wird in Zusammenarbeit zwischen Kieferchirurg und Hals-Nasen-Ohrenarzt nach Zahnextraktion und operativer Ausräumung der Ostitiszone unter Einbeziehung des regionären Antrumbodens die entstehende faziale Operationslücke der Kieferhöhle so vergrößert, daß von dort aus das Antrum inspiziert und je nach Gegebenheit die Mukosa partiell oder in toto entfernt werden kann. Der Defekt wird mit einem vorpräparierten Periostmukosalappen sorgfältig verschlossen. Das Anlegen eines Nasenfensters ist selten erforderlich. In der Nachbehandlungsphase nötige Kieferhöhlenspülungen können durch Punktion mittels geeigneter Hohlnadel durch den Lappen hindurch ausgeführt werden. Über beide Verfahren läßt sich diskutieren und beide haben ihre Vorteile. Wir haben uns vor allem deshalb für die *Gauss-Gross*-Methode entschieden, weil das einzeitige Vorgehen von den Patienten aus Zeit- und Kostengründen eher akzeptiert wird.
Störaktive Narben benötigen in wenigen Fällen eine chirurgische Intervention. Die einige Male in wöchentlichen Abständen wiederholte Umspritzung mit Lidocain ist häufig in der Lage, die Störstellenaktivität abzubauen.
Durch chronische Organopathien aufgebaute Störfelder lassen sich ebenfalls konservativ mittels Lidocaintherapie über Grenzstrang und vegetative Organgeflechte beeinflussen, wobei die zur Testung beschriebenen Techniken wiederholt zur Anwendung kommen.
Hervorzuheben ist abschließend, daß jede chirurgische Sanierungsmaßnahme nach den aufgezeigten Kriterien geplant werden muß, da sowohl ins Leere gehende Operationen als Zweitschlag ankommen und das Herdgeschehen aktivieren können, als auch die Reizsetzung in hyperergег entzündungsaktiver Phase entsprechende Gefahren birgt.

## 7.6 Abschirmung

Sanierungsmaßnahmen, die in einer entzündungsfreien normergischen Regulationssituation gesetzt werden, bedürfen keiner spezifischen Abschirmung. Sieht man sich gezwungen, außerhalb dieser wünschenswerten Phase zu operieren, sollten vorangehende und begleitende Schritte unternommen werden, um überschießenden Reaktionen vorzubeugen.

Dazu geeignet sind diätetische Verordnungen, die über dem Metabolismus eine Entzündungsbarriere errichten. Im Grunde handelt es sich dabei um die Verschiebung des Säure-Base-Haushaltes des Gewebes zur alkalischen Seite und die Ausschaltung der azidogenen Entzüngungsbegünstigung.

Der Säure-Base-Haushalt darf nicht mit dem ähnlich klingenden Begriff Säure-Base-Gleichgewicht, der für die Konstanterhaltung des Blut-pH-Wertes zwischen pH 7,3 bis 7,5 gebräuchlich ist, verwechselt werden. Unter Säure-Base-Haushalt versteht man Ein- und Ausfuhr sowie den Stoffwechsel von Protonen und Hydroxylionen. Die daraus resultierende variable Wasserstoffionenkonzentration des Gewebes spiegelt sich im Aziditätsquotienten des Harns wider *(Sander)* und ist durch Austitrieren des primären und sekundären Phosphates erfaßbar. Der Säure-Base-Haushalt ist begreiflicherweise von der Art der zugeführten Nahrungsmittel abhängig. Starken Säureüberschuß weisen nun neben verschiedenen Eiweißträgern auch die niederen Kohlenhydrate auf, während die Mehrzahl laktovegetabiler Produkte basenüberschüssig reagiert. Die zur Abschirmung geeignete Diät verlangt Verzicht auf tierische Eiweißträger, Zucker und Getreideprodukte. Verboten sind daher Fleisch, Fisch, Geflügel, Mehl, Brot und Backwaren aller Art, Reis, Nudeln und ähnliches, sowie Zucker. Gereicht werden Gemüse, Salate, Obst, Milch und alle Milchprodukte (Quark, Käse, Joghurt).

Wenn irgendwie möglich, sollte mit der Kostumstellung bereits 14 Tage vor dem Sanierungszeitpunkt begonnen und dieses Regime auch postoperativ ein bis zwei Wochen beibehalten werden. Neben dieser diätetischen Umstellung kommen auch medikamentöse Abschirmungsmaßnahmen zur Verwendung.

Bewußt distanzieren sollte man sich von der prophylaktischen Antibiotikaverabreichung. Schon *Riccabona* fielen negative Sanierungsreaktionen auf, die immer zu verzeichnen waren, wenn die im oronasalen Bereich vorgenommenen Herdeliminierungen unter Antibiotikaschutz ausgeführt worden waren. Die zunehmende unkritische, aus einem falschen Sicherheitsdenken heraus entstandene Antibiotikaverordnung, hat ja auch mit dazu beigetragen, daß sich entzündliche Erkrankungen generell mehr in Richtung Chronizität entwickelt haben. Chemotherapie und Antibiotika gehören den großen Krankheiten vorbehalten. Bagatellstörungen sind Trainingskurse des Immunsystems und des Regulationsverhaltens, ihre ständige Störung hat fatale Auswirkungen.

Sinn und Zweck der Abschirmung ist die Schaffung einer aktuellen Optimalsituation im Zelle-Milieusystem, aus dem heraus die Grundregulation erwächst. Medikamentös hat sich dazu die Verordnung von Elektrolyten bewährt, die ja direkt dort wirksam werden. Des weiteren erreicht die Anwendung von Antihistaminika eine Aufhebung überschießender Histaminreaktionen und allergisch-rheumatischer Phasen.

Die praktische Durchführung erfolgt über die Verabreichung von Kalzium-Antihistaminkombinationen, entweder in Form von Brausetabletten oder i.v.-Injektionen und bei ausgewählten Fällen in Infusionsform, als Mischinfusion mit Kaliumlaktat, Kalzium, Antihistaminikum und Lidocain. Solcherart abgesichert sind auch nach gravierenden einzeitigen Eingriffen, wie Kieferhöhlenoperation und gleichzeitiger Tonsillektomie keine postoperativen Streuungen und Exazerbationen zu verzeichnen.

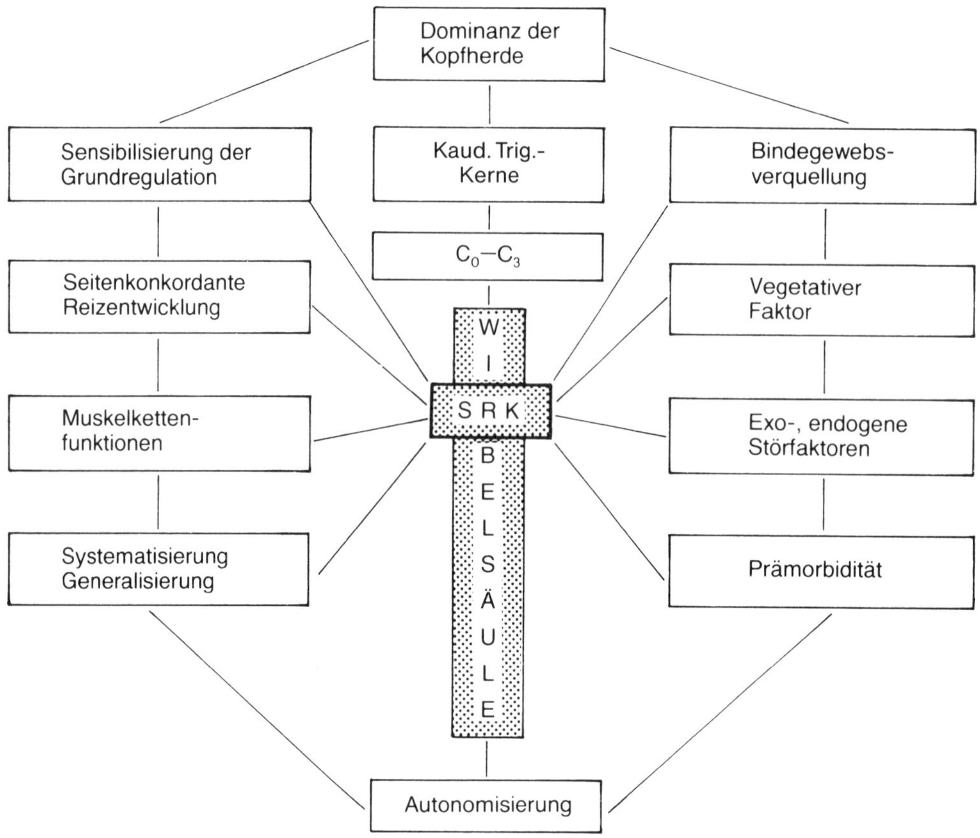


Abb. 46 Herdgeschehen und Achsenorgan

# 8. Psyche und Wirbelsäule

Nicht von ungefähr folgt der Darstellung des Herdgeschehens ein Kapitel über die Wirkung psychischer Störungen auf die Gestaltung wirbelsäulenbezogener Schmerzsyndrome. Beiden Faktoren gemeinsam ist einmal die ziemlich hohe Wertigkeit als mitbestimmender Mechanismus des Krankheitsaufbaues und zum anderen der Umstand, daß auch Kombinationsformen dieser Störungseinflüsse keineswegs selten sind. Absichtlich wurde auch hier der Terminus »mitbestimmend« gewählt, um einmal mehr das Multifaktorielle vertebragener Schmerzbilder herauszustreichen. Inwieweit der Belastungsfaktor Psyche diesbezüglich beteiligt erscheint, läßt sich aus verschiedenen Untersuchungsgängen entnehmen, die ihrer Aussagefähigkeit zufolge anschließend vorgestellt werden sollen. Sowohl bezüglich der Schmerzhäufigkeit als auch der Schmerzverteilung, ergaben sich dabei herausstechende Differenzen zwischen Kollektiven mit und ohne psychische Belastung.

Aus dem Krankengut einer orthopädischen Abteilung *(Tilscher)* wurden dazu 86 Patienten ausgewählt, die im Zuge der Exploration als psychisch gestört einzustufen waren. Das Verhältnis von Frauen zu Männern betrug 3:1, das Durchschnittsalter der Frauen lag bei 41,4, das der Männer bei 46,4 Jahren. Als Vergleichsgruppe diente ein psychisch unauffälliges, nur orthopädisch behandeltes Kollektiv von 38 Patienten, 23 Frauen und 15 Männer. Neben einer Fragebogenaktion, die Aufschluß über Lebensgewohnheiten, Vorerkrankungen und auch Beschwerden nichtorthopädischer Art Aufschluß geben sollte, wurde vor allem dem Schmerzgeschehen besondere Aufmerksamkeit gewidmet. Die nachfolgende Tabelle gibt Auskunft über die Aufnahmediagnosen beider Gruppen und ergänzt die Aussagekraft über eine Aufschlüsselung der Entlassungsdiagnosen von 414 weiteren psychisch unauffälligen Patienten *(Tab. 18)*.

Tab. 18 **Aufnahme- und Entlassungsdiagnosen**

| Aufnahmediagnosen* der psychisch Gestörten (n = 86) | | Aufnahmediagnosen* der 1. Kontrollgruppe (n = 38) | | Entlassungsdiagnosen der 2. Kontrollgruppe (n = 414) | |
|---|---|---|---|---|---|
| 1. Panalgesie | 24 | 1. Lumboischialgie | 15 | 1. Lumboischialgie | 174 |
| 2. Zervikalsyndrom | 23 | 2. Lumbalgie | 6 | 2. Lumbalgie | 76 |
| 3. Lumbalgie | 17 | 3. Schulter-Arm-Syndrom | 6 | 3. Zervikalsyndrom | 68 |
| 4. Lumboischialgie | 13 | 4. Zervikalsyndrom | 5 | 4. Schulter-Arm-Syndrom | 37 |
| 5. Dorsalgie | 11 | 5. Oberes Quadrantensyndrom | 3 | 5. Dorsalgie | 31 |
| 6. Oberes Quadrantensyndrom | 7 | 6. Dorsalgie | 3 | 6. Koxarthrose | 28 |
| 7. Schulter-Arm-Syndrom | 5 | 7. Koxarthrose | 2 | | |
| | | 8. Skoliose | 2 | | |
| | | 9. Panalgesie | 1 | | |
| | | 10. Gonarthrose | 1 | | |
| | | 11. Sprunggelenkarthrose | 1 | | |
| Total | 100** | | 45** | | 414 |

* Bei der Aufnahme wird die Diagnose nach dem Ort des Schmerzes gestellt
** Gelegentlich war bei einem Patienten mehr als eine Diagnose möglich

Faßt man die getroffenen Aussagen und die aus den Untersuchungen gewonnenen Erkenntnisse zusammen und versucht, daraus das Typische der Entstehung psychovertebraler Syndrome, ihren nosologischen Stellenwert und ihre Klinik abzuleiten und vorzustellen, so ergibt sich folgendes:
Über die Häufigkeit psychogener vertebraler Schmerzbilder gehen die Meinungen weit auseinander. Als über das Ziel hinausschießende Interpretation kann die Behauptung angesehen werden, daß funktionelle vertebrale Beschwerden überhaupt nur als psychosomatische Störungen mit einem Primat des Psychischen anzusehen wären. Solche Verallgemeinerungen sind genausowenig zutreffend, wie das generelle Negieren psychogener Noxen. Voraussetzung für eine objektive Beurteilung der Häufigkeit der Psychogenität vertebraler Schmerzbilder erscheint nur dann gegeben, wenn der psychiatrischen Begutachtung das Ergebnis der manualmedizinischen Funktionsuntersuchung gegenübergestellt werden kann. Eigene Untersuchungsergebnisse, die unter diesen Kriterien erzielt worden sind, weisen dem Faktor Psyche bei mindestens 10% der Vertebralsyndrome eine den Krankheitsverlauf mitbestimmende Rolle zu.
Psychosomatische Schmerzlokalisationen betreffen die einzelnen Wirbelsäulenabschnitte mit verschiedener Häufigkeit. Hauptprojektionsfeld ist zweifelsohne die Halswirbelsäule. Thorakale Manifestationen sind aber keineswegs selten. Haltung und Psyche dokumentieren ihre Korrelation hauptsächlich über die Brust- und Halswirbelsäule. Von neutral, über aufgeregt aufrecht, zu traurig deprimiert, verändern sich die Krümmungsradien bis zum Bild des kummergebeugten Rükkens und hängenden Kopfes. Spannung und Aktivität der daran beteiligten Muskulatur werden in überschneidender Rückkoppelung von Gammasystem, Gelenkrezeptoren und Aktivität des limbischen Systems und der Formatio reticularis gesteuert, womit auch gleichzeitig der Weg der psychogenen Aktivierung und die Verbindung zur Wirbelsäule aufgezeichnet sind.
Das Verhältnis der Kopf-, Nacken-, Schulter-, Arm- und Rückenschmerzen zu den Schmerzen im Kreuz, Becken und Bein betrug mithin bei den psychisch gestörten Patienten 257 : 133, in der Kontrollgruppe 44 : 45. Im Vergleich zum Kontrollkollektiv ist also bei den psychisch belasteten Patienten die obere Körperhälfte deutlich häufiger schmerzbefallen als die untere. Die Berechnung der Anzahl betroffener Körperregionen zeigt darüber hinaus ein Verhältnis von 4,53 : 2,34, also wiederum eine Dominanz bei psychischer Belastung. Damit bestätigte sich die schon lange bestehende Vermutung, daß speziell Krankheitsbilder mit multiplen Schmerzarealen, die sogenannten Panalgesien, über psychische Störungen aufgebaut werden können. Untersucht man diese rezidivierenden und therapieresistenten Syndrome und separiert an einer repräsentativen Gruppe erhobene somatische und psychiatrische Befunde, so erweitert sich die Aussage dahingehend, daß vor allem depressiv ausgerichtete psychische Störungen zur Panalgesie disponieren. Bei der Beurteilung von 76 Krankengeschichten (*Tilscher* et al.) solcher stationär betreuten Patienten konnten folgende Einzelheiten festgestellt werden: 50 Patienten wiesen eine gestörte Psyche auf und nur bei 26 Patienten konnten die geklagten Beschwerden alleine mit somatischen Ursachen begründet werden. Zur diagnostischen Absicherung wurden von den 50 psychisch gestörten Patienten 26 von Fachärzten für Psychiatrie fachspezifisch abgeklärt *(Abb. 47)*.

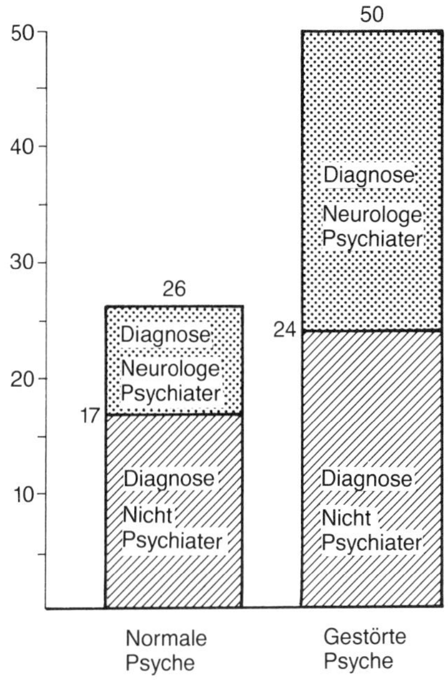


Abb. 47 Beurteilung von 76 Krankengeschichten. 50 Patienten zeigten psychische Auffälligkeiten, bei 26 Patienten waren die Beschwerden rein somatischer Art.

Die Details der fachärztlichen Exploration sind aus *Tabelle 19* zu ersehen, sie betreffen eine Gruppe von 26 Patienten mit Panalgesien.

Tab. 19 **Psychiatrische Exploration**

| | |
|---|---|
| Depressiv | 13 |
| Dysphorisch | 3 |
| Larvierte Depression | 2 |
| Depressive Verstimmung (mit endogenen Zügen) | 2 |
| Neurotische Depression | 2 |
| Reaktiv-depressiver Verstimmungszustand | 1 |
| Neurotisch-hysteriforme Persönlichkeitsstruktur | 2 |
| Abbauzeichen (affektlabil) | 1 |

Die Aufschlüsselung der Schmerzsymptomatik der bereits erwähnten 50 Patienten mit psychisch überlagerten Panalgesien ergibt folgendes Bild *(Tab. 20)*:

Tab. 20 **Psychische Überlagerung**

| | | |
|---|---|---|
| Befall | LWS-Becken | 50 |
| | Nacken-Schulter | 48 |
| | BWS | 44 |
| | Kopf | 30 |
| | Ausstrahlung Beine | 26 |
| | Ausstrahlung Arme | 6 |
| | | 204 |

Pro Patient 4,08 Regionen schmerzhaft.

Bei genauer Schmerzlokalisation fällt auf, daß sich die Schmerzen vor allem im Versorgungsbereich der Rami dorsales der Segementalnerven ausbreiten, genauer, vom dorsalen Dermatom C2, über den oberen Trapeziusanteil bis zur Schulter und dann in einem etwas schmäleren Band bis zum Beckenkamm und Sakrum.

Die reiche vegetative Versorgung dieser Nervenäste erklärt auch die bei psychischen Alterationen auftretenden entsprechenden Sensationen in diesem Gebiet. Bei den häufigen Nacken-Schulterbeschwerden spielen des weiteren Verspannungen des M. trapezius eine große Rolle. Dieser Muskel scheint einer der wichtigsten psychischen Erfolgsmuskeln zu sein. Gebärden des Schauderns, Kopfeinziehens, Achselzuckens etc., unterliegen seiner Funktion.

Die bereits angeführte vegetative Stigmatisierung psychisch anfälliger Personen macht ein weiteres Beschwerdebild erwähnenswert, das auf den ersten Blick keine Wirbelsäulenbezüglichkeit aufzuweisen scheint. Es handelt sich dabei um das sogenannte *Herzangstsyndrom,* eine Erkrankung ohne organischen Hintergrund und charakterisiert durch anfallsartige Herzfrequenzsteigerungen, verbunden mit Beklemmungs- und Angstgefühlen, aber auch mit Schmerzausstrahlungen in den Schulter-Armbereich. Bei entsprechend ausgerichteten Untersuchungen (*Oberhummer* et al.) fanden sich dabei in rund der Hälfte aller Fälle segmental zugehörige vertebrale Funktionsstörungen in Form von Blockierungen, wobei die Höhe D 5-D 6 einschließlich der Kostotransversalgelenke vorzüglich betroffen war. Eine weitere Parallele zu psychosomatisch angebahnten Vertebralsyndromen zeigte auch der Spannungszustand des Trapezmuskels, der ebenfalls eine begleitende Hypertonusneigung offenbarte. Anzunehmen ist beim sogenannten Herzangstsyndrom mithin eine Wechselwirkung zwischen psychisch anfälliger Persönlichkeitsstrukturierung, vegetativer Labilität, muskulärer Verspannungsneigung und vertebralen Funktionsstörungen.

Daß psychosomatische Entgleisungen aber auch bereits im Kindesalter Verbindungen zu Wirbelsäulenbefunden aufweisen, bewies eine weitere Untersuchung über Kopfschmerzen im Kindesalter (*Tilscher* et al.) an einem Kollektiv von 16 Aspiranten eines Wiener Knabenchors und einer gleichaltrigen (10,6 Jahre) Vergleichsgruppe von Mittelschülern. Das auffälligste Untersuchungsergebnis betraf die Häufigkeit der Kopfschmerzen in den beiden Gruppen. Während bei den Sängern mehr als die Hälfte daran litt, klagte in der Vergleichsgruppe nur 1 Schüler über Kopfschmerzen. Die psychische Auffälligkeit war ebenfalls interessant, sie betrug 5:1 zu Ungunsten der Sänger. Für das Auftreten der Kopfschmerzen an sich mußte eine Polyvalenz der Ursachen angenommen werden, die aber als deutlich mitbestimmender Faktor Funktionsstörungen im Kopfgelenkbereich, in Form von Blockierungen und auch von Hypermobilitäten (8 von 16), aufwiesen. Der große Unterschied der Häufigkeit der Kopfschmerzen in beiden Gruppen läßt viele Interpretationen zu. Zur Überlegung stehen bei den jugendlichen Sängern besonders das Leistungsstreben und der Ehrgeiz, sowohl der Kinder als auch der Eltern, verschärft durch ein strenges Auslesesystem und das Internatsleben, alles Faktoren, die Spannungsverhältnisse aufbauen und somit bei psychischer Präformierung und konstitutioneller sowie vertebraler Anfälligkeit das Krankheitspotential aufbauen können.

Die erwähnte Anfälligkeit, sowohl in psychischer als auch somatisch-vertebraler Hinsicht, führt zurück zu den Aussagen, die die Untersuchungen und die Fragebogenaktion des ersterwähnten Kollektivs ergeben haben, denn auch hier hatte man es mit Menschen zu tun, die diese Anfälligkeit von Psyche und Bewegungsapparat aufwiesen. Ergänzend wäre dazu noch zu bemerken, daß psychosomatisch aufgebaute Wirbelsäulenbeschwerden

- den Konstitutionstyp des Asthenikers bevorzugen,
- eine lange Krankheitsdauer, im Durchschnitt des Kollektivs waren es 8,34 Jahre, aufweisen,
- keine Korrelationen röntgenologischer Degenerationsbefunde mit den angegebenen Beschwerden erkennen lassen,

- hinsichtlich früherer Krankheiten eine Häufung von Magen-Darmstörungen, Obstipation, Appetitmangel und hypotonen Zustandsbildern auffällt und
- Durchschlafstörungen angegeben werden.

Bei zyklothym präformierter Persönlichkeit bringen gesteigerte Belastungsmomente und permanenter Leistungsdruck die Entgleisung in die Depression, die zunehmend häufiger in larvierter Form verläuft. Diese Depressionsform ist nun in der Lage, nicht nur diverse vegetative Entgleisungssyndrome zu produzieren, sondern zeichnet auch vertebragene Syndrome bis ins Detail nach.
Die vorgetragenen Beschwerden sind meist multilokulär, der Schmerzcharakter wird von neuralgiform bis zu punktförmig in allen Varianten angegeben und, wie erwähnt, bevorzugen die Schmerzen die oberen Körperpartien.
Vegetative Begleitsymptome allgemeiner Art fehlen fast nie. Die Stimmung des Patienten ist durch die Wortendigung »los« gekennzeichnet. Sie sind schlaflos, mutlos, lustlos, energielos etc.
Das pseudovertebragene Beschwerdebild reicht von Kopfschmerzen über Spannen und Ziehen im Nacken und Schulterbereich bis zu allen anderen möglichen Mißempfindungen und läßt neben der psychischen Auffälligkeit auch tatsächlich erhebbare vertebrale Funktionsstörungen erkennen. Lediglich Konversionsneurotiker lassen somatische Befunde überhaupt vermissen, alles Umstände, die speziell bei Schmerzsyndromen der Wirbelsäule des öfteren ein Teamwork von Nervenfacharzt und Manualmediziner erforderlich machen werden, denn jede diagnostische Einseitigkeit, sowohl in Richtung Psychogenität, oder aber auch durch Überbewertung etwaiger Degenerationsbefunde am Achsenorgan, führt in eine Sackgasse, wie dies *Abbildung 48* allegorisch interpretiert. Ist die »feste Diagnose«

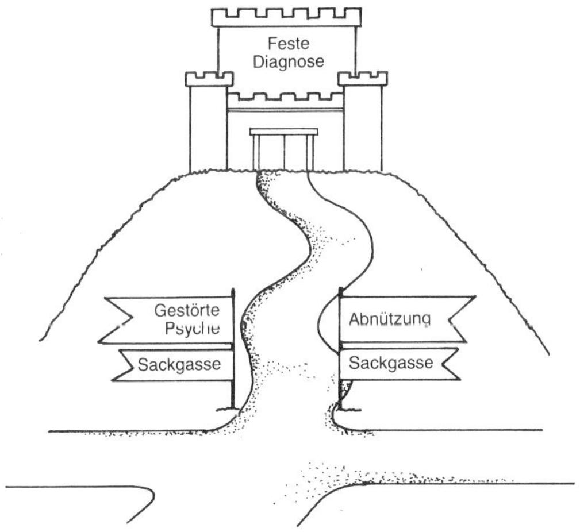


Abb. 48 Diagnostische Einseitigkeit verhindert eine optimale Therapie des psychisch dominierten Vertebralsyndroms.

eines psychisch dominierten Vertebralsyndroms gestellt, so erhebt sich als nächstes die Frage nach einer optimalen Behandlung. Vorwegzunehmen wäre dazu, daß eine Kombinationstherapie medikamentöser und physikalisch-manueller Art am schnellsten zum Ziele führt.
Zur medikamentösen Behandlung haben sich nachfolgende Richtlinien bewährt.
Gastrointestinale Beschwerden und/oder vegetative Symptome, als Ausdruck eines Serotoninmangels, sprechen auf Amitriptylin gut an.
Angst, innere Unruhe, Herzjagen, Hyperhydrose als Ausdruck einer relativen Noradrenalinvermehrung durch eine Imbalance zwischen Indolaminen und Katecholaminen stellen eine Indikation für Maprotilin dar.
Bei Antriebsschwäche bewährt sich die Clomipramintherapie.

Starke vegetative Entgleisungen mit Sympathikusbetonung können durch den zusätzlichen Einsatz eines Betablockers, wie z.B. Oxprenolol, günstig beeinflußt werden.
Bei generell mangelhaftem Therapieeffekt können darüber hinaus Neuroleptika, etwa das Levomepromazin, welches eine Erhöhung der Antidepressiva-Plasmakonzentration bewirkt, Verwendung finden.
Abschließend sei noch gesagt, daß die Psychopharmakamedikation im Sinne einer Probebehandlung die Richtigkeit der gestellten Diagnose bestätigen kann.

# 9. Grundlagen der manualmedizinischen Untersuchung und Therapie

Die in den einzelnen Kapiteln des Buches wiederholt anklingenden Hinweise auf diagnostische und therapeutische Vorgangsweisen aus dem Bereiche der Chirotherapie lassen es notwendig erscheinen, dazu in Kurzform Stellung zu nehmen. Die im folgenden vorgestellten Prinzipien der Funktionsuntersuchung des Achsenorgans und der manuellen Behandlungstechniken zur Behebung entsprechender Störungen haben nur propädeutischen Charakter. Details dazu haben die Autoren in der im gleichen Verlag erschienenen Monographie »Chirotherapie – vom Befund zur Behandlung« ausführlich abgehandelt. Diesbezüglich ergänzend zu bemerken ist jedoch, daß ein Erlernen der Techniken aus Büchern allein kaum gelingen dürfte und der Weg zum entsprechenden praktischen »know how« nur über angebotene qualifizierte Fortbildungskurse führt.

## 9.1 Untersuchung der Wirbelsäule

Das in jedem Fall zur Diagnosestellung erforderliche Minimalprogramm soll folgende Punkte umfassen:

- Anamnese,
- körperliche Untersuchung mittels Inspektion, Palpation und Funktionsuntersuchung des Bewegungsapparates.
- Röntgenuntersuchung,
- kleine Labordiagnostik.

Aus diesem Programm wird im folgenden die Funktionsuntersuchung der Wirbelsäule im Detail vorgestellt. Sie bildet die Grundlage für die Beurteilung funktioneller Störungen und entsprechender Krankheitsbilder.

**Der Untersuchungsgang**

Er beginnt mit der Inspektion des bis zur Unterhose entkleideten Patienten.

Zu beachten sind: Größe und Gewicht,
Körperbau und konstitutionelle Merkmale,
Symmetrieverhältnisse des Körpers,
Gang und allgemeine Beweglichkeit.

Im Anschluß daran wird die aktive Beweglichkeit der Wirbelsäule im Standardverfahren geprüft.

Dazu gehören: Vorbeuge (Anteflexion),
Rückbeuge (Retroflexion),
Seitbeuge (Lateroflexion),
Rotation.

Es ist zweckmäßig, die einzelnen Wirbelsäulenabschnitte diesbezüglich auch nach Regionen getrennt zu untersuchen, wobei für die Lenden-Becken-Hüftregion die Untersuchung im »Stehen«, für die Brustwirbelsäulen- und Halswirbelsäulenregion die Untersuchung im »Sitzen« am günstigsten erscheint.

Der weitere Untersuchungsgang wird nun nach Regionen getrennt beschrieben und beginnt mit der Besprechung der Lenden-Becken-Hüftregion (LBH-Region).

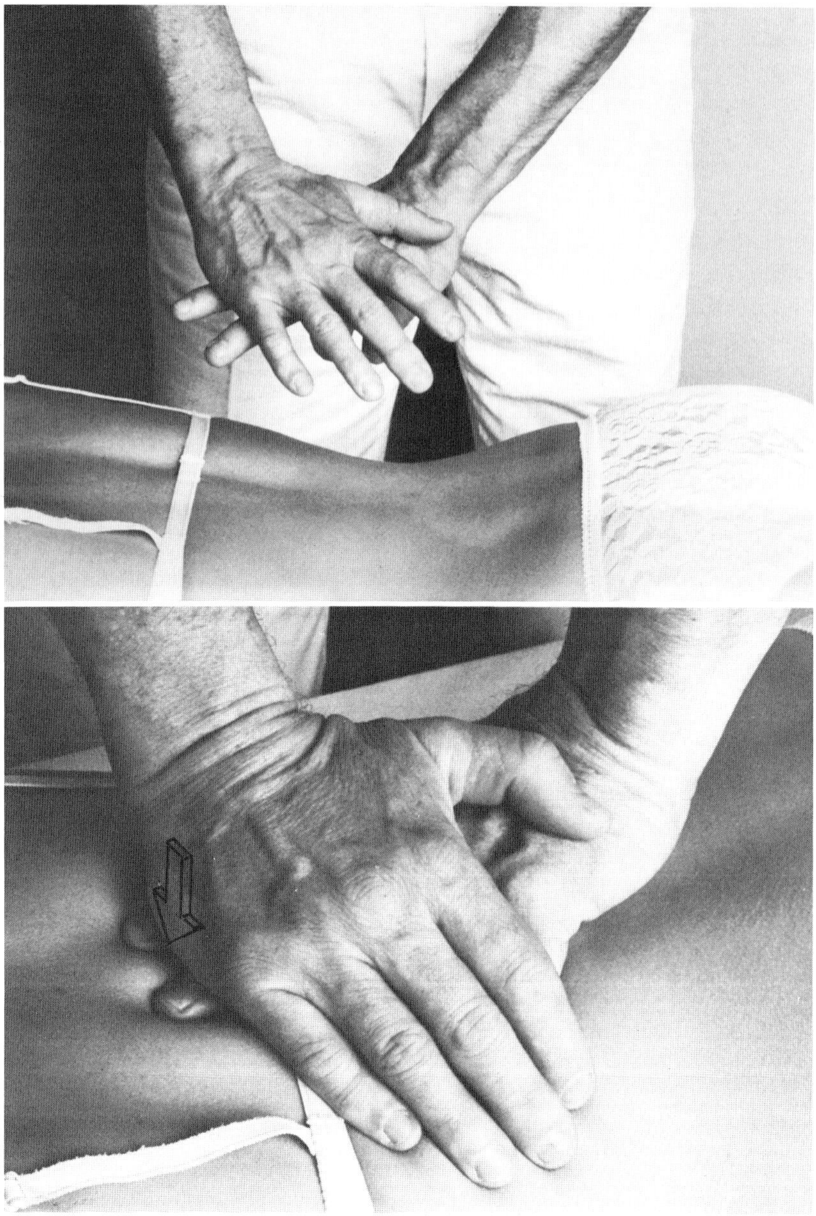

Abb. 49 »Springing test«. Kurze, federnde Impulse, die bei gestrecktem Arm mittels Fingerkontakt auf das zu prüfende Bewegungssegment übertragen werden, dienen zur segmentalen Störungslokalisation (Schmerzprovokation sowie Bewegungseinschränkung).

## 9.1.1 Untersuchung der LBH-Region

Die LBH-Region bildet eine funktionelle Einheit und muß deshalb gemeinsam dargestellt werden.

**Am stehenden Patienten wird geprüft:**
Inspektion und Palpation der Beckenkämme (Beckenschiefstand?).
Die Beckenverwringung: Sie beruht auf einer iliosakralen Gelenkverschiebung und ist am »Vorlaufphänomen« erkennbar. Dabei überholt die im Stehen kaudaler zu tastende Spina iliaca posterior einer Seite beim Vorbeugen des Rumpfes den Darmbeinstachel der anderen Seite und steht dann kranialer. Das Phänomen bleibt, da es nur muskulär reflekto-

risch bedingt ist, lediglich ca. 20 Sekunden positiv und muß deshalb rasch beurteilt werden.

Der Finger-Boden-Abstand (FBA):
Dies ist ein unspezifischer Test. Ein pathologischer FBA findet sich bei Bandscheibenschäden, Hüftgelenkerkrankungen, muskulären Verkürzungen des M. erector trunci und M. biceps femoris.

**In Rückenlage wird beurteilt:**

Beinhebeversuch (*Lasegue*-Zeichen):
Echt positiv bei radikulären Syndromen, pseudopositiv bei Iliosakralgelenkirritationen sowie ligamentären und muskulären Reizzuständen.

Hyperabduktionstest (*Patrick*-Zeichen):
Man versteht darunter eine eingeschränkte Abduktionsfähigkeit im Hüftgelenk bei gleichzeitiger Iliosakralgelenkblockierung.

Differentialdiagnose: Hüftgelenkerkrankungen! *(Abb. 19).*

Die Prüfung der Hüftgelenkbeweglichkeit:
Eine schmerzbegleitete Innenrotationsstörung weist auf eine beginnende Hüftgelenkerkrankung hin und entspricht dem Kapselmuster nach *Cyriax* *(Abb. 23).*

Der Federungstest: Geprüft wird das Gelenkspiel des Iliosakralgelenkes. Bei Blockierung ist kein »Federn« zu ertasten *(Abb. 20).*

Die Ligamenttestung: Sie betrifft folgende Bänder: Ligamentum iliolumbale, Ligamentum iliosacrale und Ligamentum sacrotuberale. Die Teste wurden bereits auf Seite 62 beschrieben *(Abb. 17).*
Nach Meinung der Autoren ist diese Bandtestung eher unspezifisch und nur in Verbindung mit einer typischen Anamnese, der Schmerzpalpation und einer Probebehandlung (Infiltrationsbehandlung der ligamentären Insertionen) verwertbar.

**In Bauchlage wird beurteilt:**

Palpation: Iliosakralgelenke,
Interspinalräume,
muskuläre Maximalpunkte, wie Verspannung in den Rückenstreckern, im Ursprungsgebiet des Muskulus glutaeus medius (D-Punkt nach *Hakkett*), im Bereiche des Muskulus piriformis sowie die Druckempfindlichkeit des Trochanter major und des Steißbeines.

Die »*Kibler*sche Hautfalte«: Die Verquellung des Bindegewebes im befallenen Segment erschwert das Rollen einer Hautfalte (*Abb. 1,* Seite 15).

Federungstest (springing test) über den einzelnen Wirbeln zur Segmentlokalisation *(Abb. 49).*

**In Seitenlage wird untersucht:** die segmentale Retro-, Ante- und Lateroflexion *(Abb. 50, 51, 52).*

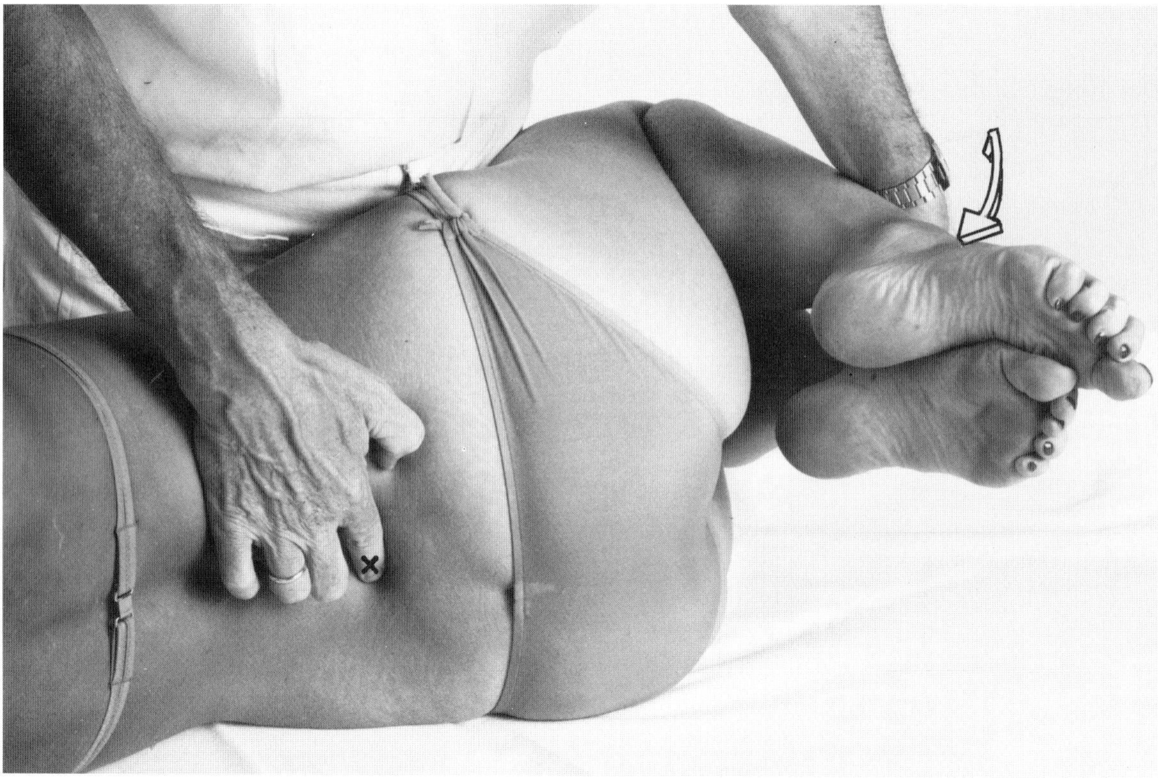

Abb. 50 Segmentale Retroflexionsprüfung in der LBH-Region: In Seitenlage führt eine Hand über die in den Knien gebeugten Beine das Becken in eine Vorkippbewegung, mithin die Lendenwirbelsäule in eine verstärkte Lordosierung, die einer Retroflexionsbewegung entspricht. Der palpierende Finger der anderen Hand tastet interspinös liegend die mitlaufende Bewegung der Dornfortsätze.

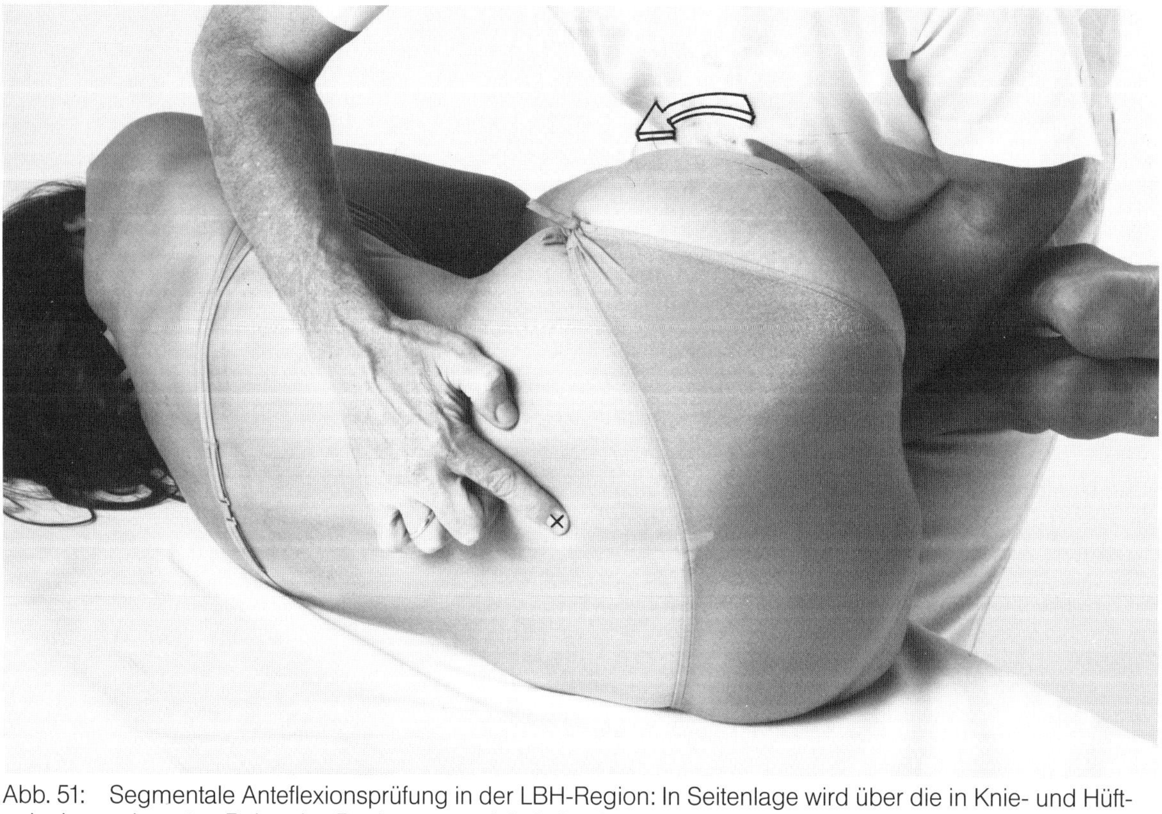

Abb. 51: Segmentale Anteflexionsprüfung in der LBH-Region: In Seitenlage wird über die in Knie- und Hüftgelenken gebeugten Beine das Becken angewinkelt. Der interspinös liegende Finger palpiert die mitlaufende Spreizung der Dornfortsätze, die im blockierten Segment fehlt oder eingeschränkt erscheint.

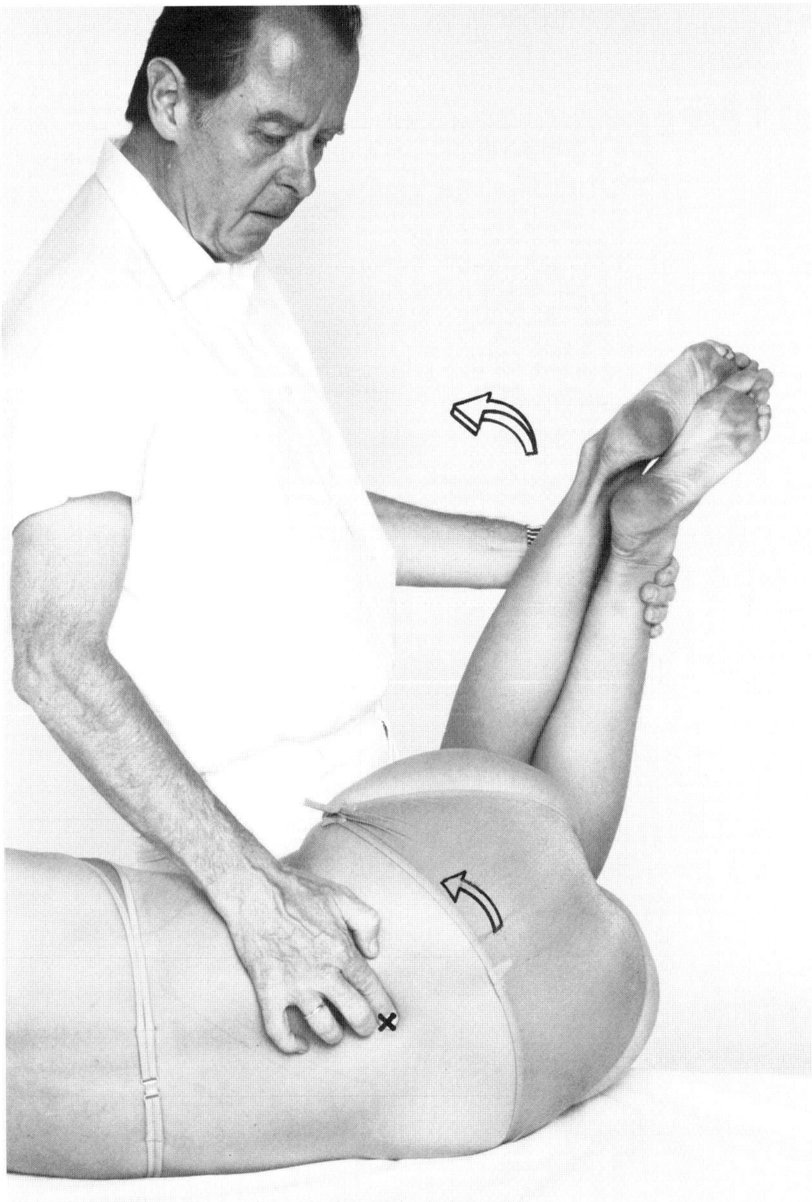

Abb. 52
Segmentale Lateroflexionsprüfung in der LBH-Region: In Seitenlage wird über die rechtwinkelig in Hüft- und Kniegelenken gebeugten Beine das Becken hochgehebelt. Die resultierende Lateroflexion der Lendenwirbelsäule kann so segmental über den interspinös liegenden Palpationsfinger getestet werden.

### 9.1.2 Untersuchung der Brustwirbelsäulenregion

Inspektion und aktive Beweglichkeitsprüfung der Brustwirbelsäule werden zuerst auch im Stehen vorgenommen. Dabei sind Skoliosen und Skoliosierungen am besten in maximaler Anteflexion zu erkennen (Rippenbuckel).

**Am sitzenden Patienten wird beurteilt:**

Die Untersuchung im Sitzen wird deshalb gewählt, weil so Becken- und Lendenwirbelsäule fixiert werden können. Man läßt den Patienten im Reitsitz Platz nehmen und prüft mit passiver Führung des Oberkörpers über die Arme, bei im Nakken gefalteten Händen des Patienten, etagenmäßig alle Bewegungssegmente bei:
Anteflexion *(Abb. 53)*,
Retroflexion *(Abb. 54)*,
Rotation *(Abb. 55)*,
Lateroflexion *(Abb. 56)*.

**In Bauchlage wird untersucht:** Der Federungstest,
der Verlauf der Atemwelle (Plateaubildung im Blockierungsbereich),
Palpation der Interspinalräume und der paravertebralen Muskulatur,
die »*Kibler*-Hautfalte«,
Prüfung der Empfindlichkeit der Kostotransversalgelenke und der interskapulovertebralen Druckpunkte (Insertionsstellen des Musculus iliocostalis pars cervicalis).

**In Seitenlage und Rückenlage wird geprüft:**

die Rippenbeweglichkeit *(Abb. 57)*.

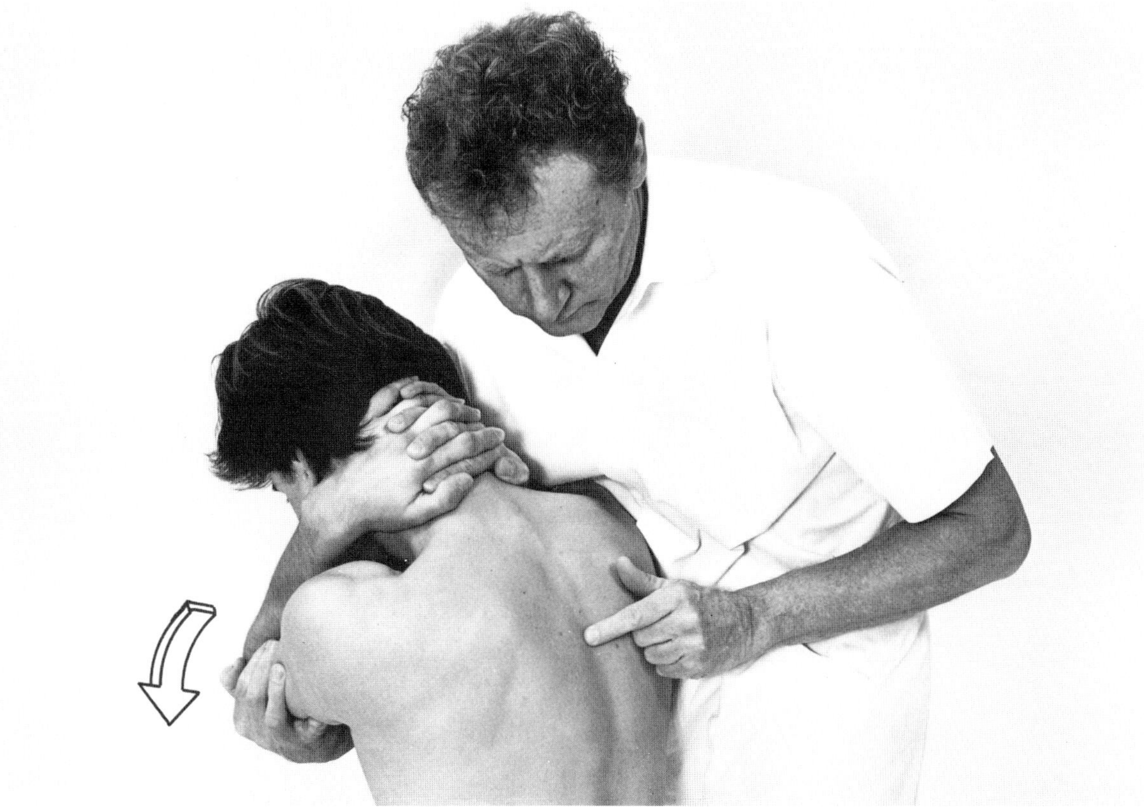

Abb. 53 Segmentale Anteflexionsprüfung der Brustwirbelsäule in Reitsitzposition: Die Brustwirbelsäule wird in Anteflexion gebracht und das mitlaufende Spreizen der Dornfortsätze segmental schrittweise geprüft.

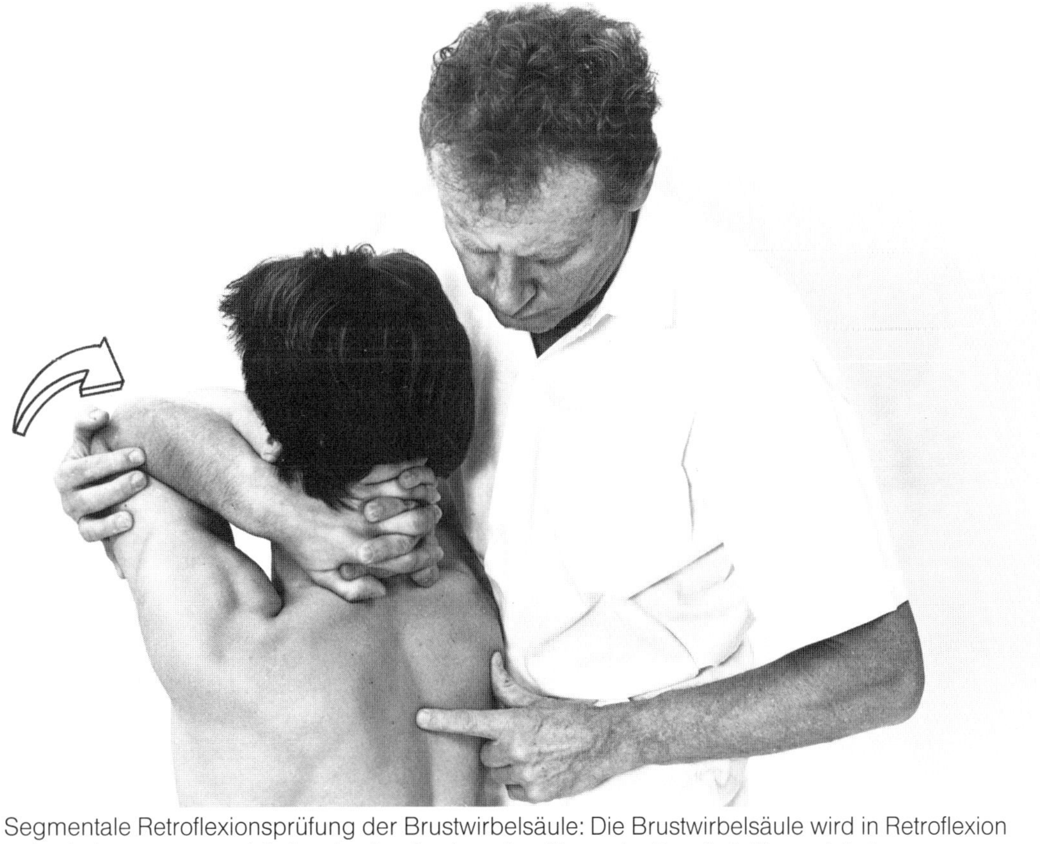

Abb. 54 Segmentale Retroflexionsprüfung der Brustwirbelsäule: Die Brustwirbelsäule wird in Retroflexion gebracht und, wiederum segmental einzeln, das Aneinandernähern der Dornfortsätze palpiert.

Bei voll anteflektierter Halswirbelsäule sind die Abschnitte kaudal ab C2 durch Anspannung dorsaler Bänder rotationsgesperrt, während eine maximale Retroflexion die Kopfgelenke sperrt und die Rotation auf die kaudaleren Halswirbelsäulenabschnitte beschränkt.
Bei Normalhaltung des Kopfes gelingt darüber hinaus eine passiv zu erreichende kleine Endrotationsbewegung in den atlantookzipitalen Gelenken.
Mit diesem Basiswissen ausgerüstet, ist die praktische Durchführung der Funktionsuntersuchung der Halswirbelsäule eine logische Konsequenz unter Zuhilfenahme von Inspektion und Palpation.

**Am sitzenden Patienten wird beurteilt:**

Inspektion der aktiven Beweglichkeit in allen Ebenen,
Prüfung der passiven Beweglichkeit in allen Ebenen,
Rotationsprüfung in Anteflexion,
Retroflexion und Normalhaltung,
Prüfung der Rotation des Axisdornfortsatzes bei passiver Kopfrotation nach beiden Seiten,
Prüfung der passiven Endrotation (joint play) zwischen Atlas und Okziput,
Prüfung der einzelnen segmentalen Bewegungsabläufe in allen Ebenen *(Abb. 58, 59).*

**In Rückenlage prüft man:**

Ante- und Retroflexionsfähigkeit in den Kopfgelenken *(Ab. 60)*,
Seitneigungsfähigkeit der Kopfgelenke *((Abb. 61)*,
Prüfung der einzelnen segmentalen Bewegungsabläufe in allen Ebenen.

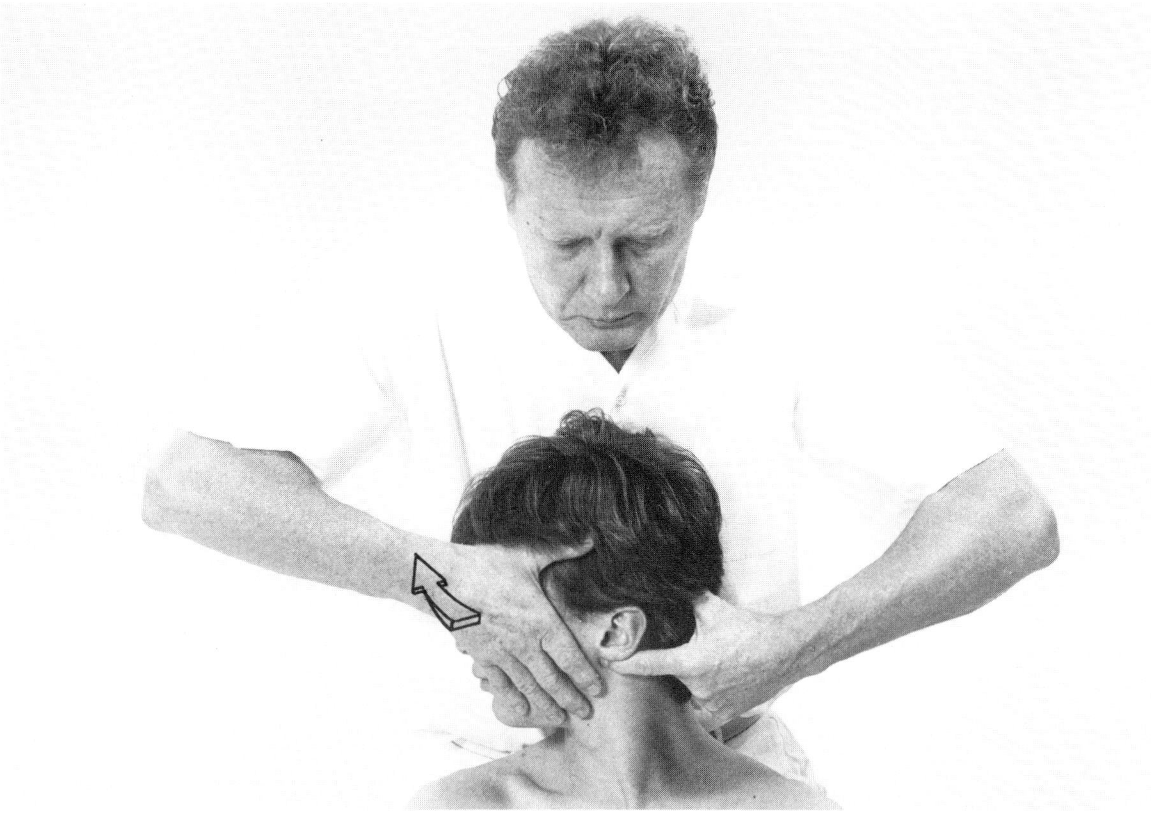

Abb. 58 Rotationsprüfung im Abschnitt Atlas-Okziput: Der Patient sitzt. Die Halswirbelsäule wird passiv voll ausrotiert. Der Palpationsfinger liegt am Atlasquerfortsatz. Über die Führungshand werden kurze Endrotationsimpulse hinzugefügt.

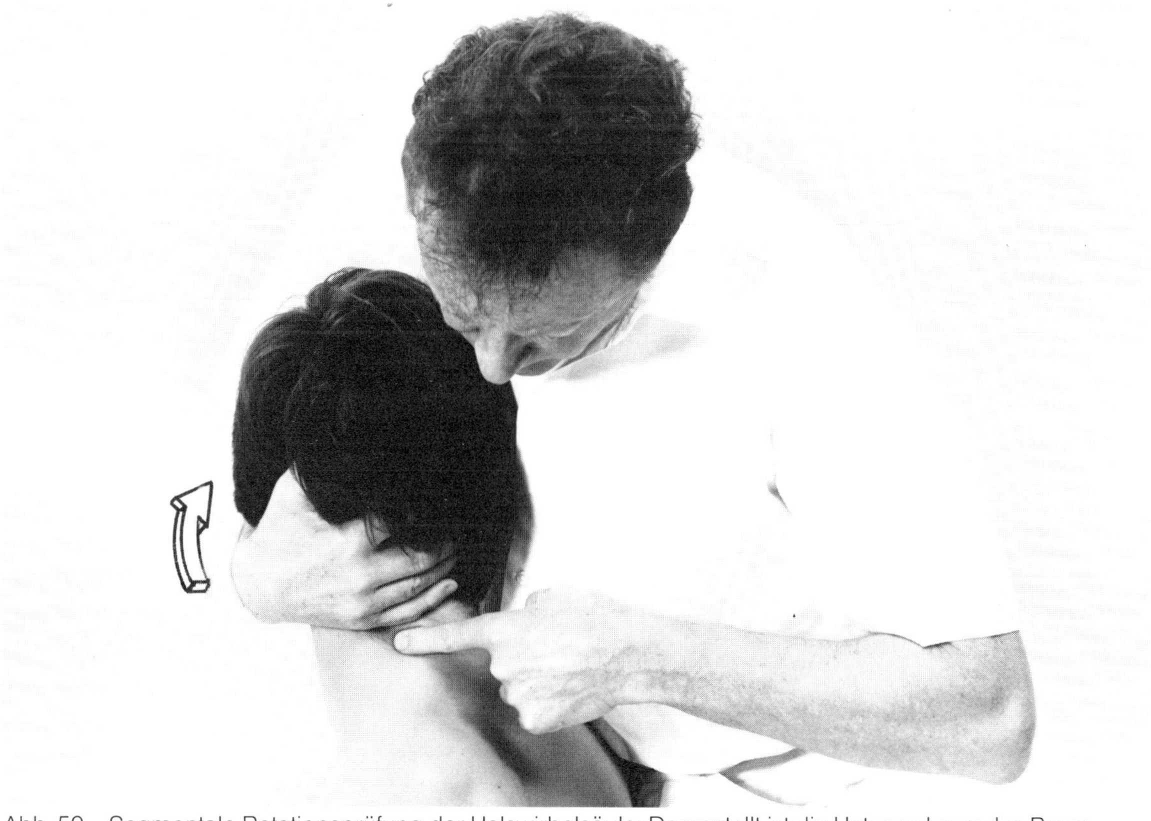

Abb. 59 Segmentale Rotationsprüfung der Halswirbelsäule: Dargestellt ist die Untersuchung des Bewegungssegmentes C 2/C 3. Der Zeigefinger liegt mit der Fingerspitze auf dem Wirbelbogengelenk. Das Kinn ist herangezogen. Die Führungshand steuert die Rotationsbewegungen.

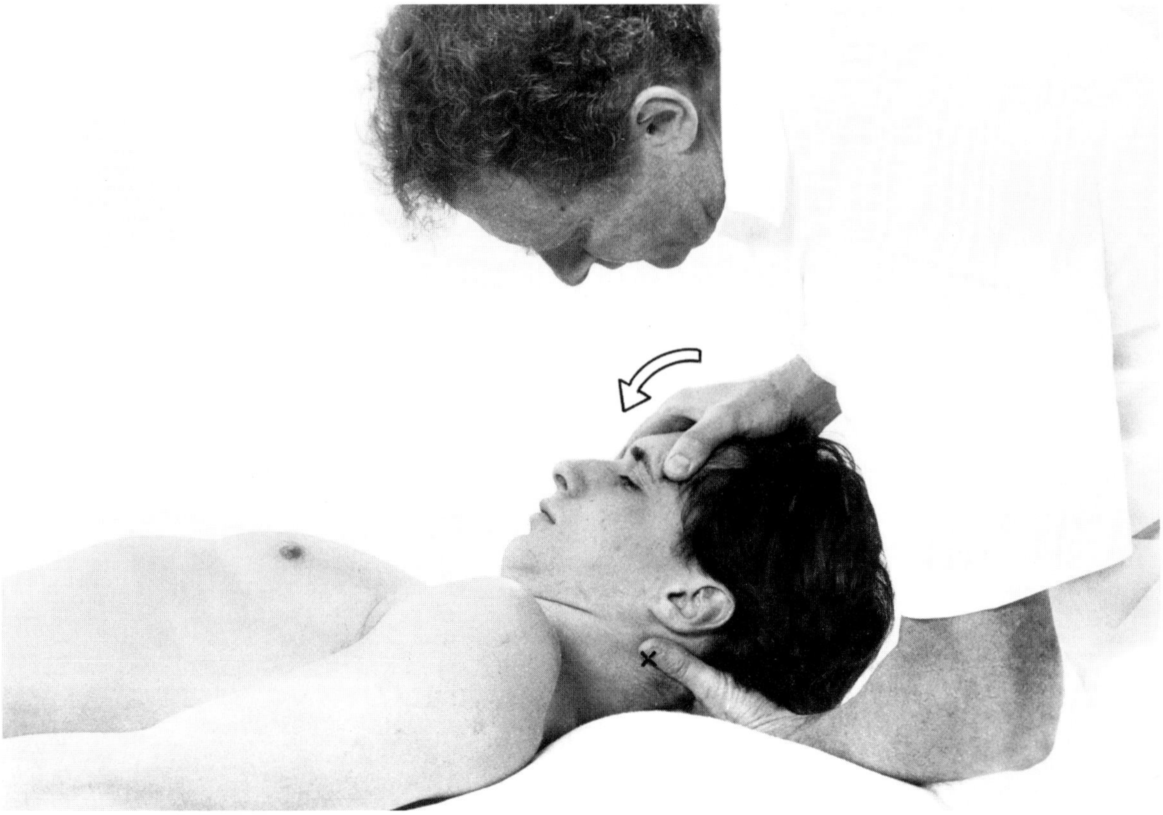

Abb. 60 Anteflexionsprüfung im Abschnitt Atlas-Okziput: Der Patient liegt am Rücken. Mit einer Hand wird die Stirn umfaßt und das Kinn dem Hals genähert. Die Palpationshand umfaßt von dorsal mittels Zangengriff den Atlasbogen und fühlt dort das durch passive Nickbewegungen ausgelöste Bewegungsspiel. Die Retroflexionstestung erfolgt bei ausrotierter Halswirbelsäule durch kurzes Übersteigern der Retroflexion im Kopfgelenk. Die »Stirnhand« umfaßt jetzt besser das Kinn.

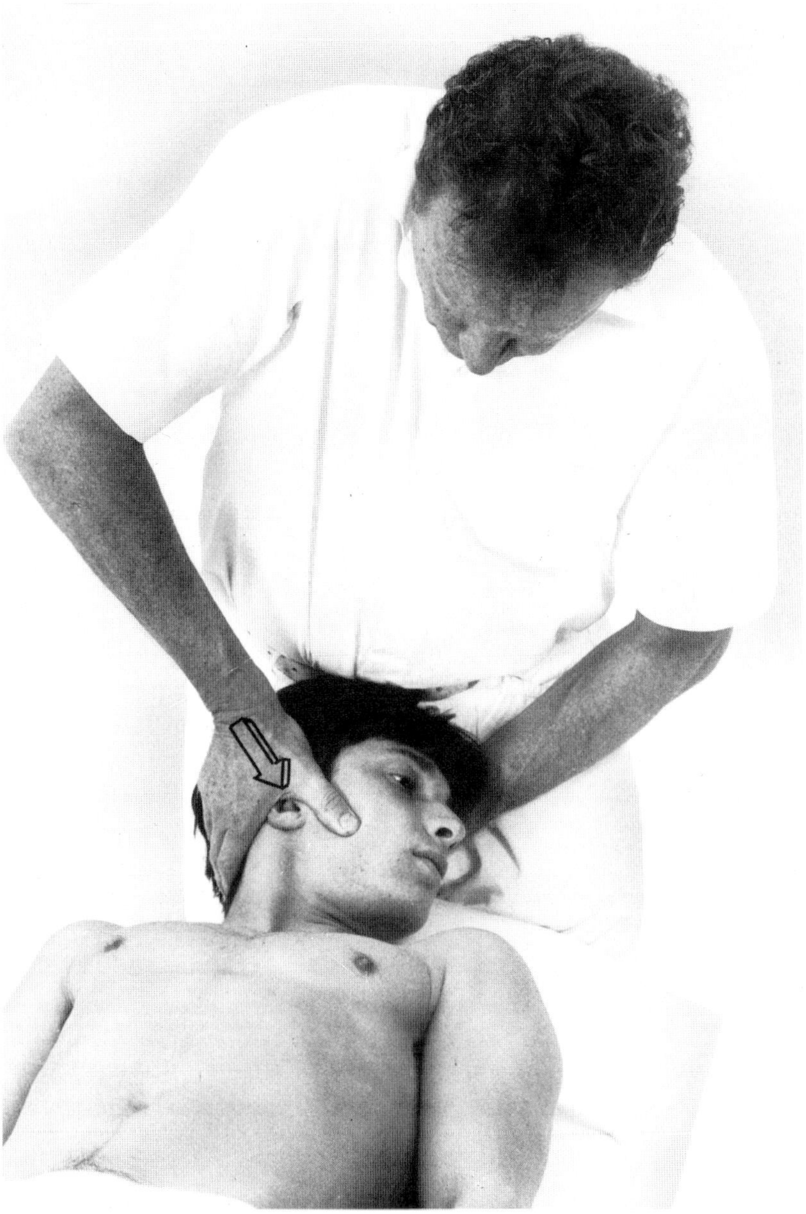

Abb. 61 Lateroflexionsprüfung im Abschnitt Atlas-Okziput: Rückenlage des Patienten. Um den Abschnitt C 1/C 2 auszuschalten, wird der Kopf und damit die Halswirbelsäule voll ausrotiert. Beurteilt wird das Endgefühl des geführten Seitnickens.

## 9.2 Grundsätzliches zur Manuellen Therapie

Wenden wir uns nun den Prinzipien der chirotherapeutischen Techniken zu, so muß dazu gesagt werden, daß im Rahmen dieser Propädeutik natürlich nur ein Allgemeinüberblick gegeben werden kann. Grundsätzlich unterscheidet man: Weichteiltechniken, Mobilisationen und Manipulationen.

### Weichteiltechniken

Diese ähneln den gebräuchlichen Massagen und beinhalten zusätzlich die Inhibition, einen quer zum Faservelauf des Muskels ausgeübten tiefen Druck.

### Mobilisationen

Dabei handelt es sich um passive Bewegungen, die in sanfter rhythmischer Form angebracht werden, um kontrahierte Muskeln und Kapselbezirke zu dehnen. Es ist dies eine sehr wertvolle Methode, die, wenn sie gekonnt vorgenommen wird, oft auch noch dann verwertbar ist, wenn Manipulationen bereits kontraindiziert sind. In den meisten Fällen werden Mobilisationen in Verbindung mit den Weichteiltechniken als vorbereitende Maßnahmen für Manipulationen angewendet.

> Mobilisationen setzen Behandlungsimpulse in die eingeschränkte Bewegungsrichtung, die mit langsamer Geschwindigkeit und großer Amplitude die Normalbeweglichkeit gestörter Gelenke wiederherstellen.

Eine weitere noch den Mobilisationen zuzuschreibende Technik hat ihren Weg von den Vereinigten Staaten (*Mitchell* et al.) über Holland *(Gaymans)* zu uns gefunden. Die »Muskelenergietechnik«, wie die ursprüngliche Bezeichnung dafür lautete, bedient sich der Aktivierung bzw. Entspannung gezielt selektierter Muskeln und Muskelgruppen zur Funktionsverbesserung und Schmerzbekämpfung gestörter Abschnitte des Bewegungsapparates. Das Wirkungsprinzip ist mit dem dafür geprägten Ausdruck »postisometrische Relaxation« bereits gut definiert. Die technische Durchführung setzt detaillierte Kenntnisse der Muskelfunktion und der Muskelkettenabläufe voraus. Die Effizienz des Verfahrens erfaßt das gesamte arthromuskuläre System, ist also sowohl bei primär arthrogener als auch myogener Funktionsstörung einsetzbar.
Folgende Technikvarianten stehen (in Abhängigkeit von Schmerzsituation und Untersuchungsergebnis) zur Auswahl:

> 1. Techniken mit postisometrischer Hemmung der Agonisten.
> Dazu gehören:
> - Muskelenergietechniken (MET), die in der Entspannungsphase nur Fazilitation und Schwerkraft zur Dehnung nützen und kein passives Nachdehnen durch den Behandler erfordern.
> - Postisometrische Relaxationen (PIR), bei denen in der Entspannungsphase mit geringer Kraft passiv die Dehnung verstärkt wird
> - Kräftige Dehnung nach starker isometrischer Aktivierung *(Kabat).*
>
> 2. Techniken mit reziproker Hemmung der Antagonisten

Der Ablauf der Einzelbehandlung als Stereotyp beinhaltet:

- Erste Phase: Geringe isometrische Aktivierung der vorgespannten Muskelgruppe gegen Widerstand (Schwerkraft oder dosierter Therapeutenwiderstand) über eine Dauer von ca. 10 Sekunden.

- Zweite Phase: Aktive Entspannung und Dehnung dieser Muskelgruppe unter gleichzeitiger Exspiration zur Steigerung der Relaxation.

- Dritte und weitere Phasen: Mehrmalige Wiederholung des Gesamtvorganges bis zur sicht- und tastbaren Funktionsverbesserung, die fast immer von einer sofortigen Schmerzverminderung begleitet ist.

Gerade die ungemein schonende Vorgangsweise der Muskelenergietechniken hat die Indikationsbreite der Manuellen Medizin gründlich erweitert und viele der für Manipulationstechniken gültigen Kontraindikationen therapeutisch zugänglich gemacht.

## Manipulationen

> Manipulationen sind Behandlungstechniken, die mit geringer Kraft Impulse hoher Geschwindigkeit und kleiner Amplitude vermitteln.

Diese werden mit der Absicht ausgeführt, Gelenkblockierungen plötzlich zu lösen, und zwar durch Anwendung geeigneter kurzer Hebelarme, nach Facettenschluß oder manueller Fixation der benachbarten Gelenke. Die Lagerung des Patienten in der benötigten Grundstellung, die Wahl des richtigen Einstellwinkels des Hebelarmes, die Abstimmung der Gewichtsverhältnisse Arzt zu Patient und die erstrebte maximale Entspannung des Patienten, in die hinein der manuelle Impuls mit hoher Geschwindigkeit und kurzer, aber dosierter Amplitude erfolgen muß, sind entscheidend für das Gelingen der Manipulation. Ein Grundprinzip ist es ferner, mit dem Minimum an Kraft auszukommen, mit dem die Deblockierung gerade noch zu erreichen ist.
Dies ist nur dann möglich, wenn sich durch beständiges Training und Hineinleben in diese Therapieform ein »Gewebespannungsgefühl« des Behandlers ausgebildet hat, das ihm ermöglicht, wie mit einem sechsten Sinn die aufgezählten Faktoren dynamisch zu koordinieren und zu verwerten. Wenn all das berücksichtigt wird, verursacht die Manipulation auch keine Schmerzen und das so entscheidende Vertrauensverhältnis vom Patienten zum Arzt wird intensiver und begünstigt weitere Behandlungsmaßnahmen.
Folgende Grundregeln müssen immer beachtet werden:

- der Patient muß voll entspannt sein,
- das zu behandelnde Segment soll optimal vorgespannt werden (schmerzfreie Einstellung des Bewegungssegmentes in Endlage),
- die Nachbarsegmente müssen via Facettenschluß und/oder Bandstraffung vor einer Mitbehandlung geschützt werden (»Verriegelung«),
- der Manipulationsansatz muß in die schmerzfreie Richtung hin erfolgen,
- die Manipulation selbst darf nicht schmerzen,
- eine mißlungene Manipulation soll nicht unmittelbar mit gleicher Technik wiederholt werden.

## 9.3 Indikationen und Kontraindikationen für Manipulationen

### 9.3.1 Indikationen

Prinzipiell: Das Vorliegen von Blockierungen.

**Für die Lenden-Becken-Hüftregion**

- Der Blockierungskreuzschmerz in Form von akuten oder chronischen Lumbalgien (Iliosakralgelenkblockierung, Wirbelbogengelenkblockierung, Kokzygodynie).

**Für die Brustwirbelsäulenregion**

- Die akuten thorakalen Wirbelgelenk- und Rippenwirbelgelenkblockierungen,
- Vertebro-viszerale Syndrome.

**Für die Halswirbelsäulenregion:**

- Das akute Blockierungssyndrom,
- blockierungsbedingte Zervikobrachialgien- und Schulterschmerzen,
- vertebragene Zephalgien,
- vertebragener Schwindel,
- Restbeschwerden nach Schleudertraumen und Commotio (frühestens 6 Wochen nach Abklingen der traumatischen Phase).

Man erkennt unschwer aus der Aufstellung die von kaudal nach kranial zunehmende Indikationsbreite der Chirotherapie.
Zu beachten sind aber speziell auch immer die Kontraindikationen.

### 9.3.2 Kontraindikationen

Prinzipiell: Das Fehlen von Blockierungen.

Kontraindiziert ist die Manipulationsbehandlung auch bei
- akuten Schmerzsymptomen mit reflektorischer Vollverspannung,
- etwa einem Bandscheibenprolaps mit Wurzelkompressionssymptomen,
- entzündlichen, rheumatischen oder fieberhaften Schmerzsyndromen (»feuchte Blockierungen«),
- frischen Traumen (Schleudertrauma),
- fortgeschrittener Osteoporose,
- gravierenden Mißbildungen in der Schmerzregion,
- Hypermobilitäts-, bzw. instabilitätsbedingten Krankheitsbilder,
- psychogener Behandlungssucht bei fehlender Indikation.

# 10. Krankengymnastische Propädeutik

Um zufallsgebundene Erfolge oder Mißerfolge einer verordneten Krankengymnastik auszuschließen, muß eine Analyse der bestehenden Störung aufgestellt werden, die folgende Bezugspunkte abzuklären hat:

1. Die immer wieder betonte struktur- und aktualitätsbedachte diagnostische Aufschlüsselung der bestehenden Erkrankung.
2. Die Beurteilung der kinesiologischen Ausgangslage und das Aufdecken mitverantwortlicher Fehlstereotypien.
3. Die Einschätzung des Faktor M.

**Ad. 1:** Bezüglich des Einsatzes krankengymnastischer Verordnungen bei vertebragenen Schmerzzuständen ist vor allem auf den Aktualitätsgrad der Erkrankung Rücksicht zu nehmen. Hochakute Situationen sind grundsätzlich als Kontraindikation zu betrachten.
Im gleichen Maße wie sich die Schmerzphase beruhigt, kann parallel dazu laufend von zarten, passiv geführten Bewegungsübungen bis zur vollen aktiven Gymnastik das Programm schrittweise aufgebaut werden, wenn es sich an dem wichtigsten Leitsatz der Krankengymnastik orientiert, der besagt:

| |
|---|
| Keine Übung darf schmerzen, bzw. vorhandene Beschwerden verstärken. |

**Ad. 2:** Eine ungestörte kinesiologische Ausgangslage setzt neben harmonischer Muskelfunktion bei struktureller Integrität der beteiligten Partner eine störungsfreie Spinalreflektorik und kortikale Steuerung voraus. Miteingeschlossen in diese bestehenden Wechselbeziehungen ist das Limbische System und die Formatio reticularis, sowohl was den Regelkreis zum Gammasystem betrifft als auch in bezug auf die Relation zur Psyche.
Die ursprünglich beim Kleinstkind vorhandenen subkortikalen Primitivreflexbewegungen bilden sich im Laufe der Entwicklung zu kortikal gesteuerten, auf bedingtreflektorischen Weg gebahnten Bewegungsmustern aus. Alle sich stereotyp wiederholenden Bewegungsabläufe des täglichen Lebens gehen darauf zurück und sind für das einzelne Individuum charakteristisch. Andererseits ist diese Verankerung aber doch so locker, daß sie bei Inaktivität gleich welcher Ursache immer zu einer Verkümmerung bzw. zu einem Erlöschen ökonomisch programmierter Bewegungsabläufe führen kann. Krankheit und Umwelteinflüsse sind in der Lage, gesunde motorische Stereotypien über ihre Plastizität hinaus zu belasten, zu verändern und Fehlstereotypien zu erzeugen. Alle diese Vorgänge sind darüber hinaus durch die Tatsache kompliziert, daß die quergestreifte Muskulatur, also die für die Aktivität unseres Bewegungsapparates maßgebliche, nicht einheitlich reagiert. Elektrophysiologische Experimente erbrachten den Beweis, daß zwei rivalisierende Systeme von Muskelgruppen am Werke sind. Die überwiegend phasisch reagierende einerseits, die posturalen (oder tonischen) Muskeln andererseits.
Die phylogenetisch ältere posturale Muskulatur spricht auf Reize rascher an, aktiviert sich leichter, ermüdet weniger und beantwortet Inaktivität oder Schädigung mit Kontraktion, bzw. Verkürzung.
Die phasische Muskulatur hingegen ist ausgesprochen fragil, ermüdet rasch, bedarf zur Aktivierung wesentlich stärkerer Reize und reagiert auf Inaktivität mit

baldiger Atrophie. Speziell fein abgestimmte, schnelle und geschickte Bewegungen sind auf das Funktionieren der phasischen Muskulatur angewiesen.
Das labile Gleichgewicht der beiden Systeme gehorcht dem Gesetz der reziproken Innervation und seine Störung begünstigt das tonische System. Ein sich solcherart entwickelnder Circulus vitiosus beginnt mit der Hemmung funktionell antagonistischer phasischer Muskeln nach Aktivierung tonischer Muskelgruppen und führt durch die reziproke Wechselwirkung von Hemmung und Aktivierung bis zur Pseudoparese des phasischen Muskels.
Bringt man alle diese Faktoren in Zusammenhang mit den Funktionen des Achsenorgans und der Gelenke, so wird daraus sowohl ihre Integrität als auch die Bedeutung für therapeutische Maßnahmen klar erkennbar. Gelenkblockierung, gestörte Spinalreflektorik, segmentäre Tonusänderung und schmerzbedingte Inaktivität der Muskulatur, Ausbildung von Fehlstereotypien, Abschwächung der einen und Kontraktur anderer Muskelgruppen werden in ihren Wechselbeziehungen durchschaubar. Verständlich wird nun auch, daß manualmedizinisch entstörte Gelenke bei Autonomwerden der muskulären Dysbalance zu rezidivierenden Blockierungen, bzw. das Achsenorgan zu entsprechenden statischen und dynamischen Fehlreaktionen tendieren.
Für eine in solcher Situation zusätzlich notwendig werdende krankengymnastische Behandlung ist es daher wesentlich, bei der Erstellung des Behandlungsplanes die aufgezeigten Faktoren ihrer Wertigkeit nach zu differenzieren und diesen so anzulegen, daß

- blockierte Gelenke mittels Mobilisation und Manipulation entstört werden,
- hypermobile Abschnitte des Achsenorgans erkannt und nicht durch Schwung- oder Lockerungsgymnastik weiter belastet werden,
- kontrakte, verkürzte posturale Muskeln gedehnt werden,
- Die phasischen, abgeschwächten Muskeln gekräftigt werden,
- Fehlstereotypien erkannt und durch Haltungs- und Bewegungsübungen zu gesunden motorischen Stereotypien umerzogen werden.

**Ad. 3:** Von dem in der Einleitung schon näher skizzierten Faktor »M« ist die Krankengymnastik besonders betroffen, setzt sie doch, um entscheidend wirksam zu werden, volles Verständnis und die absolute Bereitschaft des Patienten für eine kontinuierliche Ausführung voraus. So wie es schwer ist für diätetische Verordnungen oder das Verlangen nach Abstellung schädigender Gewohnheiten Einsicht zu wecken, so ist auch der Prozentsatz konsequent übender Patienten nur sehr gering einzuschätzen. Das zivilisations- und wohlstandsbegünstigte Trägheitsindividuum begnügt sich mit wenig Bewegung und bevorzugt dabei lustgebundene, wie das Kauen. Dies leitet hin zur Feststellung des ewigen Circulus vitiosus von Bewegungsarmut, Adipositas und muskulärer Dysbalance als Resultierende aus Faktor M und Umwelt.
Trotz des wenig tröstlichen Resümees aus Punkt 3 heißt der zweite Leitsatz für praktische Krankengymnastik:

> Alle Übungen müssen mindestens einmal täglich ausgeführt werden und sollten darüber hinaus leicht erlernbar sein.

## 10.1 Praktische Ausführung krankengymnastischer Maßnahmen

Außer der Beherrschung der manualmedizinischen Funktionsprüfung der Wirbelgelenkfunktionen erfordert die Planung krankengymnastischer Maßnahmen Kenntnisse in der kinesiologischen Untersuchung und der sich daraus ergebenden therapeutischen Konsequenzen, die Feststellung der Kraft einzelner Muskeln und Muskelgruppen mit Hilfe der Muskelfunktionsprüfung und Hand in Hand damit, die Prüfung auf verkürzte Muskeln *(Janda, Lewit)*.
Auf die Details des gesamten Komplexes kann im Rahmen dieser Propädeutik nicht eingegangen werden. Die bei Erkrankungen des Achsenorgans hauptsächlich in Erscheinung tretenden Abweichungen von der Norm, ihre Erkennung und ihre Behandlung, werden im folgenden skizziert.

## 10.2 Diagnostischer Teil - Muskelteste

Muskelteste bezwecken das Erkennen abgeschwächter und verkürzter Muskeln. Der Grad der Abschwächung wird in 6 Stufen unterteilt, wobei Null einen totalen Ausfall und 5 normale Muskelkraft bedeuten. Für unsere Betrachtungen, die ja neurologische Ausfallserscheinungen ausschließen, sind die Grade 3-5 wesentlich. So stellt

- Grad 3 die Fähigkeit dar, eine Bewegung gegen die Schwerkraft auszuführen,
- Grad 4, diese Bewegung gegen geringen Widerstand zu bewerkstelligen und
- Grad 5 zeigt die volle Muskelstärke durch Erfüllung der Aufgabe bei erheblichem Widerstand an.

### 10.2.1 Prüfung der Rumpfmuskulatur

Die geraden und schrägen Bauchmuskeln sind entscheidend an Statik und Dynamik beteiligt und neigen leider durch zivilisationsbegünstigte Inaktivität und Adipositas zur Abschwächung. Hand in Hand damit geht vielfach eine Verkürzung oder ein Hartspann der Rückenstrecker, der so ausgeprägt sein kann, daß er sogar noch in Bauchruhelage nachweisbar bleibt.
Die Prüfung auf *Verkürzung der Rückenstrecker* erfolgt im Sitzen mit gebeugten Beinen, durch Vorkippen des Rumpfes mit hängenden Armen, wobei sich die Verkürzung durch Bestehenbleiben der Lendenlordose manifestiert.

Die Abschwächung *der geraden Bauchmuskeln* erkennt man durch Aufsetzenlassen aus Rückenlage bei maximal gebeugten Beinen *(Abb. 62)*.
Dabei werden vom Untersucher die Fersen fixiert und vom Prüfling verlangt, sich mit im Nacken verschränkten Händen aufzusetzen. Dies entspricht Grad 5, also voller Muskelkraft, und wird von wenigen Probanden erreicht.
Dieselbe Übung mit vorgestreckten Armen ergibt Grad 4 und bei Grad 3 ist nur noch das Anheben des Schultergürtels aus der Ausgangsposition möglich.

Die *schrägen Bauchmuskeln* werden aus derselben Ausgangsposition und unter den gleichen Kautelen geprüft, nur wird der Prüfling aufgefordert, beim Aufsetzen gleichzeitig den Rumpf zu rotieren.

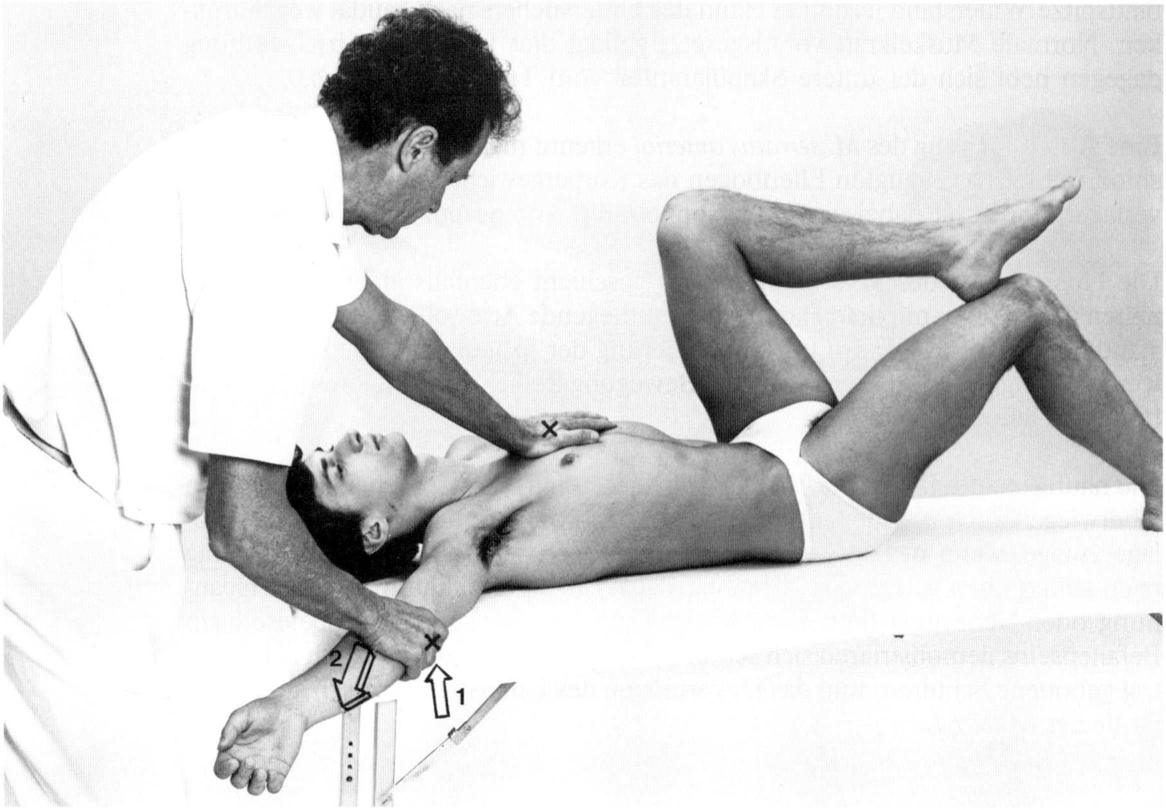


Abb. 64 Prüfung und Behandlung bei Verkürzung des M. pectoralis.

## 10.2.2 Prüfung der muskulären Situation der LBH-Region

In enger Wechselbeziehung zur Rücken- und Bauchmuskulatur stehend, Becken und das Achsenorgan statisch und dynamisch beeinflussend, verdienen M. iliopsoas sowie die Mm. glutaeus maximus und medius unsere spezielle Beachtung. Der M. iliopsoas, ein ausgeprägt tonisch reagierender Muskel, neigt zur Verkürzung und ist darüber hinaus hochgradig reflektorisch erregbar. Einseitiges Spannungsüberwiegen und die sich daraus ergebende Dysbalance bedingen Beckenverwringung, Skoliosierung und konsekutive Funktionsstörungen. Eine vielfach gleichzeitig feststellbare Abschwächung der phasisch reagierenden, das Becken stabilisierenden Gesäßmuskulatur ist ein weiterer Baustein dieses Circulus vitiosus.

Eine *Verkürzung des M. iliopsoas* wird in Rückenlage des Patienten untersucht, und zwar so, daß dieser mit dem Becken an den Unterrand des Tisches gelagert, ein Bein in Knie- und Hüftgelenk maximal gebeugt und dieses mit seinen Händen fixierend, das andere Bein frei über den Tischrand hängen läßt. Dabei soll das freihängende Bein bis zur Horizontalen absinken, ohne daß der Unterschenkel vorgestreckt wird. Ist der *M. rectus femoris* verkürzt, läßt sich dies in derselben Patientenposition durch passive Flexion des Kniegelenks und eine dadurch erzwungene Ausweichbeugebewegung im gleichseitigen Hüftgelenk darstellen *(Abb. 65).*

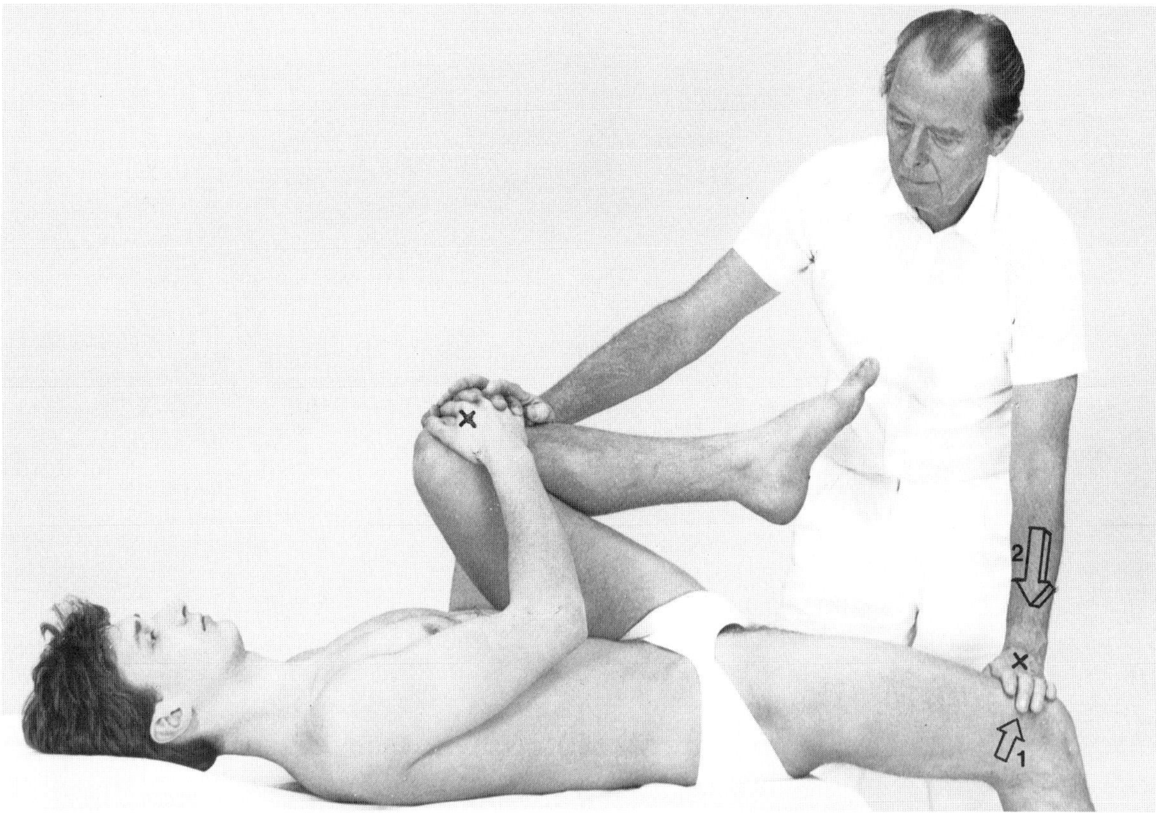


Abb. 65 Prüfung und Behandlung bei Verkürzung des M. iliopsoas.

Die Untersuchung des *M. glutaeus maximus* geschieht in Bauchlage durch Hyperextension der Beine, mit oder ohne passiven Widerstand. Um dabei die ischiokrurale Muskulatur auszuschalten, läßt man die Kniegelenke beugen. *(Abb. 66)*
Die *Testung der Hüftabduktoren* (Mm. glutaeus medius et minimus) erfolgt in Seitenlage bei leicht gebeugtem aufliegenden Bein. Schon die Inspektion zeigt, ob das andere Bein gestreckt und streng seitlich abgespreizt, oder diese Bewegung mit einer leichten Hüftbeugung und Außenrotation verbunden wird. Nur im ersteren Falle wirken die reinen Abduktoren. Ansonsten sind als Hilfsmuskeln die Hüftbeuger, besonders aber der M. tensor fasciae latae beteiligt. Der Grad der Abschwächung läßt sich dann natürlich noch durch passiven Widerstand - seitlich gegen den Oberschenkel gerichtet - näher festlegen *(Abb. 67)*.

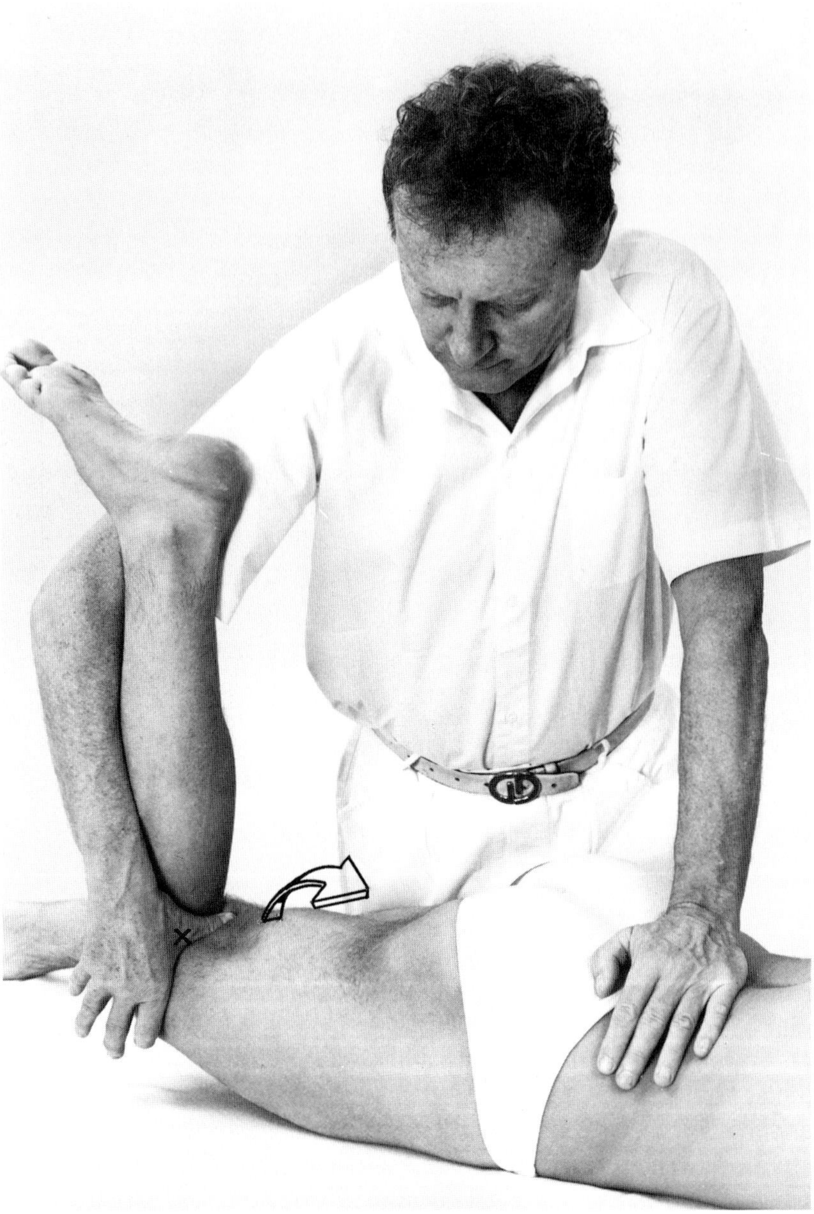

Abb. 66 Testung des M. glutaeus maximus.

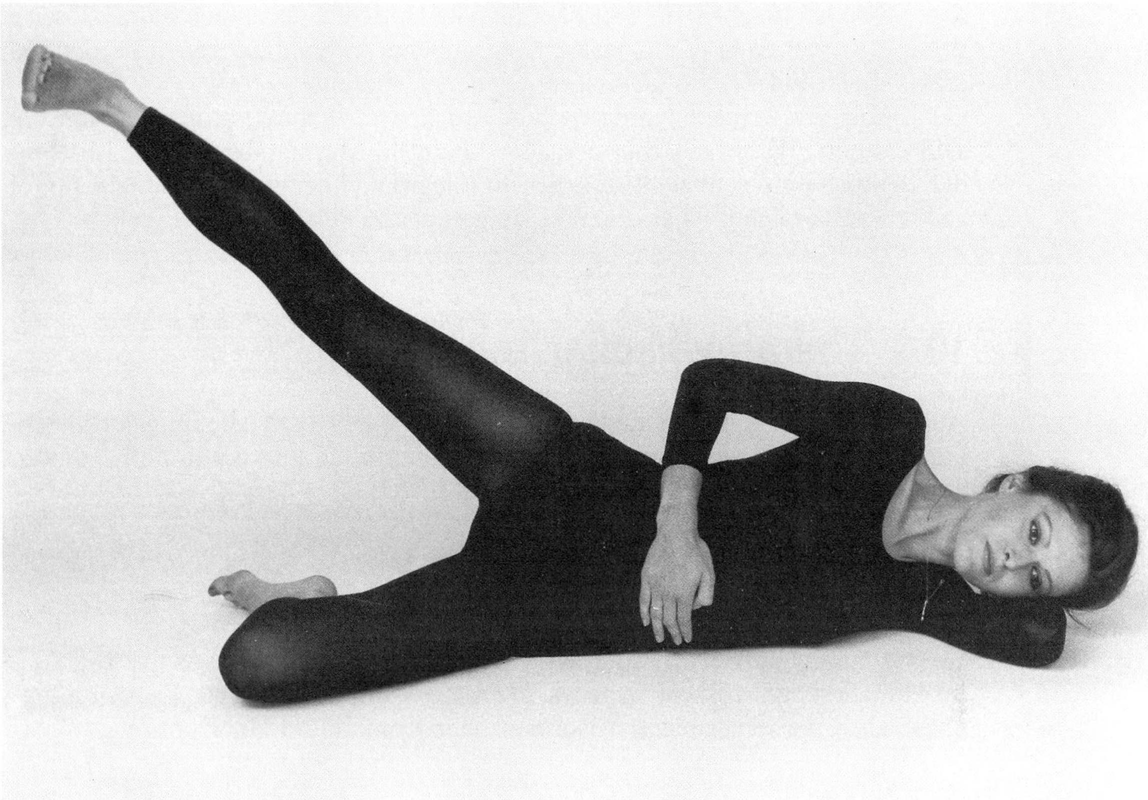

Abb. 67 Prüfung der Hüftabduktoren.

### 10.2.3 Prüfung der Hals- und Nackenmuskulatur

Die bereits kurz angesprochenen oberen Fixatoren der Skapula (oberer Trapeziusanteil und M. levator scapulae) sowie der kraniale Anteil der M. erector spinae neigen bei statischer Überlastung durch Balancestörungen mit den unteren Fixatoren oder bei reflektorischen Reizungen zur Verkürzung und sind im krassen Falle blickdiagnostisch erfaßbar. Während eine normale Schultersilhouette konkavbogig imponiert, zeigt die erwähnte Verspannungsform einen konvexbogigen Verlauf und eine vorgeschobene Kopfhaltung. Einseitige Verkürzung erkennt man beim Versuch der vergleichenden passiven Kopfseitneigung unter Fixierung der kontralateralen Schulter.

Bei einer *Abschwächung der tiefen Halsbeuger* erweist es sich, daß der Untersuchte nicht imstande ist, in Rückenlage bei fixiertem Thorax den Kopf einige Zeit mit dem Kinn am Sternum zu halten.

Die in diesem Kapitel allerdings nur skizzenhaft vorgenommene Besprechung der für den Bereich des Achsenorgans unmittelbar wichtigen Muskelfunktionsdiagnostik erfordert bei der praktischen Durchführung keinen großen Zeitaufwand, versetzt aber andererseits in die Lage zu unterscheiden, ob im Einzelfalle sich über die Primärstörung hinaus eine Schädigung des Muskelapparates eingestellt hat und bietet zusätzlich die Sicherheit, eine zeitaufwendige krankengymnastische Behandlung nur in indizierten Fällen einsetzen zu müssen. Es ist klar, daß die Vernetzung der Muskelkettensysteme weit über die beschriebenen Verhältnisse im

Rumpfbereich hinausgeht, selbst peripherste Ursachen als initiale Störauslöser in Betracht zu ziehen sind und des weiteren nur eine Anregung gegeben werden soll, dieses Teilgebiet der Rehabilitation weiter zu studieren.
Der Erfolg der krankengymnastischen Arbeit wird dadurch größer werden und sich von den Ergebnissen routinemäßig durchgeführter standardisierter Turnstunden deutlich unterscheiden. Aus diesem Blickwinkel heraus sind auch die im folgenden aufgezeigten Therapieanweisungen geschildert und zu verstehen.

## 10.3 Therapeutischer Teil

Auch hier beschränkt sich die Beschreibung auf eine Kurzdarstellung der Materie und bevorzugt dabei teilweise von den gebräuchlichen und bekannten Anleitungen abweichende wichtige Details.

### 10.3.1 Dehnungstechniken

Das grundsätzlich Wichtigste und die Basis aller Behandlungstechniken verkürzter Muskeln oder Muskelgruppen ist die Ausnützung der reaktiven Entspannungsphase nach vorhergegangener isometrischer Kontraktion zur Dehnung.

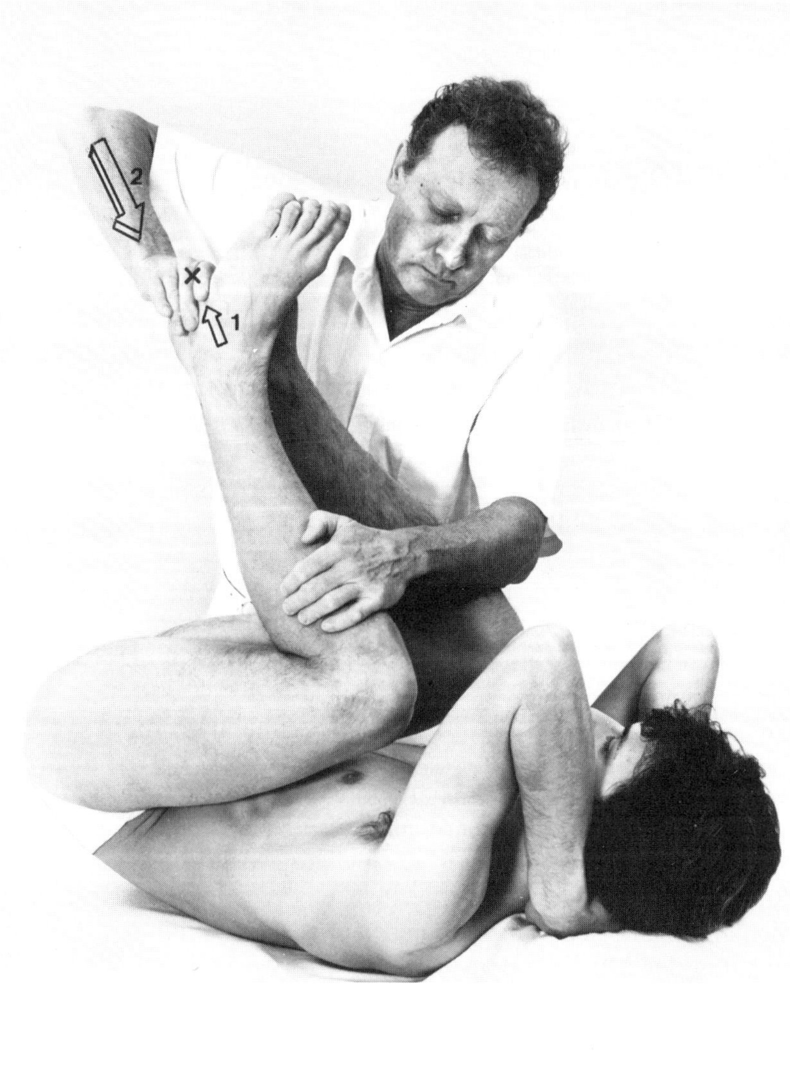


Abb. 68 Dehnungsbehandlung des verkürzten M. erector spinae (pars lumbalis).

So erfolgt die *Behandlung des verkürzten oberen Anteils des M. pectoralis* in der zur Muskelprüfung eingenommenen Lage des Patienten und Stellung des Therapeuten *(Abb. 64)*.
Der voll in der Muskelfaserrichtung elevierte Arm wird gegen Behandlungswiderstand isometrisch für einige Sekunden aktiviert, auf Aufforderung entspannt und gleichzeitig der M. pectoralis durch passive Vergrößerung der Armelevation gedehnt. Dieser Vorgang wird einige Male wiederholt, wobei der durch die jeweilige Dehnung gewonnene größere Elevationswinkel als Ausgangslage für die nächste isometrische Aktion benützt wird.

Die *Behandlung der verkürzten oberen Schulterblattfixatoren* geschieht im Sitzen oder besser noch in Rückenlage des Patienten, dessen Kopf mit HWS passiv maximal seitgeneigt wird, während die kontralaterale Schulter festgehalten werden muß. Gegen die fixierenden Hände des Therapeuten soll nun isometrischer Gegendruck ausgeführt und in der anschließenden Entspannungsphase der Neigungswinkel des Kopfes verstärkt werden. Dieses Vorgehen ist einige Male zu wiederholen.
Die *Behandlung des verkürzten M. erector spinae:* Der Patient liegt auf dem Rücken, die Beine mit gebeugten Kniegelenken an die Brust gezogen. Der Behandler fixiert die Beine des Patienten. Der Patient muß nun versuchen, den Therapeuten wegzudrücken. In der befohlenen Entspannungsphase dehnt der Behandler die Rückenstrecker durch Aufwärtsdrücken der Patientenknie in Richtung Kinn *(Abb. 68)*.
Die *Dehnungsbehandlung verkürzter Hüftbeuger* geschieht aus der bereits geschilderten Prüfungsposition des Musculus iliopsoas heraus, wobei zuerst das freihängende Bein gegen Behandlerwiderstand isometrisch aktiviert und in der darauffolgenden kommandierten Relaxationsphase eine passive Hyperextension im Hüftgelenk angestrebt wird *(Abb. 65)*.

### 10.3.2 Kräftigungsübungen

Es ist streng darauf zu achten, daß die in Hüfte und Knie maximal gebeugten Beine knapp neben dem Gesäß aufgesetzt werden, um ein Mitbeüben des ohnehin zur Verspannung neigenden Musculus iliopsoas sicher zu vermeiden.
Die gleiche Übung mit Rotation des Oberkörpers bei der Aufsetzphase beübt die schrägen Bauchmuskeln. Als weiteres Programm zur Bauchmuskelkräftigung empfiehlt sich speziell bei älteren Menschen und starker Abschwächung der Muskulatur folgendes:
Auf einem Hocker sitzend wird das gebeugte Knie zur Gegenschulter gehoben, während gleichzeitig der im Ellenbogen flektierte Arm außen am hochkommenden Knie vorbei geführt wird (abwechselnd rechts und links), *(Abb. 69)*.
Im Stehen soll die Bauchmuskulatur rhythmisch angespannt (Baucheinziehen) und dabei gleichzeitig das Becken gekippt werden (Steilstellen des Beckens). Dies ist durch synchrones Anspannen der Gesäßmuskulatur erreichbar und beübt letztere gleichzeitig mit.

Der zur Abschwächung neigende *M. glutaeus maximus* wird darüber hinaus durch einfaches Aufstehen aus tiefer Sitzposition mit geschlossenen Beinen trainiert oder dadurch, daß in Bauchlage die im Kniegelenk gebeugten Beine soweit als möglich vom Boden abgehoben und in der erreichten Endlage einige Sekunden isometrisch gehalten werden.

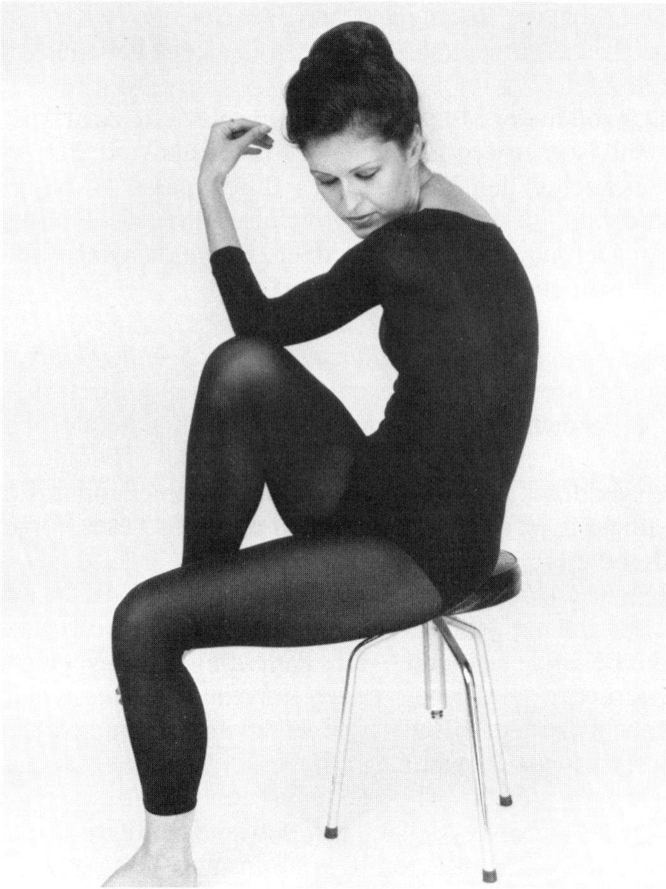

Abb. 69 Kräftigungsübung der abgeschwächten Bauchmuskulatur im Sitzen.

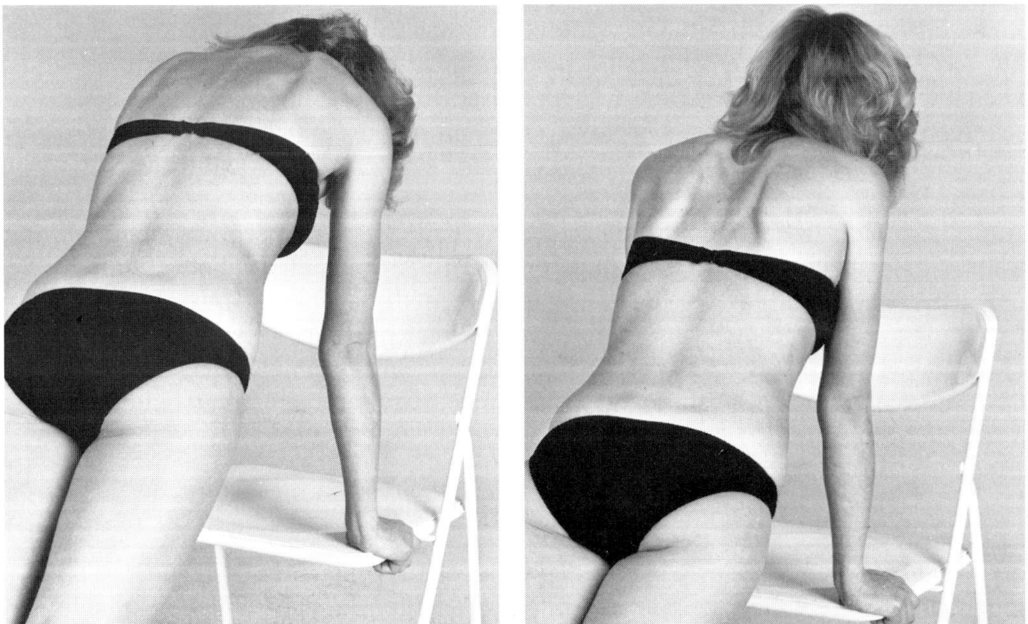

Abb. 70 Übungsbehandlung der abgeschwächten Schulterblattfixatoren.

*Übungsbehandlung der abgeschwächten Schulterblattfixatoren:* Aus einer Liegestützposition, deren Schräglage sich nach dem Kräftezustand des Patienten zu richten hat (Aufstützen der Hände am Tisch, Sessel oder Boden), läßt sich dieser langsam, ohne die Arme zu beugen, so nach ventral gleiten, daß sich die Scapulae ganz einander nähern und drückt sich anschließend wieder im gleichen Tempo hoch zwischen die Schulterblätter heraus.

Die *Übungsbehandlung der abgeschwächten tiefen Halsbeuger* ist ganz einfach und wird so ausgeführt, daß der Patient versucht, gegen den Widerstand der eigenen vor der Stirne verschränkten Hände den Kopf zu beugen.

### 10.3.3 Bewegungsübungen

Sie bezwecken die Verbesserung der Motilität bewegungsgestörter Wirbelsäulenabschnitte und sind demzufolge bei bestehender Hypermobilität kontraindiziert. Für die Einzelabschnitte können die folgenden Übungen empfohlen werden. In der LBH-Region betroffene Gelenke sind die Wirbelgelenke, das Iliosakralgelenk und die Hüftgelenke.

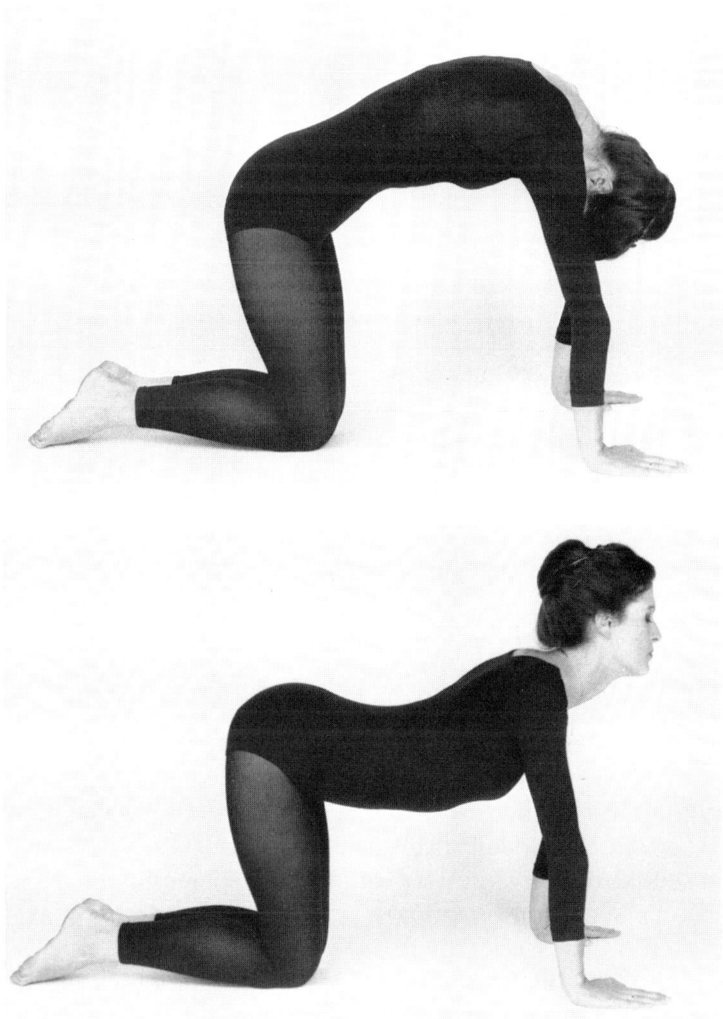

Abb. 71 Katzenbuckel-Pferderükkenübung, aus dem Vierfüßlerstand mit gestreckten Armen.

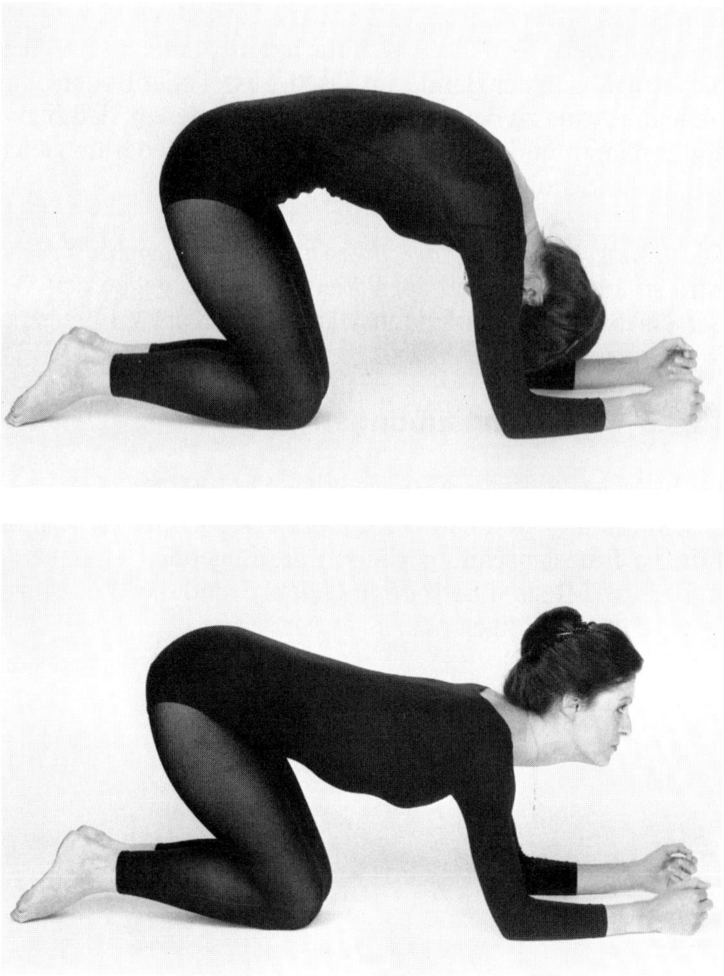

Abb. 72 Katzenbuckel–Pferderükkenübung, aus Knie-Ellenbogenstand.

Die *Katzenbuckel-Pferderückenübung* aus dem Vierfüßlerstand in Kniehandlage beübt ohne axiale Belastung speziell die Lendenwirbelsäule und den thorakolumbalen Übergang, in Knie-Ellenbogenlage die BWS *(Abb. 71, 72)*.
Um die Rotation zu verbessern, kann aus Rückenlage bei aufgestellten Beinen ein Bewegungsvorgang günstig wirken, bei dem die aufgestellten Beine mit dem Bekken wechselweise nach rechts und links zum Boden gedreht werden.
Ebenfalls aus der Rückenlage heraus lassen sich die Hüftgelenke durch einfaches Innen- und Außenrotieren des Fußes bei gestreckt gehaltenen Beinen beweglich machen.

**Brustwirbelsäule**
Die Brustwirbelsäulenfunktion ist über die Rippengelenke an der Atemmechanik beteiligt und so darf an dieser Stelle nochmals an die Wichtigkeit der speziellen Atemgymnastik hingewiesen werden (Morbus *Bechterew*). Details dazu sind der einschlägigen Literatur zu entnehmen.
Die Beweglichkeit der Brustwirbelsäule selbst läßt sich durch die schon angeführte Katzenbuckel-Pferderückenübung aus variierter Grundstellung beeinflussen. Notwendig ist dazu ein Vierfüßlerstand mit Ellenbogenlage, weil solcherart der maximale Bewegungseffekt nach kranial verlegt wird.
Einen mobilisierenden Einfluß auf die Brustwirbelsäule hat auch die *Löschwiegenübung* bei der in Rückenlage mit abgehobenem Kopf und angewinkelten, mit den

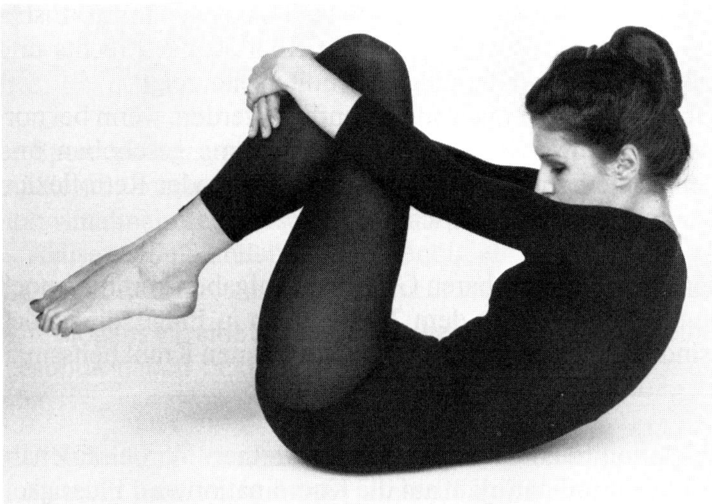

Abb. 73 »Löschwiegenübung« mit mobilisierender Wirkung auf die Brustwirbelsäule.

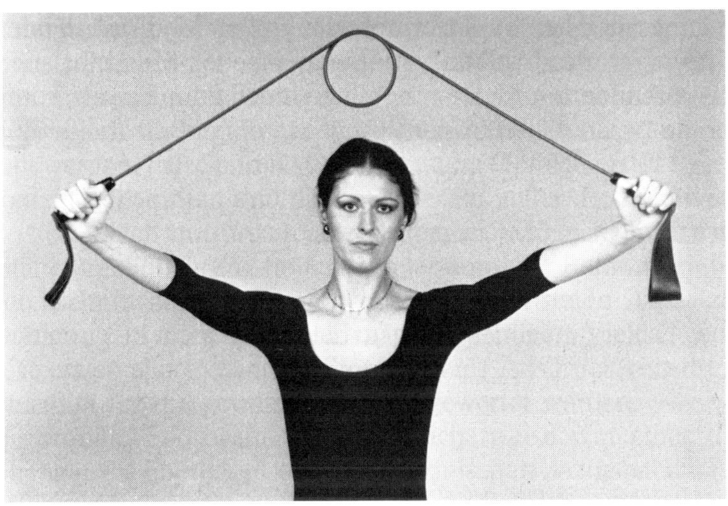

Abb. 74 Ausgangsstellung zur Baligerätgymnastik.

Armen umfaßten Knien zuerst der Rücken rund gemacht wird und dann löschwiegenartiges Schaukeln die Mobilisation bewirkt *(Abb. 73).*

**Halswirbelsäule**
Vor retroflektierenden Übungen und dem beliebten Kopfkreisen ist zu warnen bzw. zu bedenken, daß diese Bewegungen eine Irritation der Arteriae vertebrales auslösen können. Besser bewähren sich auf die Segmentbesonderheiten abgestimmte Übungen.

Rotiert man einen Kopf bis zur Schulter und führt in der Endstellung nickende Kopfbewegungen aus, wirkt dies auf den Abschnitt Okziput-Atlas.

Wird der Kopf maximal anteflektiert (Kinn an die Brust) und dann rechts und links rotiert (wie beim Neinsagen), erreicht dies die Beübung der atlantoaxialen Gelenke.

chungen hervor. Eigene Studien dazu (*Tilscher* et al.) sollen im folgenden zusammenfassend vorgestellt werden. Die Ergebnisse dieser Studien sprechen für sich.
Ein erstes Untersuchungskollektiv betraf 19 Leistungsturnerinnen und eine gleichgroße Vergleichsgruppe von Mittelschülerinnen. Beide Gruppen lagen im jugendlichen Altersbereich von 10–19 Jahren mit einem Durchschnittsalter von 13 Jahren. Der durchschnittliche Trainingsaufwand der Leistungsturnerinnen betrug wöchentlich 14,5 Stunden, während in der Kontrollgruppe eine nur 6- bis 7stündige sportliche Aktivität pro Woche zu notieren war.
Als erstes bedenkliches Zeichen zeigte sich eine deutliche Häufung begleitender Schmerzen bei den Leistungssportlerinnen. Ein Drittel dieses Kollektivs war davon betroffen. In der Vergleichsgruppe klagten nur 2 Schülerinnen über Schmerzen beim Sport.
Bei der weiteren Detailuntersuchung fiel vor allem die Häufigkeit der Hohlkreuzbildung in der Leistungsgruppe auf. 15 Turnerinnen gegenüber 3 Mädchen des Vergleichskollektivs wiesen diese Haltungsform auf. Das ist deswegen so bedenklich, weil sich aus der resultierenden Horizontalbetonung der Beckeneinstellung Überlastungen der Hüftgelenke und der Wirbelbogengelenke mit Nachfolgeschäden ergeben. Die genauere Analyse dieser Tendenz ließ erkennen, daß die Hyperlordosierung der Lendenwirbelsäule nicht aus einer posturalen Hyperaktivität der Rückenstrecker, sondern über eine Fehlstereotypie entsteht, die aus einem falschen Ästhetikempfinden antrainiert wird.
Ähnliche Überlegungen betreffen auch das Problem der Hypermobilität, die in einem Verhältnis 18 : 8 zu Ungunsten der Turnerinnen zu verzeichnen war, wobei die Hauptlokalisation wieder die Lendenwirbelsäule betraf. Ergänzend gerade zu diesem Punkt sollte vermerkt werden, daß aus der lumbalen Hypermobilität die typischen Beschwerden der ligamentären Insuffizienz erwachsen, und zwar zu jenem Zeitpunkt, an dem der Leistungssport abgebrochen wird und die protektive Wirkung des antrainierten stützenden Muskelkorsetts nachläßt.
Eine zweite Untersuchungsreihe betraf die schon vermutete generelle Schmerzbevorzugung der Lendenwirbelsäulenregion beim Leistungssportler überhaupt. Das Kollektiv setzte sich aus 18 Männern und 5 Frauen, alles ehemalige Leistungssportler verschiedenster Disziplinen zusammen. Von den insgesamt 23 befragten und untersuchten Personen litten 14 an lumbalen Schmerzen, wobei 11 pathologische Befunde (Skoliosen, Hypermobilität usw.) erkennen ließen. Bei vorsichtiger Interpretation und unter Zugrundelegung eines im Leistungssport üblichen allgemeinen Basistrainings, läßt sich daraus eine »dynamische Überbelastung« als Störfaktor für die Lendenwirbelsäule ablesen.
Faßt man das Ergebnis beider Untersuchungsreihen zusammen und sucht den gemeinsamen Nenner, so kristallisiert sich repräsentativ für den Leistungssport überhaupt, folgendes heraus:

- Der noch im Wachstumsalter begonnene Leistungssport trifft einen vor allem im Bereiche des Bewegungsapparates unfertigen Organismus. Risikofreudigkeit und psychische Ungehemmtheit der Jugendlichen überspielen physische Warnsignale. Neben einem erhöhten Unfallrisiko bedingt der Leistungssport eine verstärkte Anfälligkeit für Wirbelsäulenbeschwerden mit der Bevorzugung der Lenden-Becken-Hüftregion.
- Die vertebragenen Beschwerden stehen in einem signifikanten Zusammenhang mit Dispositionen durch Hypermobilitäten, Skoliosen und anderen statisch-dynamischen Störungen.
- Die gewonnenen Erkenntnisse wollen den Leistungssport an sich nicht generell in Frage stellen, sondern dazu anregen, das Problem nicht nur von der Seite der Leistungsbilanz her zu betrachten.

> Um den Preis des späteren Sportkrüppels paraphysiologische Spitzenleistungen zu erzwingen, führt den Sport an sich ad absurdum.

So schließt sich auch der Kreis der Überlegungen aus der eingangs erwähnten Zweiteilung in Gesundheitssport und Leistungssport, unter dem Gesichtspunkt des fließenden Überganges von einer zur anderen Form, mit dem Limit des alten ärztlichen »nil nocere«.
Die nachfolgende Tabelle kann als rasche Orientierungshilfe angesehen werden und will ohne Anspruch auf Vollständigkeit populäre Sportarten und ihre Relation zum Achsenorgan vorstellen. Ergänzend zu bemerken ist, daß die Zusammenstellung nur Aspekte des Bewegungsapparates berücksichtigt und ebenfalls zu bedenkende andere Vorbehalte wie Herz-Kreislaufsituation u.a. nicht einbezieht. Des weiteren ist der Gebrauch der Tabelle vom Standpunkt des Alterslimits für gewisse Sportarten, unter Beachtung eventuell bestehender latenter und manifester Störungen, abhängig zu machen. Ebenfalls vorauszusetzen ist die durchschnittliche technische Beherrschung der gewählten Sportart *(Tab. 21)*.

Tab. 21 **Ratschläge für den Sportler**

| Sportart: | geeignet für: | Vorbehalt bei: | ungünstig bei: |
|---|---|---|---|
| Laufen | alle | Sprintstrecken bei Neigung zu Myotendinosen | akuter und subakuter WS-Erkrankung |
| Radfahren | alle | »Sportlenker«, Rundrücken | ak. und subak. WS-Erkr. |
| Reiten | alle | »harte« Pferde | ak. und subak. WS-Erkr. |
| Gymnastik | alle | Lockerungsgymnastik bei Hypermobilen und bei Bänderschwäche | rezidiv. Lumbalsyndrome |
| Kunstturnen | athlet. Typus | Hypermobilität, Bänderschwäche | Sponylolisthesis, rezidiv. Lumbalsyndrome |
| Schwimmen | alle | Wassertemperatur | Brustschwimmen bei Lordosierungsbeschwerden |
| Windsurfen | alle | – | rezidiv. Vertebralsyndrome |
| Wasserski | athlet. Typus | Konditionsmangel | alle WS-Erkr. |
| Wandern | alle | Rundrücken | ak. und subak. WS-Erkr. |
| Tennis | bandstabile Individuen | Bänderschwäche, Neigung zu Myotendinosen | rezidiv. Lumbalsyndrome |
| Tischtennis | alle | – | ak. und subak. WS-Erkr. |
| Fuß-, Handball | athlet. Typus | Bänderschwäche | ak. und subak. WS-Erkr. |
| Alpinskilauf | alle | harte Buckelpisten Konditionsmangel | ak. und subak. WS-Erkr. |
| Skilanglauf | alle | – | ak. und subak. WS-Erkr. |
| Eislaufen | alle | – | ak. und subak. WS-Erkr. |

Den in dem bereits abgehandelten Teil des Kapitels dominierenden Warn- und Einschränkungsbemerkungen sollen nun die positiven Seiten einer vernünftigen Sportausübung gegenübergestellt werden, wobei sich die Ausführungen wiederum nur auf das Achsenorgan beziehen. Im Vordergrund diesbezüglicher Überlegungen steht die Frage, wodurch sich sportliche Aktivitäten günstig auf die Wirbelsäulensituation auswirken können. Als wesentlichste Faktoren sind dazu die Verbesserung von Kraft, Ausdauer und Geschicklichkeit zu nennen.
Die über die Kräftigung der Muskulatur laufenden Trainingsergebnisse, die natürlich auch metabole Abläufe beinhalten, werden sich für die Wirbelsäule vor allem dann günstig auswirken, wenn das Training die stabilisierenden Effekte der Stammuskulatur weiter entwickelt. Die Wertigkeit der einzelnen Sportdisziplinen dafür ist unterschiedlich und so erscheint es klar, daß eigentlich jede Einzelsportart durch ein geeignetes Basistraining ergänzt gehört. Die Kombination zweier oder mehrerer sich diesbezüglich ergänzender Sportarten ist ein anderer gangbarer Weg.
Als ziemlich universelle Kombinationspartner für die verschiedenen Sportdisziplinen bieten sich vor allem

- Gymnastik,
- Laufen,
- Reiten,
- Radfahren
- und Schwimmen an.

Die ebenfalls als Trainingseffekt anfallende Ausdauerverbesserung garantiert eine Verhinderung vorzeitiger muskulärer Ermüdungsäußerungen im täglichen Normalbetrieb, ergänzt so das durch den Kraftgewinn ausgeweitete Stabilitätsausmaß und erhöht, natürlich indirekt, die Belastbarkeit der Wirbelsäule.
Die Geschicklichkeitsaktivierung, sozusagen als Nebenprodukt der Sportbetätigung anfallend und ungerechtfertigterweise vom gesundheitlichen Standpunkt meist wenig gewürdigt, stellt last but not least den Faktor dar, der über ein verbessertes Koordinationsvermögen ebenfalls Leistungsreserven für den Alltag schafft.
Eine unter den aufgezeichneten Gesichtspunkten ärztlicherseits verordnete Sportausübung ist daher nicht nur zur Prävention von Wirbelsäulenstörungen geeignet, sondern darüber hinaus auch in der Lage, als Teilmaßnahme eines sinnvollen Rehabilitationsprogrammes zur Nachbehandlung diverser Wirbelsäulenstörungen eingesetzt zu werden.

# 12. Literatur


*Adler, E.:* Erkrankungen durch Störfelder im Trigeminusbereich, Dr. E. Fischer Verlag, Heidelberg 1973

*Albrecht, H. J.:* Rheumatologie für die Praxis, S. Karger Verlag, Basel 1975

*Altmann, L.:* Herdgeschehen beim sogenannten chron. Rheumatismus, Ärztl. Praxis, Jg. 14, Nr.37, 1962

*Altmann, L.:* Der odontogene Fokus in der klinischen Pathologie, Herderkrankung und Praktische Medizin, DAH 65/66 Werk Verlag, Dr. Banaschewsky, München 1967

*Altmann, L.:* Irrtum und Wahrheit in der Fokalpathologie, Österr. Zschr. f. Stomatologie,Jg. 68, Heft I, 1971

*Ardenne, M. von:* Theoretische und experimentelle Grundlagen der Krebs-Mehrschicht-Therapie, Verlag Volk und Gesundheit, Berlin 1971

*Asdonk, J.:* Chirotherapie und Bindegewebe, FAC Information, Heft 3, 1966

*Auberger, H.:* Regionale Schmerztherapie, Thieme Verlag, Stuttgart 1971

*Auberger H.* und *Niesel, H.C.:* Praktische Lokalanästhesie, Regionale Schmerztherapie, 5. Aufl., Thieme Verlag, Stuttgart 1990

*Barbor, R.:* Das Schultergelenk, Man. Med., Jg. 10, Heft 2, 1972

*Barbor, R.:* Examination before Manipulation, Man. Med., Jg. 8, Heft 4, 1970

*Bärtschi-Rochaix, W:* Migraine cervicale, Huber Verlag, Bern 1949

*Basmajian, J.V:* Muscles alive, Williams - Wilkins Co., Baltimore 1967

*Bauer, R.:* Erkrankungen der Wirbelsäule - Diagnose, Therapie, Thieme Verlag, Stuttgart 1975

*Baumgartner, H.:* Die manuelle Medizin in der Rheumatologie, Schweizer Rundschau f.Med., Jg. 63, Heft 27, 1974

*Becker, E.:* Skoliosen- und Diskopathienbehandlung, G. Fischer Verlag, Stuttgart 1968

*Becker, F.:* Klima und Mensch, Physik. Medizin und Rehabil., Jg. 12, Heft 8, 1971

*Becker, H.:* Gelenk- und Muskelbeschwerden bei neurologischen Erkrankungen, Vom Symptom zur Herddiagnose, Hattemer, Werk Verlag, Dr. Banaschewsky, München 1963

*Beckmann, P:* Bewegungsübungen bei Wirbelsäulensyndromen, Man. Med., Jg. 6, Heft I, 1968

*Benini, A.:* Ischias ohne Bandscheibenvorfall. Die Stenose des lumbalen Wirbelkanals und ihre klinisch-chirurgische Bedeutung, Huber, Bern, 1976

*Bergsmann, O.:* Asymmetr. Leukozytenbefunde bei Lungentuberkulose, Wiener klin. Wochenschr., Jg. 77, Nr. 10, 1965

*Bergsmann, O.:* Lokale Variation der Parameter, Zschr. für angew. Bäder- und Klimaheil kunde, Jg. 18, Heft 3, 1971

*Bergsmann, O.:* Objektivierung der Akupunktur als Problem der Regulationsphysiologie, Haug Verlag, Heidelberg 1974

*Bergsmann, O.,* und *Eder, M.:* Zur Ätiologie und Pathophysiologie thorakaler Funktionsstörungen, Phys. Med. und Rehabil., Jg. 15, Heft 6, 1974

*Bergsmann, O.,* und *Eder, M.:* Skelettbedingte Atemstörungen - das mechanisch-dyspnoische Syndrom, Zeitschrift f. Physiotherapie, Jg. 27, Heft 1, 1975

*Bergsmann, O.,* und *Eder M.:* Die Strukturen des thorakalen Bewegungsapparates und ihre atmungsregulativen Einflüsse, Man. Med., Jg. 13, Heft 5, 1975

*Bergsmann, O.,* und *Eder, M.:* Thorakale Funktionsstörungen, Haug Verlag, Heidelberg 1977

*Bergsmann, O., Kellner, G.,* und *Maresch, O.:* Synopse zur Frage der biologischen Regulation, Prävention - Fehldiagnose - biolog. Regulationen, DAH 1969/70, Werk Verlag, Dr. Banaschewsky, München 1972

*Betz, A.:* Die Behandlung der Wirbelsäule als anthropologische Aufgabe, Physik. Med. und Rehabil., Jg. 15, Heft 8, 1974

*Biedermann, F.:* Grundsätzliches zur Chiropraktik vom ärztlichen Standpunkt aus, Haug Verlag, Saulgau 1953

*Biedermann, F.:* Die Erweiterung der Regulationstherapie an der Wirbelsäule durch das Gedankengut F. K. Mayr's Schriftenreihe: Erfahrungsheilkunde, Festschrift, Haug Verlag, 1975

*Bischoff, H. P:* Kreuzschmerz aus manualthera peutischer Sicht, Man. Med., Jg. 13, Heft 3, 1975

*Bitterli, J.,* und *Chantraine, A.:* Einige Gedanken zur funktionellen Pathologie des Bekkengürtels, Man. Med., Jg. 15, Heft I, 1977

*Bogner, G.,* und *Tilscher, H.:* Wirbelsäulenbeschwerden bei Hyperurikämiepatienten, Münch. Med. Wschr., Jg. 116, Nr.4, 1976

*Bogner, G., Tilscher, H.,* und *Landsiedl, F.:* Ursachen der schmerzhaft eingeschränkten Schulter, im Druck

*Bollinger A.:* Der Beinschmerz aus angiologischer Sicht, Schweiz. Rundschau f. Med., Jg. 64, Heft 43, 1975

*Brantner, A.:* Praxis der Bewegungstherapie, Physik. Med. und Rehabil., Jg. 13, Heft 10, 1972

*Breitenfelder, H.:* Der Kreuzschmerz, Die Wirbelsäule in Forschung und Praxis, Bd. 37, Hippokrates Verlag, Stuttgart 1967

*Brocher, J. E. W:* Die Wirbelsäulenleiden und ihre Differentialdiagnose, Thieme Verlag, Stuttgart 1966

*Brodi, H.:* Articular cartilage and biomechanics, Man. Med., Jg. 13, Heft 3, 1975

*Bronisch, F. W.:* Der Kopfschmerz aus der Sicht des Neurologen und Psychiaters, Phys. Med. und Rehabil., Jg. 9, Heft 10, 1968

*Bronisch, F. W.:* Ischias als Fehldiagnose, Physik. Med. und Rehabil., Jg. 14, Heft 3, 1973

*Broser, F.:* Topische und Klinische Diagnostik neurologischer Krankheiten, Urban und Schwarzenberg Verlag, Wien 1974

*Brügger, A.:* Über die neurologischen Gesetzmäßigkeiten der Schmerzzustände des Bewegungsapparates, Therapie über das Nervensystem, Bd. 7, Hippokrates Verlag, Stuttgart 1967

*Brügge, A.*, und *Rhonheimer, Ch.:* Pseudoradikuläre Syndrome des Stammes, Huber Verlag, Bern 1965

*Brügmann, E.:* Zusätzliche Möglichkeiten der Rehabilitation in der Praxis, Physik. Med. undRehabil.,Jg. 13, Heft 9, 1972

*Bruhin, I.:* Beinschmerzen aus rheumatischer Sicht, Schweiz. Rundschau f. Med., Jg. 64, Heft 43, 1975

*Brussatis, F.:* Die normale Gelenksfunktion der kleinen Wirbelgelenke und ihre Einschränkung unter pathologischen Bedingungen, Therapie über das Nervensystem, Bd. 7, Hippokrates Verlag, Stuttgart 1967

*Budig, H.*, und *Voogt, H.:* Reflektorische Krankheitszeichen und Segmenttherapie, Handbuch Klinik der Gegenwart, 9 (341-355)

*Bykow, H. M.:* Großhirnrinde und innere Organe, VEB Verlag Volk und Gesundheit, Berlin 1952

*Bykow, H. M.:* Kortiko-Viscerale Pathologie, VEB Verlag Volk und Gesundheit, Berlin 1966

*Caillet, R.:* Low back pain syndrome, Davies Co., Philadelphia, 1968

*Caviezel, H.:* Fehlinterpretationen pathologisch anatomischer Veränderungen an der WS, Man. Med., Jg. I 1, Heft 3, 1973

*Caviezel, H.:* Beitrag zur Kenntnis der Rippengelenksläsion, Man. Med., Jg. 12, Heft 5, 1974

*Caviezel, H.:* Entwicklung der Theoretischen Grundlagen in der manuellen Medizin, Schweiz. Rundschau f. Med., Jg. 63, Heft 27, 1974

*Caviezel, H.:* Grundsatzbetrachtungen der manuellen Medizin, Schweiz. Rundschau f. Med., Jg. 64, Heft 42, 1975

*Caviezel, H.:* Klinische Diagnostik der Funktionsstörungen an den Kopfgelenken, Schweiz. Rundschau f. Med., Jg. 65, Heft 34, 1976

*Chapchal, G.*, und *Waigand, D.:* Orthopädische Therapie, G. Thieme Verlag, Stuttgart 1971

*Clara, M.:* Nervensystem des Menschen, J.A. Barth Verlag, Leipzig 1953

*Cyriax, J.: Textbook of Orthopaedic Medicine, Bailliere Tindall - Cassel, London 1969*

*Danbury, R.:* Functionel Anatomy and Kinesiology of the Cervical Spine, Man. Med., Jg. 9, Heft 5, 1971

*Davidowitsch, P.:* Über die Beziehungen zwischen Becken und Wirbelsäule und ihr Verhältnis zur Haltung und zum Haltungsindex, Man. Med., Jg. 14, Heft 6, 1976

*Debrunner, U.:* Orthopädisches Diagnostikum, Thieme Verlag, Stuttgart 1973

*Decking, D.*, und *Ter Stege:* Röntgenologische Parameter der Halswirbelsäule im seitlichen Strahlengang, Die WS in Forschung und Praxis, Bd. 64, Hippokrates Verlag, Stuttgart 1976

*Degenring, F. W.:* Biceps- und Tricepsbrachialgien und ihr Mechanismus, Physik. Med. und Rehabil., Jg. 7, Heft 1, 1966

*Degenring, F. W.:* Die Bedeutung der Muskelketten für das zervikobrachiale Syndrom und seine Analyse, Die mediz. Welt, Nr. 36, 1966

*Delius, L.:* Psychovegetative Syndrome, Thieme Verlag, Stuttgart 1966

*Derbolowsky, U.:* Über das Phänomen der variablen Beinlängendifferenz, Man. Med., Jg. 5, Heft 3, 1967

*Derbolowsky, U.:* Haltung und Psyche, Man. Med., Jg. 11, Heft 4, 1973

*Derbolowsky, U.:* Medizinisch-orthopädische Propädeutik für Manuelle Medizin und Chirotherapie, Verlag f. Med. Dr. E. Fischer, Heidelberg 1976

*DGMM (Deutsche Gesellschaft f. Man. Med.):* Memorandum, Zur Verhütung von Zwischenfällen bei gezielter Handgrifftherapie an der Halswirbelsäule. Sonderdruck 1979

*Dicke, E.:* Bindegewebsmassage, 11. Aufl., Hippokrates Verlag, Stuttgart 1982

*Diemath, H. E.:* Die Indikation der lumbalen Bandscheibenoperation, Man. Med., Jg. 11, Heft 5, 1973

*Diethelm, W, u. a.:* Röntgendiagnostik der Wirbelsäule, Handbuch der medizinischen Radiologie Band VI, Springer Verlag, Berlin 1974

*Dittmar, F.:* Die Untersuchung der reflektorischen und algetischen Krankheitszeichen, Haug Verlag, Berlin-Tübingen 1949

*Dittmar, F.*, und *Dobner, E.:* Die neurotopische Diagnose und Therapie innerer Krankheiten, Haug Verlag, Ulm 1961

*Donner, M.:* Psychische Aspekte bei vertebralen Störungen, Man. Med., Jg. 12, Heft 4, 1974

*Doppler, F.:* Uber die sklerosierende Therapie der Beckenbänderschwäche nach Barbor, Man. Med., Jg. 12, Heft 2, 1974

*Doppler, F.:* Schmerzen durch ligamentäre Insuffizienz, in: Tilscher, Die Rehabilitation von Wirbelsäulengestörten, Dr. E. Fischer, Heidelberg 1975

*Dosch, P:* Lehrbuch der Neuraltherapie nach Huneke, Haug Verlag, Ulm 1966

*Eder, M.:* Die degenerativ-rheumatischen Erkrankungen des Bewegungsapparates und ihre Beziehungen zum Fokalgeschehen, Physik. Med. und Rehabil., Jg. 12, Heft 11, 1971

*Eder, M.:* Grundsätzliches zur Therapie häufiger vertebragener Syndrome, Man. Med., Jg. 11, Heft 2, 1973

*Eder, M.:* Morb. Bechterew und Rehabilitation, Physik. Med. und Rehabil., Jg. 14, Heft 3, 1973

*Eder, M.:* Grundsatzfragen zum Herdgeschehen, Physik. Med. und Rehabil., Jg. 14, Heft 9, 1973

*Eder, M.:* Pathophysiologie und Klinik des Cervikalsyndroms, Physik. Med. und Rehabil., Jg. 14, Heft 11, 1973

*Eder, M.:* Leitwertmessungen in der manuellen Medizin, Zschr. f. Physiotherapie, Jg. 26, 1974

*Eder, M.:* Die herdwirksame Sinusitis, Physik. Med. und Rehabil., Jg. 15, Heft 2, 1974

*Eder, M.:* Pathophysiologie und Klinik vertebragener Syndrome im Thorakalbereich, Man. Med., Jg. 12, Heft 2, 1974

*Eder, M.:* Die diätetische Behandlung der adipösen Wirbelsäulenkranken, Physik. Med. und Rehabil., Jg. 15, Heft 5, 1974

Eder, M.: Theoretische Grundlagen der Chirotherapie, Physik. Med. und Rehabil., Jg. 15, Heft 10, 1974

*Eder, M.:* Die Krankengymnastische Rehabilitation im Rahmen der manuellen Medizin, Man. Med., Jg. 13, Heft 2, 1975

*Eder, M.:* Das Osteoporosesyndrom, Phys. Med. und Rehabil., Jg. 16, Heft 10, 1975

*Eder, M.:* Die ligamentäre Insuffizienz, ein Lumbalgiefaktor, Physik. Med. und Rehabil., Jg. 16, Heft 12, 1975

*Eder, M.:* Grundlagen der manuellen Untersuchungstechniken an der Halswirbelsäule, Sonderdruck, Frühjahrssymposium für Neuraltherapie. Fieberbrunn 1976.

*Eder, M.:* Alimentäre Gesichtspunkte der Hyperurikämiebehandlung, Wiener Med. Wschr., Jg. 126, Nr. 7, 1976

*Eder, M.:* Struktur- und aktualitätsbedachte Diagnose cervikaler Syndrome, Physik. Med. und Rehabil., Jg. 18, Heft 1, 1977

*Eder, M.:* Herdgeschehen - Komplexgeschehen, Haug Verlag, Heidelberg 1977

*Eder, M.:* Kopfschmerzen, Halswirbelsäule und Reflexzonen, Biomed, 7 (1981)

*Eder, M.:* Indikationen und Erfolgsaussichten der Manualtherapie lumbaler Syndrome, Neuroorthopädie, Heft 2, Springer, Heidelberg, 1984

*Eder, M.,* und *Tilscher, H.:* Zur Pathogenese und Klinik pseudoradikulärer Syndrome, Man. Med. 2 (1981)

*Eder, M.,* und *Tilscher, H.:* Chirotherapie 2. Aufl., Hippokrates, Stuttgart 1990

*Ehricht, H.G.:* Die Wirbelsäule in der Sportmedizin. J.A. Barth Verlag, Leipzig 1978

*Emminger, E.:* Weichteilschäden nach HWS-Traumen, Physik. Med. und Rehabil., Jg. 8, Heft 3, 1967

*Emminger E.:* Die Anatomie und Pathologie des blockierten Wirbelgelenkes, Therapie über das Nervensystem, Bd. 7, Hippokrates Verlag, Stuttgart 1967

*Emminger, E.:* Der echte Bandscheibenprolaps, Man. Med., Jg. 6, Heft 4, 1968

*Empfenzeder, K.:* Probleme bei pathologischer Haltung und Gangart, Orthopäd. Praxis, Jg. 10, Heft 7, 1974

*Eppinger, H.:* Permeabilitätspathologie als die Lehre vom Krankheitsbeginn, Springer Verlag, Wien 1949

*Erdmann, H.:* Grundzüge einer funktionellen Wirbelsäulenbetrachtung, Man. Med., Jg. 5, Heft 3, 1967

*Erdmann, H.:* Die Schleuderverletzung der Halswirbelsäule, Die WS in Forschung und Praxis, Bd. 56, Hippokrates Verlag, Stuttgart, 1973

*Faller, A.:* Repetitorium anatomicum der Kopfgelenke, Schweiz. Rundschau f. Med., Jg. 65, Heft 34, 1976

*Faust, V:* Biometeorologie, Hippokrates Verlag, Stuttgart 1976

*Fenz, E.:* Behandlung rheumatischer Erkrankungen durch Anästhesie, Steinkopff Verlag, Darmstadt 1955

*Feyrter, F.:* Über die Pathologie der vegetativ nervösen Peripherie und ihrer ganglionären Regulationsstätten, Maudrich Verlag, Wien 1951

*Fleckenstein, F.:* Die periphere Schmerzauslösung und Schmerzausschaltung, Steinkopff Verlag, Frankfurt 1950

*Fourcade, C.,* und *Descotes, J.:* Die biologische Impedanz, Einfache und schnelle Methode zur Diagnostik, Triangel, Sandoz, Jg. 13, Heft 4, 1974

*Gauer, O.H., Kramer, K.,* und *Jung, R.:* Allgemeine Neurophysiologie, Physiologie des Menschen, Bd. 10, Urban und Schwarzenberg Verlag, München 1974

*Gauquelin, M.:* »Wetterfühlig«, Albert Müller AG, Rüschlikon 1973

*Gaymanns, F.:* Neue Mobilisationsprinzipien und Techniken an der Wirbelsäule, Man. Med., Jg. 12, Heft 12, 1974

*Geiger, Th.:* Das funktionsgestörte Schultergelenk, Zschr. f. Allgemeinmedizin. Der Landarzt, Jg. 47, Heft 11, 1971

*Glaser, V:* Krankengymnastische Behandlung von Haltungsschäden, Physik. Med. und Rehabil., Jg. 8, Heft 11, 1967

*Grober, J.:* Klinisches Lehrbuch der Physikalischen Therapie, G. Fischer Verlag, Stuttgart 1970

*Groeneveld, H. B.:* Metrische Erfassung und Definition von Rückenform und Haltung des Menschen, aus: Die WS in Forschung und Praxis, Bd. 66, Hippokrates Verlag, Stuttgart 1976

*Gross, D.:* Therapeutische Lokalanästhesie, 3. Aufl., Hippokrates Verlag, Stuttgart 1985

*Gross, D.,* und *Langen, D.:* Fehlsteuerungen des autonomen Nervensystems, Hippokrates Verlag, Stuttgart 1976

*Gross, H.:* Rheumatische Krankheitsbilder und Kieferherde, Herderkrankung und Prakt. Medizin, DAH 1965/66, Werk Verlag Dr. Banaschewsky, München 1967

*Gutmann, G.:* Das schmerzhaft gehemmte und das schmerzhaft gelockerte Kreuz, Asklepios, Jg. 6, Heft 10, 1965
*Gutmann, G.:* Zur Stellung der Chirotherapie in der Medizin, Man. Med., Jg. 5, Heft 4, 1967
*Gutmann, G.:* Das cervikal-diencephal-statische Syndrom des Kleinkindes, Man. Med., Jg. 6, Heft 5,1968
*Gutmann, G.:* Klinisch-röntgenologische Untersuchung zur Statik der Wirbelsäule, in: Wolff, Manuelle Medizin und ihre wissenschaftlichen Grundlagen, Verlag f. physik. Medizin, Heidelberg 1970
*Gutmann G.:* X-ray diagnosis of Spinal Dysfunction, Man. Med., Jg. 8, Heft 4, 1970
*Gutmann, G.:* Kasuistik zum Problem der muskelreflektorischen Steuerung mit Fernwirkung. Man. Med., Jg. 10, Heft 6, 1972
*Gutmann, G.:* Veränderungen der Halswirbelsäule aus der Sicht des Begutachters, Man. Med., Jg. 11, Heft 6, 1973
*Gutmann, G.:* Haltungsfehler und Kopfschmerz, die pathogenetische Bedeutung der Schulmöbel, Man. Med., Jg. 11, Heft 4, 1973
*Gutmann, G.:* Röntgendiagnostik der WS unter funktionellen Gesichtspunkten, Ergebnisse und Impulse für Klinik und Praxis, Man. Med., Jg. 13, Heft I, 1975
*Gutmann, G.* und *Biedermann, H.:* Funktionelle Pathologie und Klinik der Wirbelsäule, Die Halswirbelsäule Teil 2, G. Fischer, Stuttgart, 1984
*Haferkamp, H.:* Arzneimitteltherapie bei Wirbelsäulenerkrankungen, Physik. Med. und Rehabil., Jg. 7, Heft 6, 1966
*Hansen, K.,* und *Schliack, H.:* Segmentale Innervation, ihre Bedeutung f. Klinik und Praxis, Thieme Verlag, Stuttgart 1962
*Harrer, G.:* Zur Pathophysiologie des Schmerzes, Physik. Med. und Rehabil., Jg. 11, Heft 7, 1970
*Hausamann, E.:* Hüftschmerz und Iliosacralgelenk, Man. Med., Jg. 9, Heft 4, 1971
*Hausamann, E.:* Der Beinschmerz, neue Aspekte zur Ischialgie, Schweiz. Rundschau f. Med., Jg. 64, Heft 42, 1975
*Hauss, W. H.,* und *Gerlach, W.:* Rheumatismus und Bindegewebe, Steinkopff Verlag, Darmstadt 1966
*Head, H.:* Die Sensibilitätsstörungen der Haut bei Visceralerkrankungen, Hirschwald Verlag, Berlin I 898
*Hehnrich, H. E.:* Passive Entspannung, Haug Verlag, Heidelberg 1975
*Heller, W.* und *Schlegel, K. F.:* Umfang und Bedeutung der Verschleißschäden an der Halswirbelsäule, Arbeitsmed., Sozialmed., Arbeitshygiene, Heft 2, 1972
*Heppner, F.:* Das Zervikalsyndrom vom Standpunkt des Neurochirurgen, Man. Med., Jg. 11, Heft 3, 1973
*Hess, W R.:* Die Organisation des vegetativen Nervensystems, Karger Verlag, Basel 1948
*Hettinger, Th.:* Rehabilitation und Muskelatrophie, Man. Med., Jg. 7, Heft 1, 1969
*Hoepke, H.,* und *Kantner, M.:* Das Muskelspiel des Menschen, G. Fischer Verlag, Stuttgart 1971
*Hofbauer, L.:* Atemregelung als Heilmittel, Maudrich Verlag, Wien 1948
*HofF, F.:* Behandlung innerer Erkrankungen, Thieme Verlag, Stuttgart 1954
*Hopfer, F.:* Die Berechtigung der Neuraltherapie bei Herderkrankungen, Österr. Zschr. f. Stomatologie, Jg. 60, Heft 11, 1963
*Huguenin, I.:* Das Iliosacralgelenk, Man. Med., Jg. 14, Heft 4, 1976
*Hüggeli, O.,* und *Trendelenburg, F.:* Die Wirbelsäulentuberkulose, Documenta rheumatologica Geigy, Nr. 1 I, Basel 1957
*Hülleman, K.-D.:* Sportmedizin, 2.Aufl., Thieme Verlag, Stuttgart 1983
*Hülse, M.,* und *Partsch, C.J.:* Cervikal-Nystagmus ausgelöst durch Halsrezeptoren, HNO Nr.24,268,1976
*Huneke, F.:* Krankheit und Heilung anders gesehen, Stauffer Verlag, Köln 1948
*Huneke, F.:* Das Sekundenphänomen, Haug Verlag, Ulm 1961
*Illi, F.W.H.:* Wirbelsäule, Becken und Chiropraktik, Haug Verlag, Saulgau 1953
*Inama, H.:* Ist die Fokalsanierung in der Physiko- und Balneotherapie unerläßlich? Kritische Betrachtungen zum Herdgeschehen, Hauser Verlag, München 1955
*Jabonero, U.:* Der anatomische Aufbau des peripheren neurovegetativen Systems, Acta neurovegetativa, Suppl. IV, Springer Verlag, Wien 1953
*Janda, V:* Die Motorik als reflektorisches Geschehen und ihre Bedeutung in der Pathogenese vertebragener Störungen, Man. Med., Jg. 5, Heft 1, 1967
*Janda, V:* Einige Bemerkungen zur Entwicklung der Motorik in der Pathogenese der Fehlhaltung und vertebragener Störungen, Physik. Med. und Rehabil., Jg. 8, Heft 11, 1967
*Jauk, F.:* Labordiagnostik in der Praxis, Maudrich Verlag, Wien 1971
*Jirout, J.:* Röntgenbewegungsdiagnostik der HWS in den Kopfgelenken, Man. Med., Jg. 7, Heft 6, 1969
*Jochheim,* H.A.: Rehabilitation Bd. 3, Orthopädie – Traumatologie etc., Thieme Verlag, Stuttgart 1975
*Jung, A.,* und *Kehr, P:* Das zerviko-enzephale Syndrom bei Arthrosen und nach Traumen der Halswirbelsäule, man. Med., Jg. 10, Heft 5, 1972
*Jung, A.,* und *Kehr, P.,* und *Jung, F.M.:* Das posttraumatische Zervikalsyndrom, man. Med., Jg. 14, Heft 6, 1976
*Junge-Hülsing, G.:* Bindegewebe – Rheumatismus – Herderkrankung, Herderkrankung und Praktische Medizin, DAH 1965/66 Werk Verlag, Dr. Banaschewsky, München 1967

*Junghanns, H.:* Röntgenkunde und Klinik vertebragener Krankheiten, Die Wirbelsäule in Forschung und Praxis, Bd. 1, Hippokrates Verlag, Stuttgart 1956

*Junghanns, H.:* Schmerz - Trauma - Begutachtung, die WS in Forschung und Praxis, Bd.9, Hippokrates Verlag, Stuttgart 1959

*Junghanns, H.:* Die Bedeutung der Insufficientia intervertebralis für die Wirbelsäulenforschung, Man. Med., Jg. 12, Heft 5, 1974

*Kaemmerer, E.:* Die Zervikalmigräne, Physik. Med. und Rehabil., Jg. 9, Heft 11, 1968

*Kaganas, G.:* Grundlagen und Indikationsstellung zur Extensionsbehandlung der Wirbelsäule, in Beiträge zur Physiotherapie, Vol. I, Wepf Verlag, Basel 1962

*Kaganas, G.:* Physiotherapie bei degenerativ rheumatischen Erkrankungen der Wirbelsäule, Acta rheumatologica, Nr.25, 1967

*Kaganas, G.:* Zur Pathogenese und Therapie von Schleuderverletzungen der HWS, Schweiz. Rundschau f. Med., Jg. 63, Heft 27, 1974

*Kaganas, G., Müller, W.* und *Wagenhäuser, F.:* Vertebragene Syndrome, Karger Verlag, Basel 1973

*Kaganas, G., Müller, W.* und *Wagenhäuser, F.:* Untersuchungsmethoden in der Rheumatologie, S. Karger Verlag, Basel 1976

*Kaiser, H.:* Medizinball- und Kugelgymnastik, Quelle und Meyer Verlag, Leipzig 1930

*Kaltenborn, F. M.:* Manuelle Therapie der Extremitätengelenke, O. Norlis Bokhandel, Oslo 1976

*Kellgren, A.:* Zur Technik der schwedischen manuellen Behandlung, Hirschwald Verlag, Berlin 1895

*Kellner, G.:* Nachweismethoden der Herderkrankung und ihre Grundlagen, Die Therapiewoche, Jg. 15, Heft 24, 1965

*Kellner, G.:* Wundheilung und Wundheilungsstörungen, Erfahrungsheilkunde, Band XX, Heft 6, 1971

*Kellner, G.:* Die Neuraltherapie im Spiegel der humoralen Regulationspathologie, im Druck

*Kellner, G.,* und *Klenkhert, E.:* Zur Differenzierung der Serumjodometrie nach Pischinger, Österr. Zschr. f. Erforschung u. Bekämpfung d. Krebskrankheit, Jg. 25, Heft 2, 1970

*Kellner, G.,* und *Pritz, W.:* Zur Frage der Restotitis, Deutsche Zahnärztliche Zschr., Jg. 28, Heft 6, 1973

*Kibler, M.:* Segmenttherapie, Hippokrates Verlag, Stuttgart 1951

*Kielholz, P.:* Entspannung - neue therapeutische Aspekte, Ciba AG, Basel 1970

*Killian, M.:* Lokalanästhesie und Lokalanästhetika, Thieme Verlag, Stuttgart 1973

*Klein-Vogelbach, S.:* Funktionelle Bewegungslehre - Rehabilitation und Prävention. Springer Verlag, Berlin, Heidelberg 1976

*Knotz, J.:* Die Halbseitenfernreflexe als diagnostische Wegweiser, Wiener klin. Wochenschr., Jg. 39, Heft 37, 1926 und Jg. 40, Heft 38 und 39, 1927

*Köhler, G.:* Bioklimatische Grundlagen des Sports und der Sportmedizin, Physik. Med. und Rehabil., Jg. 15, Heft 1, 1974

*Kohlrausch, W.:* Reflexzonenmassage in Muskulatur und Bindegewebe, Hippokrates Verlag, Stuttgart 1955

*Kohlrausch, W.* und *Teirich-Leube, H.:* Hockergymnastik, G. Fischer Verlag, Stuttgart 1953

*Köhne, H.:* Über Maschinenschreiben als Ursache der Erkrankungen des Haltungs- und Bewegungsapparates, Arbeit und Leistung, Heft 27, 1973

*König, G.,* und *Wancura, J.:* Neue chinesische Akupunktur, Maudrich Verlag, Wien 1975

*Korr, M.:* The neurobiologic mechanism in manipulative therapy. Plenum Press, New York 1978

*Kos, J.,* und *Wolf, J.:* Die Menisci der Zwischenwirbelgelenke und ihre mögliche Rolle bei Wirbelblockierungen, Man. Med., Jg. 10, Heft 8, 1972

*Krahe, B.:* Thorakalsyndrome in der Differentialdiagnose der inneren Medizin, Man. Med., Jg. 12, Heft 1, 1974

*Krauss, H.:* Leitfaden der physikalisch diätetischen Therapie, VEB Verlag, Berlin 1975

*Krizek, V.* und *Stepanek, P.:* Stoffwechselkrankheiten, VEB Fischer Verlag, Jena 1975

*Krokowski, E.:* Natrium fluorid in der Osteoporosetherapie. Fortschr. Med. 97, 37 (1979)

*Kuhlendahl, H., Hirschriegel, H.,* und *Böcken, K. F.:* Die klinisch-neurologische Symptomatik der chron. zervikalen Myelopathie vertebraler Genese, in: Trostdorf, E., und Stender, H. St.: Wirbelsäule und Nervensystem, Thieme Verlag, Stuttgart 1970

*Kunerth, L.:* Beobachtungen bei der Myelographie lumbaler Schmerzsyndrome, Man. Med., Jg. 11, Heft 3, 1973

*Kunert, W.:* Arteria vertebralis und Halswirbelsäule, Die WS in Forschung und Praxis, Bd. 20, Hippokrates Verlag, Stuttgart 1961

*Kunert, W.:* Wirbelsäule und innere Medizin, Enke Verlag, Stuttgart 1975

*Landsiedl, F., Tilscher, H.,* und *Bogner, G.:* Zum Problem »Rehlstatik und Wirbelsäulenstörungen, Untersuchungen der Statik bei Patienten mit Lumbalsyndromen, im Druck

*Landsiedl, F., Tilscher, H., Springer, M.,* und *Bogner, G.:* Eine Feldstudie zum Problem »Lumbaler Schmerz«, Arbeitsmed. Soz. med. Präv. med. Jg. 13, 4 (1978)

*Laux, G.:* Über Quadrantensyndrome, Bibl. psychiatrica et neurologica, Suppl. 104, Karger Verlag, Basel 1958

*Lechner, H.:* Die Bedeutung des limbischen Systems, in Kugler-Lechner, Fontanari, Vegetative Fehlregulationen, Hippokrates Verlag 1974

*Leiber, Olbrich:* Die klinischen Syndrome, Urban & Schwarzenberg, Wien 1973

*Lewit, K.:* Teilgymnastik bei vertebragenen Störungen, FAX-Information, Heft 3, 1966

*Lewit, K.:* Die Differentialdiagnose zwischen Sacroiliacalblockierung und Wurzelschmerz, Man. Med., Jg. 5, Heft 2, 1967

*Lewit, K.:* Steißbein- und Kreuzschmerz, Man. Med., Jg. 5, Heft 4, 1967
*Lewit, K.:* Differentialdiagnose des Kopfschmerzes mit Berücksichtigung seiner vertebragenen Spielart, Man. Med., Jg. 6, Heft 3, 1968
*Lewit, K.:* Die Differentialdiagnostik des Schwindels, Man. Med., Jg. 7, Heft 2, 1969
*Lewit, K.:* Der »Repositionseffekt« - ein prognostisch ungünstiges Zeichen, Man. Med., Jg. 9, Heft I, 1971
*Lewit, K.:* Wirbelsäule und innere Organe, Man. Med., Jg. 10, Heft 2, 1972
*Lewit, K.:* Funktionsdiagnose als Grundlage der manuellen Therapie, Man. Med., Jg. 10, Heft 3, 1972
*Lewit, K.:* Manuelle Therapie, J. A. Barth Verlag, Leipzig 1973
*Lewit, K.:* Ein Fall von Auffahrunfall, Man. Med., Jg. 13, Heft 4, 1975
*Lewit, K.:* Kopfgelenksblockierungen und chron. Tonsillitis, Man. Med., Jg. 14, Heft 6, 1976
*Lichtenstein, L.:* Bone tumors, Mosby, St. Louis 1972
*Lohner, H.:* Das ABC des Rheumatismus, Alma Mata Verlag, Konstanz 1967
*Lorenzoni, E.*, und *Trostdorf, E.:* Die cervikale Diskushermie und ihre Differentialdiagnose, Man. Med., Jg. 12, Heft 2, 1974
*Ludin, H. P:* Beinschmerzen aus neurologischer Sicht, Schweiz. Rundschau f. Med., Jg. 64, Heft 43, 1975
*Lutz, W:* Leben ohne Brot, Selecta Verlag, München 1970
*Machalek, A., Tilscher, H., Friedrich, M.* und *Polt, E.:* Der Einfluß des Wetters auf den Verlauf von Lumbalsyndromen. Zschr. f. Orthop. Band 118 3 (1980)
*Mackenzie, J.:* Krankheitszeichen und ihre Auslegung, Kabithsch Verlag, Würzburg 1911
*Mahner, A.:* Zur Ätiologie der Periarthritis humeroskapularis, Man. Med., Jg. 9, Heft 4, 1971
*Maigne, R.:* Die manuelle Wirbelsäulentherapie, Die WS in Forschung und Praxis, Hippokrates Verlag, Stuttgart 1961
*Maresch,* O.: Das elektrische Verhalten der Haut, Deutsche Zschr. f. Akupunktur, Bd. 15, Heft 2, 1966
*Menell, J.:* Joint play, Churchill Ltd., London 1964
*Menell, J. Mac.:* Joint play, in Manuelle Medizin und ihre wissenschaftlichen Grundlagen, Verl. f. physi. Medizin, Heidelberg 1970
*Menell, J. Mac.:* Back pain, Little Brown and Company, J.a.A. Churchill Ltd., London 1964
*Messerklinger, W:* Endoskopie der Nase, Saunders, Philadelphia-München, im Druck
*Miehlke, K.:* Rheuma- und Nervensystem, Wissenschaftlicher Dienst »Roche«, Basel 1970
*Moll, W:* Kompendium der Rheumatologie, 2. Auflage, Karger Verlag, Basel 1972
*Monnier, M.:* Die funktionelle Ordnung im vegetativen Nervensystem. Therapie über das Nervensystem, Bd. 7, Hippokrates Verlag, Stuttgart 1967
*Moormann, J. G.*, und *Tiwisina, Th.:* Irritation im Cervikalbereich, Physik. Med. und Rehabil., Jg. 8, Heft 3, 1967
*Möse, J.R.:* Wirkungskreise der Aristolochiasäure, Die Therapiewoche, Jg. 17, Heft 13, 1967
*Möse, J.R.*, und *Wennig, F.:* Uber die Beeinflussung von Leukozyten durch Extrakte aus Zahnwurzelgranulomen und Tonsillen, Die Medizinische, Nr. 52, 1958
*Moser, F.:* Okklusionsstörungen als Ursache muskulärer Dysfunktionen, Man. Med., Jg. 11, Heft 4, 1973
*Mozer, H.:* Brennpunkte der Krankheiten, Haug Verlag, Heidelberg 1975
*Mumenthaler, M.*, und *Schliack, H.:* Läsionen peripherer Nerven, 5. Aufl., Thieme Verlag, 1987
*Neumann, HD., Wolf, HD.:* Theoretische Fortschritte und prakatische Erfahrungen der Manuellen Medizin, Kongreßband, Konkordia Verl., Brühl/Baden 1980
*Peper, W:* Technik der Chiropraktik, 8. Auflage, Haug Verlag, Heidelberg 1975
*Peter, E.:* Betrachtungen zur Mechanotherapie zervikaler Beschwerden, Man. Med., Jg. 9, Heft 1, 1971
*Pichler, E.:* Ätiologie und Pathogenese des Kopfschmerzes, Physik, Med. und Rehabil., Jg. 10, Heft 4, 1969
*Pokan, H.*, und *Lorenzoni, E.:* Vertebragene Schmerzen bei Depressionszuständen, Man. Med., Jg. 12, Heft 1, 1974
*Puttkammer, J.:* Organbeeinflussung durch Massage, Haug Verlag, Saulgau 1950
*Reischauer, F.:* Untersuchungen über den lumbalen und cervikalen Wirbelbandscheibenvorfall, G. Thieme Verlag, Stuttgart 1949
*Reischauer, F.:* Die cervikalen Vertebralsyndrome, Thieme Verlag, Stuttgart 1955
*Rizzi, M.:* Biomechanics of the spine, Manuelle Medizin, Jg. 14, Heft 5, 1976
*Rohen, J. W:* Funktionelle Anatomie des Menschen, Schattauer Verlag, Stuttgart 1973
*Rosemeyer, B.:* Der Einfluß von Schäden des Haltungs- und Bewegungssystems auf die Sitzhaltung, Arbeitsmed. - Sozialmed. - Präventivmedizin, Jg. 8, Heft 12, 1973
*Rulffs, W:* Alte und moderne Massageformen in der ärztl. Praxis, Physik. Med. und Rehabil., Jg. 15, Heft 11, 1974
*Sachse, J.:* Die Hypermobilität des Bewegungsapparates als potentieller Krankheitsfaktor, Man. Med., Jg. 7, Heft 4, 1969
*Sachse, T.* und *J.:* Verspannungsbefunde am M. levator scapulae, Man. Med., Jg. 14, Heft 6 1976
*Scharll, M.:* Orthopädische Krankengymnastik, 7. Auflage, G. Thieme Verlag, Stuttgart 1984
*Schettler, G.:* Zur Ätiologie und Pathogenese der sogenannten Epicondylitis humeris, Man. Med., Jg. 14, Heft 6, 1976
*Schilling, F.:* Die rheumatische Coxarthritis, Physik. Med. und Rehab., Jg. 10, Heft 9, 1969

*Schliack, H.*: Grundriß einer klinischen Segmentalpathologie, Hippokrates Verlag, Stuttgart 1962
*Schmidt, H.*: Die Diagnose in der manuellen Medizin, Man. Med., Jg. 10, Heft I, 1972
*Schmitt, J. L.*: Atemheilkunst, Müller Verlag, München, Berlin, 1956
*Schmorl, G.*, und *Junghanns, H.*: Die gesunde und die kranke Wirbelsäule in Röntgenbild und Klinik, Thieme Verlag, Stuttgart 1968
*Schuler, B.*: Die Behandlung von Wirbelsäulenschmerzen, man. Med., Jg. 5, Heft 1, 1967
*Schwarz, E.*: Kardiovertebrale Syndrome, Schweiz. Rundschau f. Med., Jg. 50, Heft 2, 1961
*Schwarz, E.*: Internistische Indikationen der manipulativen Therapie, man. Med., Jg. 8, Heft 2, 1970
*Schwarz, E.*: Manuelle Therapie u. innere Medizin, Jg. 63, Heft 27, 1974 Schwarz, E.: Manual-therapeutische Kasuistik aus einer internistischen Praxis, Man. Med., Jg. 14, Heft 3,1976
*Seidel, A.*: Muskelfehlsteuerung und ISG-Distorsion, Physik. Mediz. und Rehabil., Jg. 7, Heft 11, 1966
*Seidel, A.*: Zur Ätiologie der Periarthritis humeroskapularis, eine elektromyographische Studie, Man. Med., Jg. 8, Heft 3, 1970
*Sell, H.*: Spezielle manuelle Segment-Technik als Mittel zur Abklärung spondylogener Zusammenhangsfragen, Man. Med., Jg. 7, Heft 5, 1969
*Simon, H.*, und *Moser, M.*: Manuelle Medizin und Oto-Rhino-Laryngologie, Man. Med., Jg. 11, Heft 3,1973
*Sollmann, A.*: Indikation zur konservativen und operativen Therapie der Bandscheibenleiden, Man. Med., Jg. 7, Heft 5, 1969
*Sollmann, A.*: Kranio-kaudale Herdbeziehungen im Organismus, Verfahrungsheilkunde, Bd. 20, Heft 4,1971
*Spisak, J.*: Bedeutung des Segmentes C2 - 3 im klinischen Bild der akuten Torticollis, Man. Med., Jg. 10, Heft 6, 1972
*Stoddard, A.*: Lehrbach der osteopathischen Technik an Wirbelsäule und Becken, Die WS in Forschung und Praxis, Bd. 19, Hippokrates Verlag, Stuttgart 1970
*Stofft, E.*: Der Bandapparat der Halswirbelsäule u. seine funktionelle Bedeutung, Physik. Med. und Rehabil., Jg. 11, Heft 7, 1970
*Stofft, E.*: Zur Morphologie der unteren Halswirbelsäulenregion, Physik. Med. und Rehabil., Jg. 12, Heft 4, 1971
*Stofft, E.*: Die Wirbelsäulenregion und ihre morphologischen Besonderheiten, Physik. Med. und Rehabil., Jg. 14, Heft 4, 1973.
*Storck, H.*: Orthopädie und Rheumatismus, Steinkopff Verlag, Dresden - Leipzig 1944
*Sutter, M.*: Beitrag zur Kenntnis des spondylogenen pseudoradikulären Syndroms S1, Man. Med., Jg. 11, Heft 1, 1973
*Sutter, M.*: Versuch einer Wesensbestimmung pseudoradikulärer Symptome, Schweiz. Rundschau f. Medizin, Jg. 63, Heft 27, 1974
*Sutter, M.*: Wesen, Klinik und Bedeutung spondylogener Reflexsyndrome, Schweiz. Rundschau f. Medizin, Jg. 64, Heft 42, 1975
*Teirich-Leube, H.*: Grundriß der Bindegewebsmassage, Gustav Fischer Verlag, Stuttgart 1957
*Terrier, J. C.*: Beiträge zur manuellen Therapie, Die WS in Forschung und Praxis, Bd. 13, Hippokrates Verlag 1959
*Tilscher, H.*: Bericht über 31 Myelompatienten im Orthopädischen Spital in Wien-Speising, Vereinigung der Orthopäden Österreichs, Separatum, Verlag der Wiener Med. Akademie, Wien 1969
*Tilscher, H.*: Osteopathie, Chiropraktik, Chirotherapie, Österr. ÄZ., Jg. 25, Heft 15, 1970
*Tilscher, H.*: Wirbelsäulensyndrome, in: Lassmann, G., und Neumayer, E., Wirbelsäule, Muskeltonus u. Defektsymptome, Facultas Verlag, Wien 1975
*Tilscher, H.*: Diagnostische und therapeutische Überlegungen bei nicht entzündlichen Schmerzsyndromen des Bewegungsapparates, in: Psyche und Rheuma, Bd. I, Psychosomatische Schmerzsyndrome des Bewegungsapparates, Eular Verlag, Basel 1975
*Tilscher, H.*: Die Rehabilitation von Wirbelsäulengestörten, V.f.M. Dr. E. Fischer Verlag, Heidelberg 1975
*Tilscher, H.*: Weichteil und Artikulationstechnik der manuellen Medizin bei der Behandlung von Schmerzsyndromen des Bewegungsapparates, Bäder u. Klimaheilkunde, Jg. 23, Nr.4, 1976
*Tilscher, H.*: Ursachen für Lumbalsyndrome, Dr. D. Steinkopff Verl. Darmstadt 1979
*Tilscher, H.*: Halswirbelsäule und Kopfschmerz. Therapiewoche, H 48, 1980
*Tilscher, H. et al.*: Ursachen für rezidivierende Schmerzustände nach lumbalen Bandscheibenoperationen, in Schöllner, D., Rezidive nach lumbalen Bandscheibenoperationen, MLV, Ülzen, 1980
*Tilscher, H. et al.*: Klinik und Befunde von Schmerzsyndromen des Bewegungsapparates bei Patienten mit gestörter Psyche, Z. Orthop. 122/1984
*Tilscher, H.*, und *Bogner, G.*: Schmerzsyndrome im Bereich des Bewegungsapparates als Ausdruck larvierter Depressionen, in: Kielholz, P., Die Depression in der täglichen Praxis, Huber Verlag, Bern 1974
*Tilscher, H.*, und *Bogner, G.*, und *Landsiedl, F.*: Viszerale Erkrankungen als Ursachen von Lumbalsyndromen, im Druck
*Tilscher, H.*, und *Eder, M.*: Reflextherapie, 2. Aufl. Hippokrates, Stuttgart 1989
*Tilscher, H.*, und *Gerstenbrand, F.*: Ein Beitrag zur Rehabilitation von Wirbelsäulengestörten: die Standardisierung von Wirbelsäulenübungen, Österr. Arztezeitung, Jg. 27, Heft 20, 1972
*Tilscher, H.*, und *Oblak, O.*: Untersuchungen von ehemaligen Jugendleistungssportlern, Orthopäd. Praxis, Jg. 10, Heft 6, 1974